国家卫生和计划生育委员会"十三五"规划教材

全国中等卫生职业教育教材

供医学检验技术专业用

医学检验技术综合实训

主　编　林筱玲

副主编　严家来　谢　春

编　者（以姓氏笔画为序）

木开代斯·努尔买买提（新疆……）

许运涛（吉林省通化市卫生学校）

严家来（安徽医学高等专科学校）

李晨燕（陕西省西安市卫生学校）

杨应花（山西省晋中市卫生学校）

陈　晨（成都铁路卫生学校）

陈晓玲（安徽人口职业学院）

林筱玲（新疆伊宁卫生学校）

赵红霞（新疆昌吉职业技术学院）

曹美香（黑龙江农垦职业学院）

谢　春（商丘医学高等专科学校）

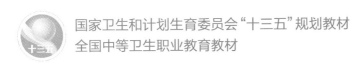

U0208196

人民卫生出版社

图书在版编目（CIP）数据

医学检验技术综合实训/林筱玲主编. —北京：人民卫生出版社，2016

ISBN 978-7-117-23631-7

Ⅰ. ①医… Ⅱ. ①林… Ⅲ. ①医学检验－医学院校－教材 Ⅳ. ①R446

中国版本图书馆 CIP 数据核字（2016）第 260248 号

人卫智网	www.ipmph.com	医学教育、学术、考试、健康，购书智慧智能综合服务平台
人卫官网	www.pmph.com	人卫官方资讯发布平台

医学检验技术综合实训

主　　编：林筱玲
出版发行：人民卫生出版社（中继线 010-59780011）
地　　址：北京市朝阳区潘家园南里 19 号
邮　　编：100021
E - mail：pmph @ pmph.com
购书热线：010-59787592　010-59787584　010-65264830
印　　刷：北京汇林印务有限公司
经　　销：新华书店
开　　本：787 × 1092　1/16　印张：20
字　　数：499 千字
版　　次：2017 年 2 月第 1 版　2022 年 2 月第 1 版第 2 次印刷
标准书号：ISBN 978-7-117-23631-7/R·23632
定　　价：53.00 元

为全面贯彻党的十八大和十八届三中、四中、五中全会精神,依据《国务院关于加快发展现代职业教育的决定》要求,更好地服务于现代卫生职业教育快速发展的需要,适应卫生事业改革发展对医药卫生职业人才的需求,贯彻《医药卫生中长期人才发展规划(2011—2020 年)》《现代职业教育体系建设规划(2014—2020 年)》文件精神,人民卫生出版社在教育部、国家卫生和计划生育委员会的领导和支持下,按照教育部颁布的《中等职业学校专业教学标准(试行)》医药卫生类(第二辑)(简称《标准》),由全国卫生职业教育教学指导委员会(简称卫生行指委)直接指导,经过广泛的调研论证,成立了中等卫生职业教育各专业教育教材建设评审委员会,启动了全国中等卫生职业教育第三轮规划教材修订工作。

本轮规划教材修订的原则:①明确人才培养目标。按照《标准》要求,本轮规划教材坚持立德树人,培养职业素养与专业知识、专业技能并重,德智体美全面发展的技能型卫生专门人才。②强化教材体系建设。紧扣《标准》,各专业设置公共基础课(含公共选修课)、专业技能课(含专业核心课、专业方向课、专业选修课);同时,结合专业岗位与执业资格考试需要,充实完善课程与教材体系,使之更加符合现代职业教育体系发展的需要。在此基础上,组织制订了各专业课程教学大纲并附于教材中,方便教学参考。③贯彻现代职教理念。体现"以就业为导向,以能力为本位,以发展技能为核心"的职教理念。理论知识强调"必需、够用";突出技能培养,提倡"做中学、学中做"的理实一体化思想,在教材中编入实训(实验)指导。④重视传统融合创新。人民卫生出版社医药卫生规划教材经过长时间的实践与积累,其中的优良传统在本轮修订中得到了很好的传承。在广泛调研的基础上,再版教材与新编教材在整体上实现了高度融合与衔接。在教材编写中,产教融合、校企合作理念得到了充分贯彻。⑤突出行业规划特性。本轮修订紧紧依靠卫生行指委和各专业教育教材建设评审委员会,充分发挥行业机构与专家对教材的宏观规划与评审把关作用,体现了国家卫生计生委规划教材一贯的标准性、权威性、规范性。⑥提升服务教学能力。本轮教材修订,在主教材中设置了一系列服务教学的拓展模块;此外,教材立体化建设水平进一步提高,根据专业需要开发了配套教材、网络增值服务等,大量与课程相关的内容围绕教材形成便捷的在线数字化教学资源包,通过扫描每章标题后的二维码,可在手机等移动终端上查看和共享对应的在线教学资源,为教师提供教学素材支撑,为学生提供学习资源服务,教材的教学服务能力明显增强。

人民卫生出版社作为国家规划教材出版基地,有护理、助产、农村医学、药剂、制药技术、营养与保健、康复技术、眼视光与配镜、医学检验技术、医学影像技术、口腔修复工艺等24个专业的教材获选教育部中等职业教育专业技能课立项教材,相关专业教材根据《标准》颁布情况陆续修订出版。

医学检验技术专业编写说明

2010年，教育部公布《中等职业学校专业目录(2010年修订)》，将医学检验专业(0810)更名为医学检验技术专业(100700)，目的是面向医疗卫生机构，培养从事临床检验、卫生检验、采供血检验及病理技术等工作的、德智体美全面发展的高素质劳动者和技能型人才。人民卫生出版社积极落实教育部、国家卫生和计划生育委员会相关要求，推进《标准》实施，在卫生行指委指导下，进行了认真细致的调研论证工作，规划并启动了教材的编写工作。

本轮医学检验技术专业规划教材与《标准》课程结构对应，设置公共基础课(含公共选修课)、专业基础课、专业技能课(含专业核心课、专业方向课、专业选修课)教材。其中专业核心课教材根据《标准》要求设置共8种。

本轮教材编写力求贯彻以学生为中心、贴近岗位需求、服务教学的创新教材编写理念，教材中设置了"学习目标""病例/案例""知识链接""考点提示""本章小结""目标测试""实训/实验指导"等模块。"学习目标""考点提示""目标测试"相互呼应衔接，着力专业知识掌握，提高专业考试应试能力。尤其是"病例/案例""实训/实验指导"模块，通过真实案例激发学生的学习兴趣、探究兴趣和职业兴趣，满足了"真学、真做、掌握真本领""早临床、多临床、反复临床"的新时期卫生职业教育人才培养新要求。

全国卫生职业教育教学指导委员会

总序号	适用专业	分序号	教材名称	版次	主编	
1	中等卫生	1	职业生涯规划	2	郭宏宇	
2	职业教育	2	职业道德与法律	2	范永丽	
3	各专业	3	经济政治与社会	1	刘丽华	
4		4	哲学与人生	1	张艳红	
5		5	语文应用基础	3	王　斌	刘冬梅
6		6	数学应用基础	3	张守芬	
7		7	英语应用基础	3	余丽霞	
8		8	医用化学基础	3	陈林丽	
9		9	物理应用基础	3	万东海	
10		10	计算机应用基础	3	施宏伟	韦　红
11		11	体育与健康	2	姜晓飞	
12		12	美育	3	汪宝德	
13		13	病理学基础	3	林　玲	
14		14	病原生物与免疫学基础	3	张金来	王传生
15		15	解剖学基础	3	王之一	
16		16	生理学基础	3	涂开峰	
17		17	生物化学基础	3	钟衍汇	
18		18	中医学基础	3	刘全生	
19		19	心理学基础	3	田仁礼	
20		20	医学伦理学	3	刘万梅	
21		21	营养与膳食指导	3	戚　林	
22		22	康复护理技术	2	刘道中	
23		23	卫生法律法规	3	罗卫群	
24		24	就业与创业指导	3	温树田	
25	护理专业	1	解剖学基础 **	3	任　晖	袁耀华
26		2	生理学基础 **	3	朱艳平	卢爱青
27		3	药物学基础 **	3	姚　宏	黄　刚
28		4	护理学基础 **	3	李　玲	蒙雅萍

续表

总序号	适用专业	分序号	教材名称	版次	主编	
29		5	健康评估 **	2	张淑爱	李学松
30		6	内科护理 **	3	林梅英	朱启华
31		7	外科护理 **	3	李 勇	俞宝明
32		8	妇产科护理 **	3	刘文娜	闫瑞霞
33		9	儿科护理 **	3	高 凤	张宝琴
34		10	老年护理 **	3	张小燕	王春先
35		11	老年保健	1	刘 伟	
36		12	急救护理技术	3	王为民	来和平
37		13	重症监护技术	2	刘旭平	
38		14	社区护理	3	姜瑞涛	徐国辉
39		15	健康教育	1	靳 平	
40	助产专业	1	解剖学基础 **	3	代加平	安月勇
41		2	生理学基础 **	3	张正红	杨汛雯
42		3	药物学基础 **	3	张 庆	田卫东
43		4	基础护理 **	3	贾丽萍	宫春梓
44		5	健康评估 **	2	张 展	迟玉香
45		6	母婴护理 **	1	郭玉兰	谭奕华
46		7	儿童护理 **	1	董春兰	刘 俐
47		8	成人护理(上册)- 内外科护理 **	1	李俊华	曹文元
48		9	成人护理(下册)- 妇科护理 **	1	林 珊	郭艳春
49		10	产科学基础 **	3	翟向红	吴晓琴
50		11	助产技术 **	1	闫金凤	韦秀宜
51		12	母婴保健	3	颜丽青	
52		13	遗传与优生	3	邓鼎森	于全勇
53	护理、助产	1	病理学基础	3	张军荣	杨怀宝
54	专业共用	2	病原生物与免疫学基础	3	吕瑞芳	张晓红
55		3	生物化学基础	3	艾旭光	王春梅
56		4	心理与精神护理	3	沈丽华	
57		5	护理技术综合实训	2	黄惠清	高晓梅
58		6	护理礼仪	3	耿 洁	吴 彬
59		7	人际沟通	3	张志钢	刘冬梅
60		8	中医护理	3	封银曼	马秋平
61		9	五官科护理	3	张秀梅	王增源
62		10	营养与膳食	3	王忠福	
63		11	护士人文修养	1	王 燕	
64		12	护理伦理	1	钟会亮	
65		13	卫生法律法规	3	许练光	

续表

总序号	适用专业	分序号	教材名称	版次	主编	
66		14	护理管理基础	1	朱爱军	
67	农村医学	1	解剖学基础 **	1	王怀生	李一忠
68	专业	2	生理学基础 **	1	黄莉军	郭明广
69		3	药理学基础 **	1	符秀华	覃隶莲
70		4	诊断学基础 **	1	夏惠丽	朱建宁
71		5	内科疾病防治 **	1	傅一明	闫立安
72		6	外科疾病防治 **	1	刘庆国	周雅清
73		7	妇产科疾病防治 **	1	黎 梅	周惠珍
74		8	儿科疾病防治 **	1	黄力毅	李 卓
75		9	公共卫生学基础 **	1	戚 林	王永军
76		10	急救医学基础 **	1	魏 蕊	魏 瑛
77		11	康复医学基础 **	1	盛幼珍	张 瑾
78		12	病原生物与免疫学基础	1	钟禹霖	胡国平
79		13	病理学基础	1	贺平则	黄光明
80		14	中医药学基础	1	孙治安	李 兵
81		15	针灸推拿技术	1	伍利民	
82		16	常用护理技术	1	马树平	陈清波
83		17	农村常用医疗实践技能实训	1	王景舟	
84		18	精神病学基础	1	汪永君	
85		19	实用卫生法规	1	菅辉勇	李利斯
86		20	五官科疾病防治	1	王增源	高 翔
87		21	医学心理学基础	1	白 杨	田仁礼
88		22	生物化学基础	1	张文利	
89		23	医学伦理学基础	1	刘伟玲	斯钦巴图
90		24	传染病防治	1	杨 霖	曹文元
91	营养与保	1	正常人体结构与功能 *	1	赵文忠	
92	健专业	2	基础营养与食品安全 *	1	陆 淼	袁 媛
93		3	特殊人群营养 *	1	冯 峰	
94		4	临床营养 *	1	吴 莘	
95		5	公共营养 *	1	林 杰	
96		6	营养软件实用技术 *	1	顾 鹏	
97		7	中医食疗药膳 *	1	顾绍年	
98		8	健康管理 *	1	韩新荣	
99		9	营养配餐与设计 *	1	孙雪萍	
100	康复技术	1	解剖生理学基础 *	1	黄嫦斌	
101	专业	2	疾病学基础 *	1	刘忠立	白春玲
102		3	临床医学概要 *	1	马建强	

续表

总序号	适用专业	分序号	教材名称	版次	主编	
103		4	药物学基础	2	孙艳平	
104		5	康复评定技术 *	2	刘立席	
105		6	物理因子治疗技术 *	1	张维杰	刘海霞
106		7	运动疗法 *	1	田 莉	
107		8	作业疗法 *	1	孙晓莉	
108		9	言语疗法 *	1	朱红华	王晓东
109		10	中国传统康复疗法 *	1	封银曼	
110		11	常见疾病康复 *	2	郭 华	
111	眼视光与	1	验光技术 *	1	刘 念	李丽华
112	配镜专业	2	定配技术 *	1	黎莞萍	闫 伟
113		3	眼镜门店营销实务 *	1	刘科佑	连 捷
114		4	眼视光基础 *	1	肖古月	丰新胜
115		5	眼镜质检与调校技术 *	1	付春霞	
116		6	接触镜验配技术 *	1	郭金兰	
117		7	眼病概要	1	王增源	
118		8	人际沟通技巧	1	钱瑞群	黄力毅
119	医学检验	1	无机化学基础 *	3	赵 红	
120	技术专业	2	有机化学基础 *	3	孙彦坪	
121		3	生物化学基础	3	莫小卫	方国强
122		4	分析化学基础 *	3	朱爱军	
123		5	临床疾病概要 *	3	迟玉香	
124		6	生物化学及检验技术	3	艾旭光	姚德欣
125		7	寄生虫检验技术 *	3	叶 薇	
126		8	免疫学检验技术 *	3	钟禹霖	
127		9	微生物检验技术 *	3	崔艳丽	
128		10	临床检验	3	杨 拓	
129		11	病理检验技术	1	黄晓红	谢新民
130		12	输血技术	1	徐群芳	严家来
131		13	卫生学与卫生理化检验技术	1	马永林	
132		14	医学遗传学	1	王 懿	
133		15	医学统计学	1	赵 红	
134		16	检验仪器使用与维修 *	1	王 迅	
135		17	医学检验技术综合实训	1	林筱玲	
136	医学影像	1	解剖学基础 *	1	任 晖	
137	技术专业	2	生理学基础 *	1	石少婷	
138		3	病理学基础 *	1	杨怀宝	
139		4	影像断层解剖	1	吴宣忠	

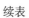

续表

总序号	适用专业	分序号	教材名称	版次	主编
140		5	医用电子技术 *	3	李君霖
141		6	医学影像设备 *	3	冯开梅　卢振明
142		7	医学影像技术 *	3	黄　霞
143		8	医学影像诊断基础 *	3	陆云升
144		9	超声技术与诊断基础 *	3	姜玉波
145		10	X 线物理与防护 *	3	张承刚
146		11	X 线摄影化学与暗室技术	3	王　帅
147	口腔修复工艺专业	1	口腔解剖与牙雕刻技术 *	2	马惠萍　翟远东
148		2	口腔生理学基础 *	3	乔瑞科
149		3	口腔组织及病理学基础 *	2	刘　钢
150		4	口腔疾病概要 *	3	葛秋云　杨利伟
151		5	口腔工艺材料应用 *	3	马冬梅
152		6	口腔工艺设备使用与养护 *	2	李新春
153		7	口腔医学美学基础 *	3	王　丽
154		8	口腔固定修复工艺技术 *	3	王　菲　米新峰
155		9	可摘义齿修复工艺技术 *	3	杜士民　战文吉
156		10	口腔正畸工艺技术 *	3	马玉革
157	药剂、制药技术专业	1	基础化学 **	1	石宝珏　宋守正
158		2	微生物基础 **	1	熊群英　张晓红
159		3	实用医学基础 **	1	曲永松
160		4	药事法规 **	1	王　蕾
161		5	药物分析技术 **	1	戴君武　王　军
162		6	药物制剂技术 **	1	解玉岭
163		7	药物化学 **	1	谢癸亮
164		8	会计基础	1	赖玉玲
165		9	临床医学概要	1	孟月丽　曹文元
166		10	人体解剖生理学基础	1	黄莉军　张　楚
167		11	天然药物学基础	1	郑小吉
168		12	天然药物化学基础	1	刘诗泆　欧绍淑
169		13	药品储存与养护技术	1	宫淑秋
170		14	中医药基础	1	谭　红　李培富
171		15	药店零售与服务技术	1	石少婷
172		16	医药市场营销技术	1	王顺庆
173		17	药品调剂技术	1	区门秀
174		18	医院药学概要	1	刘素兰
175		19	医药商品基础	1	詹晓如
176		20	药理学	1	张　庆　陈达林

** 为“十二五”职业教育国家规划教材
* 为“十二五”职业教育国家规划立项教材

前　言

随着我国中等职业教育教学改革的不断深入，医学检验专业的培养目标更加强调突出以行业需求为导向，以社会和职业岗位对学生实践能力与职业能力的具体要求为核心，需要不断改革人才培养模式和课程体系。根据教育部新制定的《中等职业学校医学检验技术专业教学标准》，编写了《医学检验技术综合实训》教材。

《医学检验技术综合实训》是一门专业技能综合实训课程，是学生专业课程学习结束之后在顶岗实习前进行的，旨在更好地将系统学习过的专业核心课程和专业方向课程依据临床检验岗位需求进行综合和强化训练，以提高学生的综合技能和以任务（项目）为引领的职业理念，更快地适应和满足顶岗实习的要求。

本教材是按照临床医学检验工作任务的相关性将医学检验技术的专业核心课程《微生物检验技术》《寄生虫检验技术》《免疫学检验技术》和专业方向课程《临床检验》《生物化学检验技术》的检验项目进行了筛选和有机整合、重组而成。全书共计六个模块，模块一至模块四为操作技能训练，在每一个实训项目前都有临床【案例导入】，使操作实训更加贴近临床工作实际，同时在每个实训项目完成后都有【考核要求和评分标准】，便于考核与评价。模块五为"常用临床检验形态识别能力训练"，重点强化学生在显微镜下的形态学成分的识别能力，这是目前提高临床检验工作质量需加强的重点内容之一。模块六"实验室诊断临床思维训练"，编入了十六个卫生职业资格考试（检验士）病例题分析和八个临床典型病例诊断题，并附有参考答案，便于教师辅导和学生学习。引导学生更加重视医学检验专业职业资格考试，提高通过率。

本教材既是综合实训的指导用书，同时还具有实验报告的功能，是一本实用性较强的实训教材。此课程主要安排在各专业课学习基本完成后进行，以训练基本技能为重点，以巩固提高学生专业素质为目的，具有很强的综合性和针对性（针对学生专业技能的薄弱环节和岗位要求），同时也是一门以工作过程为导向，以具体检验项目为任务的能力本位综合课程，是实现"教、学、做"一体化教学模式的重要载体，建议授课时间为 168 学时。根据不同区域和不同学校的实际情况，各学校在教学实施过程中，可对教材中的实训项目有所选择，学时也可做适当调整。

本教材主要由中、高职医学检验技术专业的一线教师参与编写，同时也吸纳了长期在临床检验岗位工作的专业教师参与，使教材内容更加贴近临床岗位，某些检验项目还引入了目前临床先进的和已广泛开展的经济且实用的方法。编写过程中得到各编者学校领导的大力支持，在此表示衷心感谢！

　　由于编者的经验和水平有限，难免存在不足和疏漏之处，恳请使用本教材的教师和学生提出宝贵意见，以便今后进一步修订和完善。

林筱玲

2016 年 10 月

目 录

模块一　临床检验基本技能

实训一　血液一般检验

【案例导入】

患者，男性，71 岁，退休工人，发热、咳嗽 4 天就诊。患者 4 天前受凉后出现寒战，体温高达 39.8℃，咳嗽伴少量白色黏痰。无胸痛，无咽痛及关节痛。病后食欲减退，睡眠差，大小便正常，体重无变化。既往体健，个人史、家族史无特殊。根据病史临床首选血液常规检验。

一、手工法

【实训内容】

1. 红细胞计数（RBC）。

2. 血红蛋白测定（Hb）。

3. 白细胞计数（WBC）。

4. 白细胞分类（DC）。

【实训目的】

1. 熟练完成血液常规检验（手工法）的操作。

2. 准确、规范地填写检验报告单。

【实训原理】

1. 红细胞计数　用等渗稀释液对血液进行一定倍数的稀释，混匀后充入计数池，在显微镜下计数一定容积内的红细胞数，经换算求出每升血液中的红细胞数量。

2. 血红蛋白测定　血液在氰化高铁血红蛋白（HiCN）转化液中溶血后，各种血红蛋白（除 SHb 外）可被高铁氰化钾氧化成高铁血红蛋白（Hi），Hi 再与试剂中的 CN 结合生成稳定的棕红色氰化高铁血红蛋白（HiCN）。HiCN 在 540nm 处有一最大吸收波峰。根据标本的吸光度，即可求得每升血液中的血红蛋白浓度。

3. 白细胞计数　用白细胞稀释液对血液进行一定倍数的稀释并破坏红细胞，混匀后充入计数池，在显微镜下计数一定容积内的白细胞数，经换算求出每升血液中的白细胞数量。

4. 白细胞分类　将血液制成血涂片，经瑞特染色后，在油镜下，根据白细胞形态特点逐个分类计数（一般 100～200 个白细胞），求得各种白细胞所占百分比，并观察其形态变化。根据白细胞计数结果，可求得每升血液中各种白细胞的绝对值（绝对值 = 白细胞计数值 × 该种白细胞分类计数的百分率）。

【实训准备】

1. 器材 计数板、盖玻片、一次性微量吸管、试管、1ml 和 0.5ml 刻度吸管、载玻片、推片、无菌棉签、一次性采血针、染色缸、镜油、擦镜纸等。

2. 试剂 红细胞稀释液、HiCN 转化液（文齐液）、白细胞稀释液（2% 冰醋酸）、瑞特染液、消毒液。

3. 仪器 显微镜、分光光度计。

【实训流程】

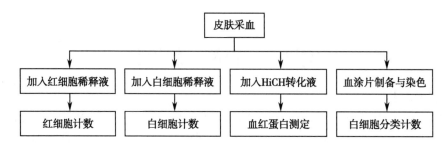

【实训步骤】

1. 仔细核对患者与检验申请单的临床信息。

2. 皮肤采血

（1）准备：取试管 3 支，做好标记，分别加入红细胞稀释液 1.99ml、HiCN 转化液 5ml、白细胞稀释液（2% 冰醋酸）0.38ml、清洁干燥的载玻片 2～3 张。

（2）消毒：轻轻按摩患者采血部位（左手拇指或无名指指尖内侧），用消毒液对采血部位进行消毒，待干。

（3）采血：持一次性采血针迅速刺入皮肤（深度约 2～3mm），无菌棉签擦去第一滴血，用一次性微量吸管吸取血液 10µl 加入红细胞稀释液底部，用上清液洗漱吸管 2～3 次混匀，再吸取血液 20µl 加入白细胞稀释液底部，用上清液洗漱吸管 2～3 次混匀，最后吸取血液 20µl 加入 HiCN 转化液中混匀，静置 5 分钟后备用。

3. 血涂片制备与染色 推制良好血涂片 2～3 张（与采血同时进行），自然干燥后进行瑞特染色（血涂片划线 → 加瑞特染液数滴，覆盖整个血膜，固定细胞 0.5～1 分钟 → 按染液与缓冲液 1:1 比例滴加缓冲液后，染色 10 分钟 → 用接近中性的流水冲去染液 → 待干后用于白细胞分类计数）。

4. 血红蛋白测定 将静置 5 分钟后的血红蛋白测定液，倒入比色杯中，用转化液作空白，使用经过校准的分光光度计，在 540nm 波长处比色，测定其吸光度"A"值，计算（A 值 × 367.7）后报告结果。

5. 细胞计数 将 WBC 计数的稀释血液和 RBC 计数的稀释血液混匀后，分别充入计数板的上、下计数池中，先进行白细胞计数（低倍镜计数四角四个大方格内的白细胞数 → 结果 × $50 \times 10^9/L$ → 报告结果），再进行红细胞计数（高倍镜计数中央大方格内四角和正中共五个中方格内的红细胞数 → 计数结果 $\times 10^{10}/L$ → 报告结果）。

6. 白细胞分类 将染色后的血涂片先用低倍镜浏览全片，在血涂片体尾交界处选择涂片和染色良好区域，在油镜下，按一定顺序对 100～200 个白细胞进行分类计数（可用画"正"字法或分类计数器法），计算各类白细胞所占的比值，以百分率报告结果。

7. 废物处理 将消毒使用过的棉签和一次性微量吸管等放入标有"医疗废物"的容器

内，一次性采血针等放入耐扎的锐器容器内，集中无害化处理；可重复使用的试管、载玻片、计数板、盖玻片等物品，应在含有效氯为 1000mg/L 的含氯消毒剂中浸泡 4 小时以上或高压灭菌 121℃30 分钟，再清洗干净，烘干备用。测定后的 HiCN 比色液应集中于广口瓶中，按每升 HiCN 废液加入次氯酸钠溶液 40ml，充分混匀后敞开容器，置室温 3 小时以上，排入下水道。

【注意事项】

1. 采血时，针刺深度必须适当，不能过分挤压采血部位。采血应顺利、准确，采血速度不应过慢，否则容易造成血内有凝块，导致细胞减少或计数分布不均。

2. 试管、计数板、微量吸管均需清洁，以免杂质、微粒等被误认为红细胞。

3. 血液与稀释液混合时应及时混匀，以免血液部分凝集，充液前应充分混匀，以免细胞分布不均，超过固有误差范围。

4. 在实际工作中，如果没有符合标准的分光光度计，可用 HiCN 标准液绘制标准曲线法求得 Hb 结果。

5. 应如实记录检验结果，每次签发报告前应仔细核对。

6. 进行多项检查时，采血的顺序依次为血小板计数、红细胞计数、血红蛋白测定、白细胞计数、血型鉴定等。

7. HiCN 试剂应保存在棕色带塞的玻璃瓶中，不能贮存于塑料瓶中，否则会使 CN^- 丢失，测定结果偏低。

8. HiCN 试剂中的氰化钾是剧毒品，在配制试剂和保存过程中要按剧毒品管理程序操作，提高警惕，防止污染。

【实训结果】

检验项目	检验记录					
血红蛋白（Hb）						
红细胞计数（RBC）	左上中方格	左下中方格	正中中方格	右上中方格	右下中方格	合计
白细胞计数（WBC）	左上大方格	左下大方格		右上大方格	右下大方格	合计
白细胞分类（DC）	中性粒细胞	嗜酸性粒细胞		嗜碱性粒细胞	淋巴细胞	单核细胞

【填写检验报告单】

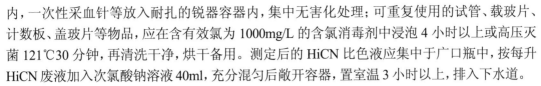

× × × × 医院检验报告单

住院号_____门诊号_____

病室床号_____科别_____

病人姓名_____

性别_____年龄_____

临床诊断_____

检查目的_____

标本_____

送检日期_____

送检医师_____

检验者_____　　复核者_____　　报告日期_____

【实训结果分析】

_____

_____

_____

_____

_____

_____

实训日期_____ 成绩_____ 批阅教师_____

【考核要求及评分标准】

序号	项目	考核内容	分值	扣分标准		得分
1	准备工作	1）穿白大衣 2）器材准备 3）物品准备 4）加试剂	5	未穿白大衣	1	
				器材、物品准备不全	2	
				加试剂不准确	2	
2	采血	1）采血部位 2）常规消毒 3）刺血操作	7	采血部位选择不当	1	
				消毒液未干刺血	1	
				刺血深度不够,过分挤压	2	
				两次以上刺血	2	
				第一滴血未擦	1	
3	吸取血标本	1）吸 RBC 计数血 2）加入 RBC 稀释液 3）洗漱吸管、混匀	6	血量不准（少或多）	1	
				未一次擦净管外余血	1	
				血液进入吸头	1	
				毛细管中血液出现断层	1	
				未用上清液洗漱吸管 2～3 次	1	
				未混匀	1	
		4）吸 WBC 计数血 5）血加入稀释液 6）洗漱吸管、混匀	6	血量不准（少或多）	1	
				未一次擦净管外余血	1	
				血液进入吸头	1	
				毛细管中血液出现断层	1	
				未用上清液洗漱吸管 2～3 次	1	
				未混匀	1	
		7）吸 Hb 测定血 8）血加入 HiCN 转化液 9）洗漱吸管、混匀	6	血量不准（少或多）	1	
				未一次擦净管外余血	1	
				血液进入吸头	1	
				毛细管中血液出现断层	1	
				未用上清液洗漱吸管 2～3 次	1	
				未混匀	1	
		10）载玻片、推片准备 11）制备血涂片	6	载玻片或推片未清洁	1	
				制备血涂片姿势不规范	1	
				血涂片不均匀	1	
				血涂片过厚	1	
				血涂片过薄	1	
				血涂片无尾	1	

序号	项目	考核内容	分值	扣分标准		得分
4	染色	1) 加染液 2) 染色时间 3) 涂片上标记 4) 染色结果	7	加染液错误	1	
				染色时间错误	1	
				染色不佳（偏碱或偏酸）	1	
				白细胞无法辨认	2	
				血膜上有染料沉渣	1	
				血膜有脱落	1	
5	充池	1) 计数板和盖玻片准备 2) 混匀、充池	5	未擦计数板和盖玻片	1	
				充液前液体未混匀	1	
				两次充池	1	
				充液过少或过多（溢出）	1	
				出现气泡	1	
6	显微镜计数与报告	1) RBC计数区域 2) 高倍镜计数结果 3) 结果计算 4) 报告单书写	12	计数方格错误	2	
				计数结果有误差 · 相差≤2个	0	
				计数结果有误差 · 相差3~5个	1	
				计数结果有误差 · 相差5~9个	2	
				计数结果有误差 · 相差>9个	4	
				计算公式错误	2	
				报告书写不规范	1	
		5) WBC计数区域 6) 低倍镜计数结果 7) 报告单书写	12	计数方格错误	2	
				计数结果有误差 · 相差≤2个	0	
				计数结果有误差 · 相差3~5个	1	
				计数结果有误差 · 相差5~9个	2	
				计数结果有误差 · 相差>9个	3	
				计算公式错误	2	
				报告书写不规范	2	
7	比色与报告	1) 用分光光度比色 2) 读取结果 3) 计算结果 4) 报告书写	6	仪器使用不规范	1	
				读数不准确	2	
				计算错误	1	
				报告书写不正确	2	
8	WBC分类	1) 使用油镜 2) 选择区域 3) 识别各种白细胞 4) 分类结果正确 5) 报告书写	10	未用低倍镜观察涂片情况	1	
				白细胞分类物镜使用错误	1	
				分类区域选择不当	1	
				不能正确识别白细胞的形态 · 中性粒细胞识别错误	1	
				不能正确识别白细胞的形态 · 淋巴细胞识别错误	1	
				不能正确识别白细胞的形态 · 单核细胞识别错误	1	
				不能正确识别白细胞的形态 · 嗜酸性粒细胞识别错误	1	
				不能正确识别白细胞的形态 · 嗜碱性粒细胞识别错误	1	
				报告不规范或错误	2	

续表

序号	项目	考核内容	分值	扣分标准		得分
9	文明操作	1）擦拭显微镜油镜头 2）显微镜复位 3）关掉电源	3	显微镜油镜未擦净	1	
				显微镜未复位	1	
				未关闭电源	1	
		4）擦拭计数板和盖玻片 5）清洁台面	3	未擦计数板、盖玻片，并随意放置	1	
				摆放无序，用物随意放	1	
				未清洁台面	1	
		6）废物处理	2	使用过的物品未按要求处理	2	
		7）仪器保护	2	损坏仪器	2	
		8）生物安全防护	2	血标本外流	2	
10	完成时间	超过规定时间5分钟，终止比赛		每超1分钟，扣1分		
	合计		100		100	

考核时间_____ 评分结果_____ 考核教师_____

二、三分群血液分析仪法

【实训内容】

1．观察三分群血液分析仪的操作示教。

2．进行三分群血液分析仪的操作训练，分析检验报告单。

【实训目的】

掌握三分群血液分析仪的原理、操作方法、结果分析及参数的临床应用。

【实训原理】

1．细胞计数及体积测定　定量血液用等渗电解质溶液（稀释液）按一定比例稀释，血细胞相对于电解质溶液是电的不良导体，当血细胞通过仪器的微孔管时，每个细胞均取代等体积的电解质溶液形成短暂的电阻变化，从而产生一个电压的脉冲变化，相应的脉冲信号经放大、甄别后累加记录。脉冲数量相当于细胞个数，脉冲大小与细胞体积成正相关。数据经计算机处理后得出各类血细胞浓度（包括血小板）、体积大小均数、变异系数、占全血体积的百分比等参数和细胞体积分布直方图等。

2．血红蛋白（Hb）测定　大多数仪器采用SDS-Hb（十二烷基硫酸钠-Hb）法测定血红蛋白。被稀释的血液中加入溶血转化液后释放出血红蛋白，与其中的十二烷基硫酸钠（SDS）结合形成血红蛋白衍生物，仪器在特定波长下测定光密度，光密度与液体中血红蛋白的含量成正比，通过计算得出全血中血红蛋白浓度。

3．白细胞分群　标本加入特殊的溶血剂，破坏红细胞的同时，使白细胞膜表面产生小孔，细胞失水而皱缩，皱缩后的细胞大小实际上是细胞核与细胞质中颗粒成分及细胞膜的总和，与自然体积无关，并使各种类型的白细胞之间的体积差异增大，以便于各种白细胞的分群。血液分析仪根据处理后细胞体积的大小，将白细胞分成大、中、小三个群体见表1-1-1。根据各群面积占总体积面积的比例，计算出白细胞各亚群的百分率和绝对值。

表 1-1-1 电阻抗型血液分析仪的白细胞三分群特性

细胞群(区)	体积(fl)	主要细胞	脱水后特点
小细胞群(区)	35~90	淋巴细胞	单个核细胞,核小,无颗粒或偶有颗粒,细胞小
中等大小细胞群(区)	90~160	单核细胞、嗜酸性粒细胞、嗜碱性粒细胞、幼稚细胞	单个核细胞或核分叶少,颗粒细小、稀疏、细胞中等大小
大细胞群(区)	>160	中性粒细胞	核分叶多,颗粒多,细胞大

【实训准备】

1. 器材 全自动或半自动三分群血液分析仪。

2. 试剂

(1) 血液分析仪配套试剂:稀释液、溶血剂、清洗液。

(2) 全血质控物。

3. 标本 EDTA-K$_2$抗凝静脉血或末梢血。

【实训流程】

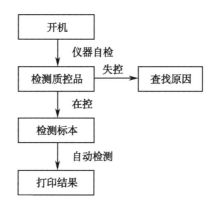

【实训步骤】

1. 标本准备

(1) 抗凝静脉血:EDTA-K$_2$抗凝剂静脉血液适合各类血液分析仪。

(2) 外周血:适合预稀释半自动血液分析仪或婴幼儿采血,将血液加入定量稀释液的测定杯中,严格掌握溶血剂量及溶血时间,尽快测定分析。另推制一张外周血涂片备用。

2. 准备仪器

(1) 开机前准备:按仪器说明检查稀释液、溶血液和废液瓶等装置的连接和通信接口。

(2) 开启电源:仪器开始自检过程。

(3) 检测空白本底:自检通过后,仪器自动或手动充液进行空白本底测试,空白测试符合仪器说明书的要求后进行下一步操作。

3. 测定质控物 使用仪器配套的高、中、低值全血质控物测试仪器,其结果应在质控物所标示靶值的 ±2SD 之内。质控物测定结果要记录于专业登记本上。如果仪器有质控功能,根据操作的菜单提示在质控子菜单下测定质控物,结果将自动记录于文件内,并绘出质控图。

4. 测定血液标本 充分混匀血液标本或预稀释样品，按进样键，仪器吸样后自动完成各项测试，屏幕显示并打印各项参数、直方图和报警。

5. 结果报告

（1）参数

1）白细胞参数包括 WBC 总数、大、中、小三群细胞的百分比和绝对值。

2）红细胞参数包括红细胞、血红蛋白的各类定量参数。

3）血小板参数包括数量、体积等。

（2）直方图：RBC、WBC 和 PLT 直方图。

（3）报警：如果标本有异常，包括数量、分类以及仪器故障，报告单上会有相应符号或"旗语"提示，可参阅每台仪器的说明书。

6. 废物处理 消毒使用过的棉球或棉签、一次性吸管和手套、口罩等应放入标有"医疗废物"的容器内；采血针头等应放在耐扎的锐器容器内，高压灭菌 121℃30 分钟后集中进行无害化处理。血液标本放入冰箱 3 天后，高压灭菌 121℃30 分钟后集中无害化处理。可重复使用的物品和污染的器具，应立即在含有效氯为 1000mg/L 的含氯消毒剂中浸泡 4 小时以上或高压灭菌 121℃30 分钟，再清洗干净，烘干备用。

【注意事项】

1. 环境要求 血液分析仪属高精度仪器，室内温度应保持在 15～25℃之间，相对湿度应<80%。防止电磁波干扰，不能使用磁饱和稳压器，仪器应有良好的接地装置。

2. 抗凝剂 使用 ICSH 推荐的 ETDA-K_2 抗凝剂，不能使用肝素抗凝剂，肝素影响白细胞和血小板的测定。

3. 采血要求 操作顺利，抗凝迅速而且完全，标本中不能有小凝块和纤维蛋白丝。特别是使用末梢血，血液的采集和稀释过程是影响数据准确性的重要因素。

4. 特殊标本 肝病患者和新生儿的红细胞对溶血剂有很强的抵抗作用，可导致白细胞计数结果的假性偏高和血红蛋白测定结果的假性偏低。有些白血病当白细胞数量过多时应校正 RBC 测定值，同时过多的白细胞也会干扰血红蛋白测定的光密度。

5. 稀释液、溶血剂 最好使用与仪器型号对应的原装试剂，兼容试剂使用前要进行对照试验，所有试剂一定要在有效期内使用。

6. 测试要求 标本应于 4 小时内在血液分析以上测试完毕，最长不宜超过 6 小时，期间血液标本置于室温，不宜在冰箱保存。测定过程中仪器有故障报警时应查找原因，消除警告，重新测试。有提示信息要注意分析提示内容，具体分析所测数据是否可用。试剂废液桶要低于仪器，以免废液反流到真空管中，损坏设备。

7. 仪器要求 血液分析仪的型号众多，原理、试剂、操作过程及要求不尽相同，要熟悉仪器性能，严格按照操作手册进行操作和维护、保养。新安装的或维修过的旧仪器一定要进行校准和性能评价后才可用于临床样本分析。

8. 质量控制要求 血液分析仪一旦出现问题将可能造成整批错误，因此必须进行室内质量控制和参加室间质评活动。

【实训结果】

·····················粘贴检验报告单·····················

【实训结果分析】

_____

_____

_____

_____

_____

_____

实训日期_____ 成绩_____ 批阅教师_____

【考核要求及评分标准】

序号	项目	考核内容	分值	扣分标准		得分
1	准备工作	1）穿白大衣 2）着装整齐 3）器材准备 4）试剂准备 5）标本准备	5	未穿白大衣	1	
				着装不整洁，酌情扣分	1	
				未准备器材或器材准备不全	1	
				未准备试剂或试剂准备不全	1	
				未准备标本或标本准备不正确	1	
2	开机	1）接通电源 2）打开仪器	10	电源未接通	5	
				未找到仪器开关	5	
3	质控品检测	1）取质控品 2）混匀 3）检测	20	未提前取出质控品平衡至室温	5	
				未充分混匀质控品	5	
				未能排除失控原因	10	
4	检测样品	1）试剂检查 2）废液检查 3）参数设置 4）样品准备 5）样品检测 6）故障排除	50	未检查试剂是否充足	5	
				未检查废液是否满	5	
				未选择检测项目	10	
				样品未编号	5	
				样品编号混乱	5	
				不能消除仪器报警	10	
				不能排除仪器故障	10	
5	打印结果	1）核对结果 2）打印结果	10	未核对结果	5	
				未打印结果	5	
6	清理工作	1）标本处理 2）试剂保存 3）器材整理 4）台面清洁	5	标本未上交置于冰箱保存	1	
				器材未还原	1	
				试剂未还原	2	
				台面未清洁	1	
合计			100		100	

考核时间_____ 评分结果_____ 考核教师_____

三、五分类血液分析仪法

【实训内容】

1. 观察五分类血液分析仪的操作示教。

2. 进行五分类型血液分析仪的操作训练,分析检验报告单。

【实训目的】

1. 掌握五分类型血液分析仪的原理。

2. 熟悉五分类型血液分析仪的操作方法、结果分析及参数的临床应用。

【实训原理】

1. 细胞计数及体积测定　同三分群血液分析仪。

2. 血红蛋白测定　同三分群血液分析仪。

3. 白细胞五分类计数　白细胞五分类计数原理比较复杂,不同型号的仪器所采用的技术也不尽相同,但目的都是尽可能精确地把五种类型白细胞分离开。

4. 网织红细胞计数与分类　荧光染料(如吖啶橙、哌若宁-Y、噻唑橙、碱性槐黄 O)能与网织红细胞内 RNA 结合,单个通过特定波长的检测激光束时发出荧光,根据发荧光细胞的数量可精确测定红细胞占成熟红细胞的百分率(RET%)。用激发的荧光强度(反映细胞内 RNA 的含量)和前向散射光强度(反映细胞大小)分别作为 X 轴和 Y 轴两个变量描记二维坐标散点图,由此坐标区分出标本中 PLT、RBC 和 RET 的区域。根据荧光强度可将网织红细胞分成低荧光强度网织红细胞(LFR)、中等荧光强度网织红细胞(MFR)和高荧光强度网织红细胞(HFR)三类。

【实训准备】

1. 器材　全自动五分类血液分析仪、EDTA-K_2 抗凝管。

2. 试剂　血液分析仪配套试剂(稀释液、溶血剂、清洗液)。

3. 标本　EDTA-K_2 抗凝静脉血。

【实训流程】

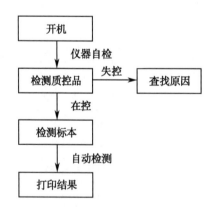

【实训步骤】

1. 熟悉使用方法　阅读说明书,熟悉仪器的正确使用方法,检查稀释液、溶血剂和废液瓶等装置的连接和通讯接口。

2. 开启电源　仪器开始自检过程。

3. 检查空白本底　自检通过后仪器自动或手动充液进行空白本底测试,空白测试符合仪器说明书的要求后进行下一步的操作。

4. 测定质控物　使用仪器配套的高、中、低值全血质控物测试仪器,其结果应在质控物所标示靶值的±2*SD*之内,结果将自动记录于质控文件内,并绘出质控图。

5. 测定血液标本　充分混匀抗凝血液标本,按进样键,仪器吸样后自动完成各项测试,屏幕显示并打印出各项参数、图形(直方图和散点图)和报警(符号和文字)。

6. 结果报告。

7. 废物处理　消毒使用过的棉签、一次性吸管和手套、口罩等应放入标有"医疗废物"的容器内;采血针头等应放在耐扎的锐器容器内,高压灭菌 121℃30 分钟后集中进行无害化处理。血液标本放入冰箱 3 天后,高压灭菌 121℃30 分钟后集中无害化处理。可重复使用的物品和污染的器具,应立即含有效氯为 1000mg/L 的含氯消毒剂中浸泡 4 小时以上或高压灭 121℃30 分钟,再清洗干净,烘干备用。

【注意事项】

1. 结果分析

(1) 白细胞

1) 五分类血液分析仪的白细胞分类结果可有条件地作为最终结果报告,不能完全取代手工显微镜下分类,这些条件是:非血液病患者,血象指标无异常,未指定需要观察细胞形态和疟原虫等,不要求区分中性粒细胞的杆状核和分叶核数量。

2) 白细胞分类散点图:不同型号血液分析仪所用原理、试剂、测试细胞的组合方式均不一致,所绘出白细胞散点图也千差万别,但与直方图相比,更为明确地提示检验人员某类细胞的比例变化或有无异常细胞出现,进而在显微镜检查中投入较多精力注意这些变化,或在正常人群体检中筛选是否需要进一步做血涂片检查。

(2) 红细胞

1) 直方图同三分群仪器。

2) 网织红细胞:血细胞分析仪根据荧光强度,更加细致地将网织红细胞分为 LFR、MFR、HFR 三部分,越幼稚的网织红细胞显示荧光越强,完全成熟红细胞没有荧光。

(3) 血小板:同三分群仪器。

2. 其他注意事项　同三分群血液分析仪。

【实训结果】

·····························粘贴检验报告单·····························

【实训结果分析】

_____

_____

_____

_____

_____

_____

实训日期_____　成绩_____　批阅教师_____

11

【考核要求及评分标准】

序号	项目	考核内容	分值	扣分标准		得分
1	准备工作	1）穿白大衣 2）着装整齐 3）器材准备 4）试剂准备 5）标本准备	5	未穿白大衣	1	
				着装不整洁，酌情扣分	1	
				未准备器材或器材准备不全	1	
				未准备试剂或试剂准备不全	1	
				未准备标本或标本准备不正确	1	
2	开机	1）接通电源 2）打开仪器	10	电源未接通	5	
				未找到仪器开关	5	
3	质控品检测	1）取质控品 2）混匀 3）检测	20	未提前取出质控品平衡至室温	5	
				未充分混匀质控品	5	
				未能排除失控原因	10	
4	检测样品	1）试剂检查 2）废液检查 3）参数设置 4）样品准备 5）样品检测 6）故障排除	50	未检查试剂是否充足	5	
				未检查废液是否满	5	
				未选择检测项目	10	
				样品未编号	5	
				样品编号混乱	5	
				不能消除仪器报警	10	
				不能排除仪器故障	10	
5	打印结果	1）核对结果 2）打印结果	10	未核对结果	5	
				未打印结果	5	
6	清理工作	1）标本处理 2）试剂保存 3）器材整理 4）台面清洁	5	标本未上交置于冰箱保存	1	
				器材未还原	1	
				试剂未还原	2	
				台面未清洁	1	
	合计		100		100	

考核时间_____ 评分结果_____ 考核教师_____

（林筱玲）

实训二 血型鉴定与交叉配血

【案例导入】

患者，女，19 岁，务工人员，因月经过多，倦怠无力，气促 1 周，伴眩晕、出冷汗 1 天就诊。查体：面色苍白，血压 90/50mmHg，脉搏 110 次 / 分，心肺及其他检查未发现异常。血常规检查：RBC $3.0×10^{12}$/L、Hb 51g/L、WBC $5.1×10^9$/L、PLT $308×10^9$/L、血型初筛 O 型、RhD（+）、妇科 B 超及阴道检查未见异常。初诊为月经不调引起的重度贫血。根据病史，医生开具临床输血申请单，进行输血治疗。

一、手工法

【实训内容】

1. 血型鉴定（试管离心法）。

2. 交叉配血（聚凝胺法）。

【实训目的】

1. 熟悉临床输血流程。

2. 掌握 ABO、Rh 血型鉴定方法，能准确判断 ABO 血型、RhD 血型；聚凝胺介质配血法，能准确判断主、次侧结果。

【实训原理】

1. ABO 血型鉴定　用标准血清测定红细胞上有无 A 或（和）B 抗原，即为正定型；用标准红细胞来测定血清中有无抗 A 或（和）抗 B 抗体，即为反定型。

2. Rh 血型鉴定　用单克隆 IgM 类抗 D 血清测定红细胞表面有无 D 抗原，有 D 抗原为 RhD 阳性，无 D 抗原为 RhD 阴性。

3. 交叉配血（聚凝胺法）　聚凝胺溶解后产生阳离子，可中和红细胞表面负电荷，使红细胞间距缩小，发生可逆的非特异性凝集。低离子强度溶液可降低红细胞膜 Zeta 电位，增强抗原抗体间的引力。当血清中存在 IgG 型血型抗体，可使抗体与红细胞膜血型抗原紧密结合，加入枸橼酸盐解聚液可消除聚凝胺的正电荷，使红细胞非特异性凝集解散，而抗原抗体特异反应引起凝集仍然存在。

【实训准备】

1. 器材　试管、试管架、记号笔、滴管、载玻片、离心机、显微镜。

2. 试剂　单克隆抗 A、抗 B、IgM 类单克隆抗 D 标准血清、A 型、B 型、O 型 5% 标准红细胞悬液（由实训老师提前准备，准备方法随机采取 3 人以上健康人血液，按 A、B、O 同型混合，配制 5% 标准红细胞悬液），聚凝胺试剂盒（包括低离子强度溶液 LISS、聚凝胺液、悬浮液）。

3. 标本　ABO 及 RhD 同型供血者、受血者静脉全血。

【实训流程】

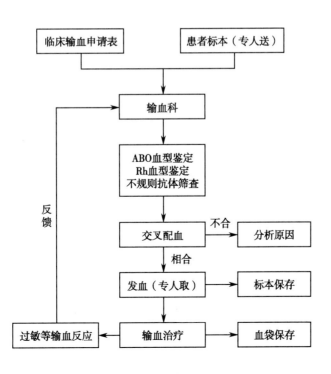

【实训步骤】

1. **核对信息** 核对临床输血申请单见图 1-2-1,受检者信息是否完整,信息不完整的标本,拒绝接收。

临 床 输 血 申 请 单

预定输血日期: ×××× 年 × 月 × 日

受血者姓名: 张× 性别: 女 年龄: 19

住院号: 000000001 科别: 妇科 床号: 20

临床诊断: 重度贫血

输血目的: 纠正贫血

既往输血史: ①有___ ②无 √ (适用请打√)

妇女既往妊娠及分娩史: 孕 0 产 0

受血者属地: ①本市___ ②本市以外地区 √ (适用请打√)

签署输血同意书: ①是 √ ②否___ (未签原因: _____)

预定输血成分: O 型 红细胞悬液

预定输血量: 2 个单位

输血性质: ①紧急___ ②常规 √ ③备用待通知___ ④术中备用___ (适用请打√)

受血者输血前实验室检测:

ABO 血型: O Rh: 阳性 血红蛋白: 51 g/L

HCT: 0.35 血小板: 308 ×10⁹/L

ALT: 20 U/L HbsAg: 阴性

Anti-HCV: 阴性 Anti-HIV1/2: 阴性

梅毒: 阴性

申请医生签字: 李××

主治医师审核签字: 王××

申请日期: ×××× 年 × 月 × 日 × 时 × 分

(备注:请医师逐项认真准确填写、请于输血日前送输血科/血库)

图 1-2-1 临床输血申请单

2. **审查标本** 审查标本采集时间、标本量、标本类型是否符合要求,标本是否有溶血,凝块,遗漏等,对于不符合要求的标本,拒绝接收。

3. **红细胞悬液配制**

（1）分离血液:供血者、受血者全血编号,3000r/min 离心 5 分钟,另取 2 支洁净试管,分别将供、受血者分离血清吸入备用。

（2）洗涤红细胞:将剩余红细胞中加入等量生理盐水,充分混匀,3000r/min 离心 3 分钟,弃去上清液,重复洗涤 3 次,制备为压积红细胞。

（3）红细胞悬液配制:取供血者、受血者压积红细胞制备相应浓度红细胞悬液,见表 1-2-1。血型鉴定制备 5% 红细胞悬液,交叉配血制备 2% 红细胞悬液。临床工作中,因供血者血液来自无偿献血,血型已由采供血机构检测,如无特殊情况,不需再检测。因此实训中,受血者红细胞制备为 5% 红细胞悬液和 2% 红细胞悬液,供血者红细胞制备为 2% 红细胞悬液。

表 1-2-1 红细胞悬液的配制

红细胞悬液浓度（%）	压积红细胞（滴）	生理盐水（滴）
2%	1	40
5%	1	16

4. ABO 血型鉴定

（1）正定型：取 2 支试管，分别标明抗 A、抗 B，分别滴加相应的抗 A、抗 B 标准血清各 1 滴，再分别滴加受血者 5% 红细胞悬液 1 滴，轻轻混匀。

（2）反定型：取 3 支试管，标记 A、B、O 型红细胞，分别滴加受检者血清各 1 滴，再分别滴加 A 型、B 型、O 型 5% 标准红细胞悬液各 1 滴，轻轻混匀。

（3）离心：3000r/min 离心 15 秒。

（4）观察结果：观察上清液，有无溶血，再轻弹试管，使管底红细胞浮起，观察有无凝集（图 1-2-2）。若无凝集或凝集较弱，可用显微镜观察。

5. Rh 血型鉴定　取 1 支试管，标记抗 D，加入单克隆抗 D 标准血清 1 滴，再加入受血者 5% 红细胞悬液 1 滴，混匀离心 3000r 1 分钟，观察上清液有无溶血，轻弹试管，观察有无凝集。

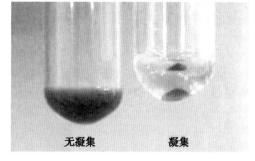

图 1-2-2　凝集现象

6. 交叉配血

（1）标记：取 2 支试管，标记主侧管、次侧管。

（2）主侧管：受血者血清 2 滴、供血者 2% 红细胞悬液 1 滴。

（3）次侧管：供血者血清 2 滴、受血者 2% 红细胞悬液 1 滴。

（4）加 LISS 液：各管加 LISS 液 0.6ml，混匀，室温放置 1 分钟。

（5）加聚凝胺：各管加聚凝胺 2 滴，混匀。

（6）离心弃上清液：3000r/min 离心 1 分钟，弃上清液，轻摇试管，观察有无凝集，如各试管中的反应物全部出现凝集，说明试剂有效。

（7）加悬浮液并观察结果：各试管加悬浮液 2 滴，轻轻摇匀，观察有无溶血和凝集。若主侧、次侧仍凝集不散开，则表示不相容，禁止输血；若主、次侧凝集散开，则表示相容，可以输血。操作步骤见图 1-2-3。

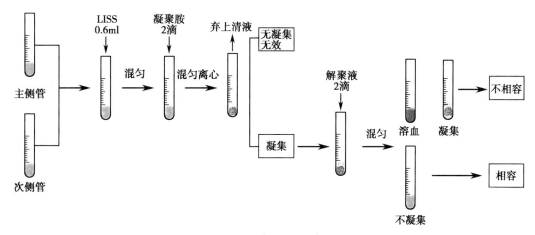

图 1-2-3　交叉配血（凝聚胺法）操作示意图

15

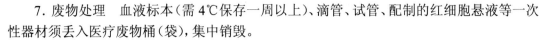

7. 废物处理 血液标本(需4℃保存一周以上)、滴管、试管、配制的红细胞悬液等一次性器材须丢入医疗废物桶(袋),集中销毁。

【注意事项】

1. 严格查对,切不可将患者姓名、标本弄错,应有第2人复查血型,要求正、反定型结果一致才可发报告。

2. 操作方法规定先加血清,后加红细胞悬液,便于核实是否漏加血清。

3. 观察结果应先观察上清有无溶血,新鲜血清因补体效价高,与抗原抗体结合易溶血,溶血意义同凝集,结果判断为阳性。

4. 血型鉴定正、反定型不一致,先重复试验,若仍然不一致,则需进一步分析原因。

5. 配血后,受血者和供血者的血标本应置4℃冰箱内保存至血液输完后至少一周,以备复查。

【实训结果】

1. 血型鉴定(结果以"−"或"+"表示)

类型\标本号	ABO 血型鉴定					Rh 血型鉴定	血型
	正定型		反定型			抗D	
	抗A	抗B	A型红细胞	B型红细胞	O型红细胞		

2. 交叉配血

受血者血型:_____型
供血者血型:_____型

试管	加凝聚胺	加悬浮液		结果判断
	有/无凝集	有/无溶血	有/无凝集	相容/不相容
主侧管(受血者血清 + 供血者红细胞)				
次侧管(供血者血清 + 受血者红细胞)				

【填写检验报告单】

×××× 医院检验报告单

住院号_____门诊号_____
病室床号_____科别_____
病人姓名_____
性别_____年龄_____
临床诊断_____
检查目的_____
标本_____
送检日期_____
送检医师_____

检验者_____ 复核者_____ 报告日期_____

【实训结果分析】

_____

_____

_____

_____

_____

_____

实训日期_____ 成绩_____ 批阅教师_____

【考核要点和评分标准】

序号	项目	考核内容	分值	扣分标准		得分
1	准备工作	1）穿白大衣 2）着装整齐 3）器材准备 4）试剂准备 5）标本准备	5	未穿白大衣	1	
				着装不整洁,酌情扣分	1	
				未准备器材或器材准备不全	1	
				未准备试剂或试剂准备不全	1	
				未准备标本或标本准备不正确	1	
2	核对信息	核对输血申请单	5	接收信息不完整申请单	5	
3	审查标本	接收并观察标本	5	未观察接收标本	3	
				接收信息不完整标本	1	
				接收有溶血标本、凝固、遗漏标本	1	
4	红细胞悬液制备	1）标本编号 2）标本离心 3）分离血清及红细胞 4）洗涤红细胞 5）配制 5% 的红细胞悬液	10	标本无编号	1	
				标本分离操作不规范	2	
				洗涤红细胞不正确	2	
				配制 2%、5% 红细胞悬液浓度不正确	5	
5	ABO 血型鉴定	1）标记 2）加血清 3）加红细胞 4）离心 5）观察结果 6）结果判断	30	正、反定型试管无标记	1	
				加液顺序错漏或加液量不一致	2	
				加液后无混匀	2	
				使用离心机操作不规范	2	
				未观察上层溶血	1	
				未轻弹试管观察凝集	2	
				结果判断和报告错误（可作不合格处理）	20	
6	Rh 血型鉴定	同 ABO 血型鉴定	10	同 ABO 血型鉴定	10	

续表

序号	项目	考核内容	分值	扣分标准		得分
7	交叉配血	1) 标记试管 2) 滴加标本 3) 加 LISS 液 4) 加聚凝胺 5) 离心弃上清液 6) 加悬浮液并观察结果	30	主侧管、次侧管无标记	1	
				主侧管、次测管加液错漏	2	
				未在室温放置 1 分钟	1	
				加液后无混匀	1	
				使用离心机操作不规范	2	
				未弃去上清液	1	
				弃去上清液后，未观察有无凝集	1	
				未观察上层溶血	1	
				结果判断和报告错误 （可作不合格处理）	20	
8	清理工作	1) 标本处理 2) 器具还原 3) 台面清洁	5	标本未上交置于冰箱保存	2	
				器具、试剂未还原	1	
				台面未清洁	2	
	合计		100		100	

考核时间_____ 评分结果_____ 考核教师_____

二、微柱凝胶法

【实训内容】

1. 血型鉴定。

2. 不规则抗体筛查。

3. 交叉配血。

【实训目的】

1. 掌握微柱凝胶法血型鉴定的操作，能准确判断 ABO 血型、Rh 血型；微柱凝胶法不规则抗体筛查的操作，能解释抗体筛查的意义；微柱凝胶法交叉配血的操作，能准确判断主、次侧结果。

2. 熟练使用微柱凝胶专用离心机、37℃专用孵育器。

【实训原理】

在微柱凝胶介质中红细胞抗原与相应抗体结合，利用凝胶颗粒间隙的分子筛作用，经低速离心，凝集的红细胞悬浮在凝胶上层，而未和抗体结合的红细胞则沉于凝胶底部。根据不同需要可选用中性凝胶、特异性凝胶或抗人球蛋白凝胶作为反应介质。

【实训准备】

1. 器材 试管、试管架、记号笔、滴管、微量加样器、一次性吸头、专用水平离心机、37℃专用孵育器。

2. 试剂 血型鉴定微柱凝胶卡（以 A-B-D-Ctl-N_{A1}-N_B 为例），抗人球蛋白微柱凝胶卡（可用于不规则抗体筛查、交叉配血），2% A_1 型标准红细胞、2% B 型标准红细胞（由实训老师提前准备，准备方法同血型鉴定及交叉配血手工法），Ⅰ、Ⅱ、Ⅲ标准筛查红细胞试剂。

3. 标本 ABO 及 RhD 同型供血者、受血者静脉全血。

【实训步骤】

1. 血型鉴定

（1）核对并标记：认真核对临床输血申请单受检者信息与标本信息是否符合，取血型鉴定微柱凝胶卡，标记受检者姓名、科室、床号、日期等信息。

（2）分离血液：分离受血者全血，血清备用，红细胞制备为 2% 红细胞悬液。（方法同血型鉴定及交叉配血手工法）

（3）正定型及质控（Ctl 管）：将受血者 2% 红细胞悬液，分别加入 A、B、D、Ctl 管 50μl。

（4）反定型：在 N_{A1} 加入 50μl 标准 A_1 型红细胞，在 N_B 加入 50μl 标准 B 型红细胞，再分别向两孔加入 50μl 受检者血清。

（5）离心并观察：专用离心机 1000r/min 离心 10 分钟，观察结果。观察红细胞有无溶血、有无凝集，若红细胞凝集在上层，则为阳性，红细胞沉积在下层则为阴性，判断血型结果见图 1-2-4。操作步骤见表 1-2-2。

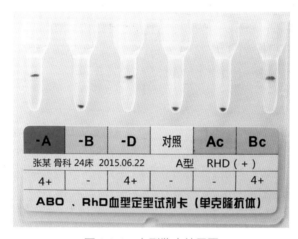

图 1-2-4　血型鉴定结果图

表 1-2-2　血型鉴定微柱凝胶卡操作表

操作步骤	正定型			质控	反定型	
	A	B	D	Ctl	N_{A1}	N_B
①加受血者 2% 红细胞悬液	50μl	50μl	50μl	50μl		
②加 2%A_1型标准红细胞					50μl	
③加 2%B 型标准红细胞						50μl
④加受血者血清					50μl	50μl
⑤离心	专用离心机离心 1000r/min 10 分钟					
⑥观察结果	观察红细胞有无溶血、有无凝集，若红细胞凝集在上层，则为阳性，红细胞沉积在下层则为阴性，判断血型结果					

2. 不规则抗体筛查　不规则抗体筛查，主要应用于多次输血、患血液疾病患者以及孕妇等，有助于发现不规则抗体，避免溶血性输血反应及预防新生儿溶血病的发生，是临床应用较多的一项输血前检查。

（1）标记：取抗人球蛋白微柱凝胶卡，标记受血者信息和Ⅰ、Ⅱ、Ⅲ三管。

（2）加筛查红细胞：Ⅰ、Ⅱ、Ⅲ三管中分别加入Ⅰ、Ⅱ、Ⅲ标准筛查红细胞50μl。

（3）加受血者血清：Ⅰ、Ⅱ、Ⅲ三管中分别加入受检者血清25μl。

（4）孵育：将微柱凝胶卡置于37℃专用孵育器孵育15分钟。

（5）离心并观察：取出微柱凝胶卡，专用离心机1000r/min离心10分钟，观察结果，结果判断见图1-2-5。

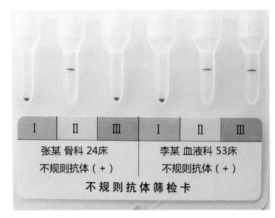

图1-2-5　不规则抗体筛查结果判断

3. 交叉配血

（1）标本处理：将供、受血者血清分离，红细胞制备为0.8%～1.2%红细胞悬液。

（2）标记：取抗人球蛋白微柱凝胶卡，标记受血者信息、主侧管及次侧管。

（3）主侧管：受血者血清25μl、供血者0.8%～1.2%红细胞悬液50μl。

（4）次侧管：供血者血清25μl、受血者0.8%～1.2%红细胞悬液50μl。

（5）孵育：将微柱凝胶卡置于37℃专用孵育器孵育15分钟。

（6）离心并观察：取出微柱凝胶卡，专用离心机1000r/min离心10分钟，观察结果。若红细胞凝集在上层，则表示不相容，待进一步分析原因，红细胞沉积在下层，则表示相容，可以进行输血。结果判断见图1-2-6。

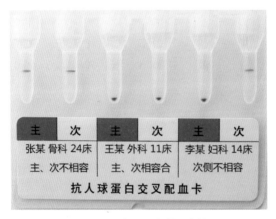

图1-2-6　交叉配血结果判断

4. 废物处理　血液标本、配制红细胞悬液、未用完血清、微柱凝胶卡等须丢入医疗废物桶（袋），集中销毁。

【注意事项】

1. 微柱凝胶卡在使用前,先预离心,避免在运输过程中卡内试剂黏附在管壁上。

2. 轻轻撕开锡箔纸,避免管间交叉污染。

3. 血清标本必须充分去除纤维蛋白,否则标本中纤维蛋白在微柱凝胶中析出,阻碍阴性红细胞沉淀,呈假阳性。

【实训结果】

1. 血型鉴定(凝集结果以"+"或"−"表示凝集或不凝集)

标本号	正定型			质控	反定型		血型
	A	B	D	Ctl	N_{A1}	N_B	

2. 不规则抗体筛查(凝集结果以"+"或"−"表示凝集或不凝集)

标本号	Ⅰ	Ⅱ	Ⅲ	筛查结果

3. 交叉配血

受血者血型:_____型
供血者血型:_____型

试管	有/无溶血	有/无凝集	相容/不相容
主侧管(受血者血清+供血者红细胞)			
次侧管(供血者血清+受血者红细胞)			

【填写检验报告单】

××××医院检验报告单

住院号_____门诊号_____
病室床号_____科别_____
病人姓名_____
性别_____年龄_____
临床诊断_____
检查目的_____
标本_____
送检日期_____
送检医师_____

检验者_____ 复核者_____ 报告日期_____

【实训结果分析】

_____

_____

_____

_____

_____

实训日期_____ 成绩_____ 批阅教师_____

【考核要点和评分标准】

序号	项目	考核内容	分值	扣分标准		得分
1	准备工作	1）穿白大衣 2）着装整齐 3）器材准备 4）试剂准备 5）标本准备	5	未穿白大衣	1	
				着装不整洁，酌情扣分	1	
				未准备器材或器材准备不全	1	
				未准备试剂或试剂准备不全	1	
				未准备标本或标本准备不正确	1	
2	血型鉴定	1）核对信息 2）审查标本 3）标记 4）制备红细胞悬液 5）加样 6）离心 7）观察结果	30	接收信息不完整标本	1	
				未观察接收标本	1	
				微柱凝胶卡无标记	1	
				红细胞悬液制备操作不规范	2	
				移液枪使用不规范	2	
				加样错漏	2	
				使用专业离心机操作不规范	1	
				结果判断和报告错误 （可作不合格处理）	20	
3	不规则抗体筛查	1）标记 2）加标准筛查红细胞 3）加受检者血清 4）孵育 5）离心 6）观察结果	30	微柱凝胶卡无标记	2	
				微量加样器使用不规范	2	
				加样错漏	2	
				使用37℃孵育器操作不规范	2	
				使用专业离心机操作不规范	2	
				结果判断和报告错误 （可作不合格处理）	20	
4	交叉配血	1）标记 2）加标本 3）孵育 4）离心 5）观察结果	30	主侧管、次侧管无标记	2	
				主侧管、次测管加液错漏	2	
				移液枪使用不规范	2	
				使用37℃孵育器操作不规范	2	
				使用专业离心机操作不规范	2	
				结果判断和报告错误 （可作不合格处理）	20	

续表

序号	项目	考核内容	分值	扣分标准		得分
5	清理工作	1）标本处理 2）器具还原 3）台面清洁	5	标本未上交置于冰箱保存	2	
				器具、试剂未还原	1	
				台面未清洁	2	
	合计		100		100	

考核时间_____ 评分结果_____ 考核教师_____

（陈　晨）

实训三　红细胞沉降率测定

【案例导入】

患者，女，35 岁，双手第 2、3、5 近端指间关节、双腕和双肘关节肿痛 1 年，伴晨僵 1 小时。查体：上述关节肿胀、压痛。双手 X 线片：双手骨质疏松，第 2 近端指间关节可见骨质破坏，根据病史初诊为类风湿关节炎，建议进行红细胞沉降率测定。

一、魏氏法

【实训内容】

红细胞沉降率测定。

【实训目的】

1. 掌握红细胞沉降率测定操作，能准确报告结果。

2. 理解红细胞沉降率测定原理和影响因素。

【实训原理】

将含一定量枸橼酸钠的抗凝全血置于特制血沉管中，室温下直立于血沉架上，1 小时后读取上层血浆的高度，即为红细胞沉降率。

【实训准备】

1. 器材　魏氏血沉管、血沉架、移液管（0.5ml）、吸耳球、试管、试管架。

2. 试剂　0.109mol/L 枸橼酸钠抗凝剂。

3. 标本　静脉全血。

【实训流程】

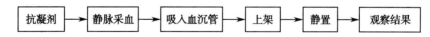

【实训步骤】

1. 编号　取 1 支试管，进行编号。

2. 加抗凝剂　取 0.109mol/L 枸橼酸钠抗凝剂 0.4ml 于编号的试管中。

3. 采血　静脉采血 1.6ml，加入含有抗凝剂试管中，立即混匀。

4. 吸样　用魏氏血沉管吸取混匀的抗凝全血至"0"刻度处，拭去管外余血，将魏氏血沉管直立于血沉架上。

5. 读数　室温静置 1 小时后，读取红细胞下沉后露出的血浆段高度（mm）（图 1-3-1）。

6. 报告　××mm/h。

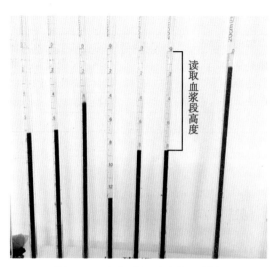

图 1-3-1　红细胞沉降率结果判断

7. 废物处理　将血液标本、擦拭血液的纸巾等丢入医疗垃圾桶（袋）中，集中销毁。血沉管统一清洗干燥。

【注意事项】

1. 血沉架要平稳。

2. 严格控制采血量，使抗凝剂与血液比例为1∶4。

3. 吸血时，避免产生气泡。

4. 血沉管应严格垂直放置，防止血液外漏影响测定结果。

5. 血沉架应避免直接光照、移动和振动。

【实训结果】

标本号	血浆段高度（mm）	结果（mm/h）

【填写检验报告单】

××××医院检验报告单

住院号＿＿＿＿＿门诊号＿＿＿＿＿

病室床号＿＿＿＿科别＿＿＿＿＿

病人姓名＿＿＿＿＿＿＿＿＿＿＿

性别＿＿＿＿＿年龄＿＿＿＿＿

临床诊断＿＿＿＿＿＿＿＿＿＿＿

检查目的＿＿＿＿＿＿＿＿＿＿＿

标本＿＿＿＿＿＿＿＿＿＿＿＿＿

送检日期＿＿＿＿＿＿＿＿＿＿＿

送检医师＿＿＿＿＿＿＿＿＿＿＿

检验者＿＿＿＿＿　复核者＿＿＿＿＿　报告日期＿＿＿＿＿

【实训结果分析】

_____
_____
_____
_____
_____
_____

实训日期_____ 成绩_____ 批阅教师_____

【考核要点和评分标准】

序号	项目	考核内容	分值	扣分标准		得分
1		1）穿白大衣 2）着装整齐 3）器材准备 4）试剂准备 5）标本准备	10	未穿白大衣	2	
				着装不整洁，酌情扣分	2	
				未准备器材或器材准备不全	2	
				未准备试剂或试剂准备不全	2	
				未准备标本或标本准备不正确	2	
2	加抗凝剂	1）编号 2）加抗凝剂	10	试管无编号	5	
				加试剂不准确，操作不规范	5	
3	静脉采血	静脉采血	30	采血部位选择不当	5	
				消毒不符合要求	5	
				两次以上采血	10	
				采血量有误差	10	
4	血沉测定	1）吸血 2）上架 3）静置 4）读数	45	未达到"0"刻度处	2	
				未拭去管外余血	2	
				血沉管血液外漏	2	
				血沉管内有气泡	2	
				血沉管放置有倾斜	2	
				读取时间不准	5	
				读数不准	10	
				结果报告方式有误	20	
5	清理工作	1）标本处理 2）器具还原 3）台面清洁	5	未清洗器材	2	
				器具、试剂未还原	1	
				台面未清洁	2	
合计			100		100	

考核时间_____ 评分结果_____ 考核教师_____

二、仪器法

【实训内容】

红细胞沉降率测定。

【实训目的】

掌握血沉仪的使用、维护与保养。

【实训原理】

采用光学阻挡原理进行测量,利用红外光线对血沉管进行扫描,如果红外光线不能到达接收器,说明红外光线被高密度的红细胞阻挡,一旦红外光线能透过血沉管到达接收器,接收器的信号通过计算机开始计算到达移动终端时所需的距离。首先记录血沉管中的血液在时间零计时的高度,此后每隔一定时间扫描一次,记录每次扫描时红细胞和血浆界面的位置,最后计算并转换成魏氏法测定值报告结果,得到血沉值,显示红细胞沉降高度(H)与时间(t)的曲线关系。

【实训准备】

1.器材 自动血沉仪。

2.试剂 0.109mmol/L 枸橼酸钠。

3.标本 枸橼酸钠抗凝全血。

【实训流程】

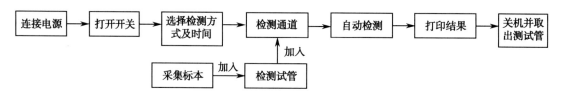

【实训步骤】

1.连接仪器电源线及通信线缆。

2.打开仪器电源开关,仪器自检。

3.选择检测方式及检测时间。

4.采集检测标本。

5.将检测标本加入检测试管。

6.将测试管插入检测通道。

7.仪器自动识别并自动检测。

8.血沉检测完毕后,自动打印输出检测结果,如通信传输可输出检测结果。

9.所有标本检测完毕后,关闭仪器电源,取出所有测试管。

【注意事项】

1.要求避光操作,不可在强光直射环境下操作。

2.仪器内有测试管,严禁开机自检。

3.仪器发出警示音及扫描灯亮时,严禁插入测试管。

4.测试管内注入检测标本,切勿超过刻度线。刻度线以上勿残留标本。

5.如在测试管上标注通道号,一定要标注到测试管顶部,远离刻度线。

6.测试管插入测试通道后,一定要听到仪器识别音。

7.插入测试管后,需关闭仪器上盖。

【实训结果】

·········· 粘贴报告单 ··········

【实训结果分析】

_____

_____

_____

_____

_____

_____

实训日期_____ 成绩_____ 批阅教师_____

【考核要点和评分标准】

序号	项目	考核内容	分值	扣分标准		得分
1	准备工作	1）穿白大衣 2）着装整齐 3）标本准备	10	未穿白大衣	3	
				着装不整洁，酌情扣分	3	
				标本准备不正确	4	
2	仪器操作	1）连接电源线及通信线 2）开机 3）选择检测方式及检测时间 4）将标本加入检测管 5）将检测管插入检测通道 6）打印结果 7）关机并取出检测管	80	未连接电源线，直接开机	5	
				找不到仪器开关	5	
				检测方式选择错误	10	
				检测时间选择错误	10	
				不会选择检测方式及检测时间	10	
				未将标本加入检测管	10	
				标本加入检测管不合格	10	
				不会打印结果	10	
				使用结束后，没有关机	5	
				关机后，没有取出检测管	5	
3	清理工作	1）废物处理 2）台面清洁	10	未将废物正确处理	5	
				未清洁台面	5	
合计			100		100	

考核时间_____ 评分结果_____ 考核教师_____

（陈　晨）

实训四　凝血四项检测

【案例导入】

患者，临产妇，患右下肺炎，高热，血压下降至 80/40mmHg，全身皮肤黏膜严重出血，粪隐血（+++），四肢及躯干皮肤呈大片状瘀斑。实验室检查：Hb 白 80g/L，WBC $4.0×10^9$/L，血小板进行性下降，最低为 $30×10^9$/L，PT 20 秒（对照 13 秒），医生要求进行凝血四项检测，以判断患者是否发生了弥散性血管内凝血（DIC）。

一、手工法

【实训内容】

1．凝血四项检测标本的处理。

2．凝血四项检测　血浆凝血酶原时间（PT）测定、活化部分凝血活酶时间（APTT）测定、血浆凝血酶时间（TT）测定和纤维蛋白原（FIB）测定。

【实训目的】

掌握手工法凝血四项的各项操作，并准确规范地填写检验报告单。

【实训原理】

枸橼酸钠抗凝剂中的枸橼酸根离子可以螯合血液中的钙离子。枸橼酸钠抗凝血分离的乏血小板血浆中补充钙离子后，再加入凝血激活剂，可使血浆再次发生凝固。观察从血浆和凝血试剂接触混匀开始到血浆发生凝固的过程，并记录血浆凝固所需的时间，该时间的长短反映样品中凝血因子的质（活性）和量（浓度），进而判断人体的凝血功能，用于临床上出血、止血和血栓性疾病的诊断。

【实训准备】

1．器材　塑料试管、试管架、离心机、微量加样器、一次性吸头、秒表、温箱等。

2．试剂　商品化 PT、APTT、TT、FIB 试剂盒。

3．标本　枸橼酸钠抗凝静脉血。

【实训流程】

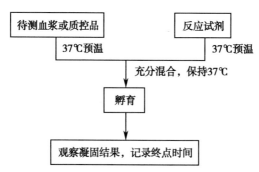

凝血四项检测共同之处在于从样品和试剂加入反应至血浆凝固的所需的时间。但 PT、APTT、TT、FIB 略有不同见表 1-4-1，具体流程在实训步骤中有分述。

表 1-4-1　凝血四项检查基本参数

项目	标本*	试剂 1**	试剂 2***	计时
PT	50μl	100μl	-	记录凝固时间与正常对照血浆 PT 比较得 PTR 值，计算 INR 时间即为 PT 结果，具体可参见商品说明书
APTT	50μl	50μl	50μl	记录凝固时间，即为 PT 结果
TT	50μl	50μl	-	记录凝固时间，即为 TT 结果
FIB	100μl	50μl	-	记录凝固时间，将时间代入标准曲线即可求得 FIB 浓度

注：*预热 3 分钟以上，但不超过 10 分钟；**预热 3 分钟以上，但不超过 30 分钟；***预热 3 分钟

【实训步骤】

1．标本处理　将标本和检验申请单进行核对。逐一进行检查，并把结果、签名和报告

检验日期打印在报告单上。将采集的血液 3000r/min 离心 10～15 分钟,分离乏血小板血浆(PPP)。用微量加样器取出上层血浆,置塑料试管中,切忌混入红细胞,2 小时内检测完毕。

2. 项目检测

（1）PT 检测:

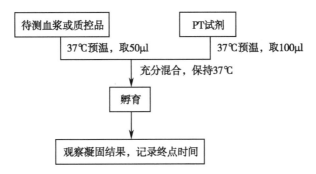

1）试剂准备:PT 试剂恢复至室温后,按瓶签上标明剂量,准确加入 PT 复溶液,置 37℃ 预温 30 分钟,用前颠倒混匀。

2）样品测试:取待测（质控或参照）血浆 50μl,37℃孵育 180 秒,加入已预温至 37℃ 的 PT 试剂 100μl,充分混匀,记录凝固时间。

（2）APTT 检测:

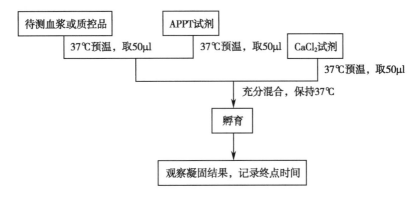

1）试剂准备:久置产生鞣花酸酯沉淀,用前颠倒混匀,不影响质量。

2）样品测试:取待测（质控或参照）血浆 50μl,加入 APTT 试剂 50μl,37℃孵育 300 秒,加入已预温至 37℃ 的 CaCl₂ 溶液 50μl,充分混匀,记录凝固时间。

（3）TT 检测:

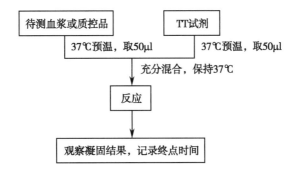

1) 试剂准备: TT 试剂冻干品中加蒸馏水后,应在 3 分钟内完全溶解,溶解后呈无色透明溶液,不得有异物和沉淀。

2) 样品测试: 取待测(质控或参照)血浆 50μl, 37℃孵育 180 秒,加入已预温至 37℃的 TT 试剂 50μl, 充分混匀,记录凝固时间。

(4) FIB 检测:

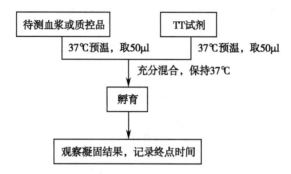

1) 标本准备: 取 50μl 血浆加入 450μl 生理盐水中,作 1∶10 稀释。

2) 样品测试: 取 1∶10 稀释的血浆 100μl, 37℃预温 180 秒,然后加入 50μl 已预热的凝血酶试剂,充分混匀,记录凝固时间。

3. 废物处理 血液标本、滴管、塑料试管等须丢入医疗废物桶(袋),集中无害化处理。

【注意事项】

1. 原包装试剂 2～8℃密闭保存,有效期内稳定。开封后 2～8℃保存,可延长使用期,严禁反复冻融。

2. 使用的样品杯应为一次性产品,以免造成污染。

3. 样本采集和处理不当,都会使凝固时间缩短或延长。

4. 加入试剂时应规范操作,避免产生气泡,并且保持动作的一致性。为了保证测试结果的准确性,计时动作应与加入启动试剂在同时发生。

【实训结果】

项目	结果	项目	结果
APTT		TT	
PT		FIB	

【填写检验报告单】

××××医院检验报告单
住院号_____门诊号_____ 病室床号_____科别_____ 病人姓名_____ 性别_____年龄_____ 临床诊断_____ 检查目的_____ 标本_____ 送检日期_____ 送检医师_____ 　　　　　　　　　　　检验者_____　　复核者_____　　报告日期_____

【实训结果分析】

_____

_____

_____

_____

_____

_____

实训日期_____ 成绩_____ 批阅教师_____

【考核要求及评分标准】

序号	项目	考核内容	分值	扣分标准		得分
1	准备工作	1）穿白大衣 2）着装整齐 3）器材准备 4）试剂准备 5）标本准备	5	未穿白大衣	1	
				着装不整洁,酌情扣分	1	
				未准备器材或器材准备不全	1	
				未准备试剂或试剂准备不全	1	
				未准备标本或标本准备不正确	1	
2	标本处理	1）核对信息 2）检查标本 3）标记 4）离心 5）取样 6）温育	30	接收信息不完整标本	5	
				接收标本未观察	5	
				未标记标本号	5	
				离心时间和速度错误	5	
				移液枪使用不规范	5	
				孵育温度不正确	5	
3	试剂准备	1）标记 2）复溶 3）混匀 4）孵育	20	未标记试剂样品	5	
				未提前复溶	5	
				未充分混匀	5	
				孵育温度和时间不准确	5	
4	凝血反应	1）加标本 2）加试剂 3）混匀 4）孵育 5）观察结果 6）记录时间	30	加样不准确	5	
				加样不准确或加错	5	
				未充分混匀	5	
				未能保证温度	5	
				终点观察不准确	5	
				时间记录错误	5	
5	报告结果	1）核对结果 2）填写结果	10	项目书写错误	3	
				格式书写错误	3	
				结果报告错误	4	
6	清理工作	1）标本处理 2）试剂保存 3）器材整理 4）台面清洁	5	标本未上交置于冰箱保存	1	
				器材未还原	1	
				试剂未还原	2	
				台面未清洁	1	
合计			100		100	

考核时间_____ 评分结果_____ 考核教师_____

二、半自动血凝仪法

【实训内容】

半自动仪器法凝血四项(PT、APTT、TT、FIB)检查。

【实训目的】

掌握半血凝仪的操作,并准确规范地填写检验报告单。

【实训原理】

分为光学法和黏度法。黏度法也称磁珠法,仪器的检测部分有独立的线圈产生所需的电磁场,检测时在待测标本中加入小磁珠,利用变化的磁场使小磁珠产生运动,随着血浆的凝固,血浆的黏稠度逐渐增加,小磁珠摆幅逐渐减少,仪器内的电磁传感器,测定小磁珠的不同震荡幅度,计算出血浆的凝固时间。光学法是目前血凝仪使用最多的一种检测方法。当血浆在样品杯中逐渐凝固时,纤维蛋白原转变成纤维蛋白,其理学性状也随着变化。当一束光通过样品杯时,其透射光和散射光的强度也会随之变化。

【实训准备】

血凝仪和配套试剂及质控物,其他同手工法。

【实训流程】

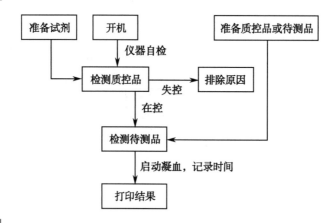

【实训步骤】

1. 开机 打开仪器的电源开关,等待约数秒钟,系统进入初始化流程,初始化进度状态显示在窗口,开机流程结束后,进入主菜单窗口。仪器开机后需要预温 15～30 分钟,如果温度未达到预定范围,则会显示等待窗口。

2. 运行程序 在主菜单中按样品测试键,进入项目测试。

3. 样品测试 将样品杯放入磁珠,并加入待测血浆,放入样品槽进行孵育,待达到孵育时间和温度时,按项目不同,加入相应反应试剂,仪器自动记录凝血时间。

4. 打印结果 检测结束后,仪器自动显示、打印结果。

5. 废物处理 血液标本、滴管、塑料试管等须丢入医疗废物桶(袋),集中销毁。

【注意事项】

同本模块一实训四手工法。

【实训结果】

·········粘贴检验报告单·········

【实训结果分析】

_____

_____

_____

_____

_____

_____

实训日期_____ 成绩_____ 批阅教师_____

【考核要求及评分标准】

序号	项目	考核内容	分值	扣分标准		得分
1	准备工作	1）穿白大衣 2）着装整齐 3）器材准备 4）试剂准备 5）标本准备	5	未穿白大衣	1	
				着装不整洁，酌情扣分	1	
				未准备器材或器材准备不全	1	
				未准备试剂或试剂准备不全	1	
				未准备标本或标本准备不正确	1	
2	开机	1）接通电源 2）打开仪器	10	电源未接通	5	
				未找到仪器开关	5	
3	质控品检测	1）取质控品 2）混匀 3）检测	20	未提前取出质控品平衡至室温	5	
				未充分混匀质控品	5	
				未能排除失控原因	10	
4	检测样品	1）试剂检查 2）参数设置 3）样品准备 4）样品检测 5）故障排除	50	未检查试剂是否充足	10	
				未选择检测项目	10	
				样品未编号	5	
				样品编号混乱	5	
				不能消除仪器报警	10	
				不能排除仪器故障	10	
5	打印结果	1）核对结果 2）打印结果	10	未核对结果	5	
				未打印结果	5	
6	清理工作	1）标本处理 2）试剂保存 3）器材整理 4）台面清洁	5	标本未上交置于冰箱保存	1	
				器材未还原	1	
				试剂未还原	2	
				台面未清洁	1	
合计			100		100	

考核时间_____ 评分结果_____ 考核教师_____

三、全自动血凝仪法

【实训内容】

自动仪器法凝血象（PT、APTT、TT、FIB）检查。

【实训目的】

掌握全自动血凝仪的操作,并准确规范的填写检验报告。

【实训原理】

全自动血凝仪多采用光学法和免疫比浊法,该法以血浆中的被检测物质作为抗原,抗原与试剂中的抗体混合时会发生特异性结合反应,产生复合物颗粒,依此来测定被检测物质含量。其原理是:抗原量同抗体特异性结合反应达到某一程度与所需的时间之间存在一定的数量关系,在检测过程中,随着待检物质与相应抗体结合,其复合物颗粒增多单色光通过时,透过的或反射的光强度就会发生一定的变化,仪器的电路部分自动算出单位时间内吸光度的变化量,再根据标准曲线推算出待检物质的含量。

【实训准备】

全自动血凝仪和配套试剂及质控物,其他同手工法。

【实训流程】

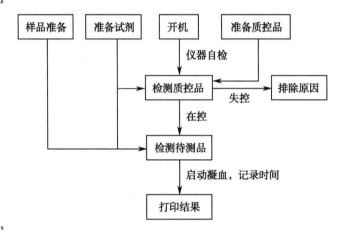

【实训步骤】

1. **开机** 打开仪器左侧电源开关,仪器自检后,进入待机状态。

2. **样品检测**

(1)PT 测定:取 50µl 血浆预温 3 分钟,加 100µl PT 试剂,仪器自动检测,显示并打印结果。

(2)APTT 测定:取 50µl 血浆,预温 1 分钟,加 50µl APTT 试剂,混匀预温 3 分钟,再加 50µl $CaCl_2$,仪器自动检测,显示并打印结果。

(3)TT 测定:取 50µl 血浆,预温 3 分钟,加 100µl TT 试剂,仪器自动检测,显示并打印结果。

(4)FIB 测定:100µl 稀释血浆,预温 3 分钟,加 50µl FIB 试剂,仪器自动检测,显示并打印结果。

3. **关机程序** 待完成所有检测后,清空反应杯,关闭仪器左侧电源开关。

4. **废物处理** 血液标本、滴管、塑料试管等须丢入医疗废物桶(袋),集中销毁。

【注意事项】

1. 稀释血浆为 1:10(50µl 血浆 +450µl 缓冲液,充分混合后取 100µl)。

2. 若 FIB>6g/L 则标本按 1:20 稀释;若 FIB<0.5g/L 则标本按 1:2 或 1:5 稀释。

3. 其他同本模块一实训四手工法。

【实训结果】

·········粘贴检验报告单·········

【实训结果分析】

_____

_____

_____

_____

_____

_____

实训日期_____ 成绩_____ 批阅教师_____

【考核要求及评分标准】

序号	项目	考核内容	分值	扣分标准		得分
1	准备工作	1）穿白大衣 2）着装整齐 3）器材准备 4）试剂准备 5）标本准备	5	未穿白大衣	1	
				着装不整洁,酌情扣分	1	
				未准备器材或器材准备不全	1	
				未准备试剂或试剂准备不全	1	
				未准备标本或标本准备不正确	1	
2	开机	1）接通电源 2）打开仪器	10	电源未接通	5	
				未找到仪器开关	5	
3	质控品检测	1）取质控品 2）混匀 3）检测	20	未提前取出质控品平衡至室温	5	
				未充分混匀质控品	5	
				未能排除失控原因	10	
4	检测样品	1）试剂检查 2）参数设置 3）样品准备 4）样品检测 5）故障排除	50	未检查试剂是否充足	10	
				未选择检测项目	10	
				样品未编号	5	
				样品编号混乱	5	
				不能消除仪器报警	10	
				不能排除仪器故障	10	
5	打印结果	1）核对结果 2）打印结果	10	未核对结果	5	
				未打印结果	5	
6	清理工作	1）标本处理 2）试剂保存 3）器材整理 4）台面清洁	5	标本未上交置于冰箱保存	1	
				器材未还原	1	
				试剂未还原	2	
				台面未清洁	1	
合计			100		100	

考核时间_____ 评分结果_____ 考核教师_____

（严家来）

实训五 尿液一般检验

【案例导入】

患儿,男性,11岁,9天前晨起发现双眼睑水肿,排出洗肉水样尿液,6天前出现尿量逐渐减少而入院就诊。经询问,患儿1个月前曾患扁桃体炎,口服抗生素治疗,患病以来精神食欲稍差,既往无肾病史。查体: T 37℃,P 89次/分,R 25次/分,BP 144/81mmHg,发育正常,精神差,眼睑水肿,结膜稍苍白。咽部充血,扁桃体肿大,可见少量脓性分泌物,黏膜无出血点。心肺无异常。肝、脾未触及,移动性浊音(−),肠鸣音存在,双下肢出现凹陷性水肿。根据病史查体,建议进行尿常规检验。

一、手工法

【实训内容】
肉眼观察尿液颜色、透明度,进行蛋白定性检查和尿沉渣镜检。

【实训目的】
熟练掌握尿常规的操作,并准确规范地填写检验报告单。

【实训准备】

1. 器材　显微镜、载玻片、擦镜纸、试管、滴管等。
2. 试剂　200g/L磺基水杨酸溶液。
3. 标本　新鲜尿液标本。

【实训流程】

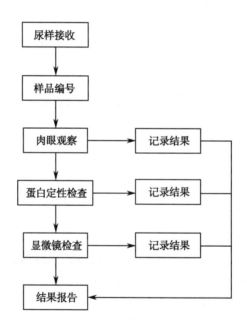

【实训步骤】

1. 肉眼观察　尿液的颜色和透明度,直接记录结果。
2. 蛋白定性　取小试管1支,加尿液于1/3试管,滴加磺基水杨酸溶液1滴,立即轻轻混匀,于1分钟内观察并判断记录结果。
3. 显微镜检查　取载玻片一张,尿沉渣液混匀后取1滴均匀涂抹于载玻片上,置于低倍镜下观察,计数20个视野中的管型数,转换高倍镜计数10个视野中的细胞数(包括红细胞、白细胞、上皮细胞等),分别记录结果。用最低~最高值/低倍视野(高倍视野)报告。如果尿液外观清澈,需离心后再混匀涂片观察,报告时需注明离心尿。
4. 废物处理　尿液标本、滴管、尿杯等须丢入医疗废物桶(袋),集中销毁。尿液涂片,玻璃试管等浸泡于清洗液中,统一清洗。

【注意事项】

1. 尿液标本以晨尿为佳,采用新鲜中段尿测试,并要保持标本的新鲜和防止污染。排尿后最好在1小时之内完成检查,最长不能超过2小时。

2. 浑浊尿液做尿蛋白测定时应离心后取上清液做试验。

3. 镜检前必须先混匀尿液标本,再取一滴尿液均匀涂抹于玻片上。

4. 女性尿液标本要防止阴道分泌物及经血等混入。

【实训结果】

1. 肉眼观察

标本号	颜色	透明度

2. 蛋白定性试验

标本号	实验现象	结果判断

3. 显微镜检验

（1）低倍镜观察（20个视野）

镜检物	1	2	3	4	5	6	7	8	9	10	11	12	13	14	15	16	17	18	19	20

（2）高倍镜观察（10个视野）

镜检物	1	2	3	4	5	6	7	8	9	10

【填写检验报告单】

××××医院检验报告单

住院号_____门诊号_____

病室床号_____科别_____

病人姓名_____

性别_____年龄_____

临床诊断_____

检查目的_____

标本_____

送检日期_____

送检医师_____

检验者_____ 复核者_____ 报告日期_____

【实训结果分析】

_____

_____

_____

_____

_____

_____

实训日期_____ 成绩_____ 批阅教师_____

【考核要点及评分标准】

序号	项目	考核内容	分值	扣分标准		得分
1	准备工作	1）穿白大衣 2）着装整齐 3）器材准备 4）试剂准备 5）标本准备	5	未穿白大衣	1	
				着装不整洁，酌情扣分	1	
				未准备器材或器材准备不全	1	
				未准备试剂或试剂准备不全	1	
				未准备标本或标本准备不正确	1	
2	肉眼观察	1）颜色 2）透明度	10	颜色报告错误	5	
				透明度报告错误	5	
3	蛋白定性	1）操作步骤 2）动作规范 3）观察结果	20	操作不规范	5	
				动作不规范	5	
				判断不准确：结果相差1个＋扣5分	10	
4	显微镜检查	1）混匀 2）加尿液 3）镜检方式 4）观察结果	50	标本未混匀	5	
				未用低倍镜观察全片	5	
				未在低倍镜下观察管型	5	
				细胞种类不正确	10	
				管型漏报	5	
				管型类型报告错误	10	
				报告结果与镜检记录不一致	5	
				报告格式不正确	5	

续表

序号	项目	考核内容	分值	扣分标准		得分
5	清理工作	1）标本处理 2）器具还原 3）试剂还原 4）台面清洁	15	标本未处理	5	
				器具未还原	2	
				试剂未整理	5	
				台面未清洁	3	
合计			100		100	

考核时间_____ 评分结果_____ 考核教师_____

二、干化学分析仪法

【实训内容】

尿液干化学检查的方法和项目。

【实训目的】

掌握尿液干化学分析仪检测的原理、方法和影响因素。

【实训原理】

尿液中化学物质与干化学试带上检测模块的试剂发生颜色反应，呈色深浅与尿液中相应物质的浓度呈正相关。将试带置于尿液干化学分析仪的检测槽，各模块依次受到仪器特定光源照射，颜色及其深浅不同，对光的吸收反射也不同。仪器将不同强度的反射光转换为相应的电信号，其电流强度与反射光强度呈正相关,结合空白和参考模块经计算机处理校正为测定值,最后以定性和半定量的方式报告检测结果。

【实训材料】

1. 器材　尿液干化学分析仪。

2. 试剂　尿液干化学试带条,人工尿质控液,质控试带。

3. 标本　新鲜尿液标本 10ml。

【实训流程】

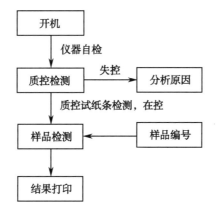

【实训步骤】

1. 开机自检　开启电源,仪器开始自检程序,自检通过后进入待测试状态。

2. 质控试带检测　将专用质控试带条置于检测槽中,按下测试键,待仪器打印出质控试带测试结果,且显示与定值结果符合后,取回质控试带条保存。

3. 样本检测　将多联尿液干化学试带完全浸入尿液 1～2 秒后取出,沿试管壁将试带上多余尿液沥干,必要时用滤纸吸去,然后将试带条置于检测槽中,按下测试键,仪器完成检测后,自动打印出结果。

4.报告结果 将打印的结果粘贴于报告单上。

5.废物处理 尿液标本、滴管、尿杯、尿液干化学试纸条等须丢入医疗废物桶(袋),集中销毁。

【注意事项】

1.测试环境 检测温度要适宜,仪器、尿液标本和干化学试带的温度都应维持在20~25℃,以保证仪器在最佳温度环境内工作。

2.试带保存 使用配套的合格试带并妥善保管,不得随意更换。试带从冷藏温度恢复到室温之前,不要随意打开试带筒的密封盖。每次取用后应立即密封盖上瓶盖,防止干化学试带受潮变质。

3.仪器保养 保持仪器试带条检测槽的清洁,保证测试光路无污物和灰尘阻挡。每日工作完毕,应用清水或无腐蚀性的中性清洗剂将仪器表面擦拭干净;注意及时清理废物装置。

4.仪器校准

(1)坚持每天在开机后将仪器自带的校正带进行测定,观察测定结果与校正带标示结果是否一致,只有完全一致才能证明该仪器处于正常运转状态。

(2)取人工尿质控液(包括"高值"和"低值"两种浓度各1份)和自然尿标本(包括正常尿和异常尿各1份),连续检测20次,观察每份标本每次检测是否在靶值允许的范围内。

5.结果分析 分析测定结果应结合临床,并在掌握模块反应原理基础上充分考虑其影响因素,客观实际地评价仪器检测结果,必要时进行确证试验。

【实训结果】

························粘贴检验报告单························

【实训结果分析】

_____

_____

_____

_____

_____

实训日期_____ 成绩_____ 批阅教师_____

【考核要点及评分标准】

序号	项目	考核内容	分值	扣分标准		得分
1	准备工作	1)穿白大衣 2)着装整齐 3)器材准备 4)试剂准备 5)标本准备	5	未穿白大衣	1	
				着装不整洁,酌情扣分	1	
				未准备器材或器材准备不全	1	
				未准备试剂或试剂准备不全	1	
				未准备标本或标本准备不正确	1	

续表

序号	项目	考核内容	分值	扣分标准		得分
2	开机	1) 接通电源 2) 打开仪器	10	电源未接通	5	
				未找到仪器开关	5	
3	质控试纸条检测	1) 取质控条 2) 放置 3) 测试	20	未提前取出质控试纸条	5	
				放置位置不正确	5	
				测试结果判断不正确	10	
4	尿样检测	1) 参数设置 2) 编号 3) 浸润 4) 沥干 5) 放置 6) 检测	50	未设置参数	5	
				未设置待测样品编号	5	
				试纸条浸润不正确	10	
				试纸条沥干不充分	5	
				试纸条沥干方式不正确	5	
				试纸条放置位置错误	10	
				人机对话流畅	10	
5	打印结果	1) 核对结果 2) 打印结果	10	未核对结果	5	
				未打印结果	5	
6	清理工作	1) 标本处理 2) 试剂保存 3) 器材整理 4) 台面清洁	5	标本未处理	1	
				器材未还原	1	
				试剂未还原	2	
				台面未清洁	1	
合计			100		100	

考核时间_____ 评分结果_____ 考核教师_____

三、有形成分分析仪法

【实训内容】
尿液有形成分分析仪检测。

【实训目的】
掌握尿液有形成分分析仪检测的原理和检测项目。

【实训原理】

1. 流式细胞术尿有形成分分析仪　荧光染料对尿中各类有形成分进行染色,经激光照射,根据有形成分发出的荧光强度、散射光强度及电阻抗大小,经综合分析得出血细胞、上皮细胞、管型和细菌定量值,各种有形成分的散射图、血细胞直方图,尿中红细胞形态信息、病理性管型、上皮细胞、结晶、酵母样细胞等信息。

2. 捕获500幅照片,进行数字化图像分析,与储存有图像数据库的自动粒子识别软件进行比较,定量报告尿液中有形成分的数量,包括红细胞、白细胞、白细胞聚集、透明管型、未分类管型、鳞状上皮细胞、非鳞状上皮细胞、细菌、酵母菌、结晶、黏液和精子等。

【实训准备】

1. 器材　全自动流式细胞型尿液有形成分分析仪或影像式有形成分分析仪。

2. 试剂　仪器配套的稀释液、鞘流液、染色液,校准品及质控物。

3. 标本　新鲜尿液标本10ml。

【实训流程】

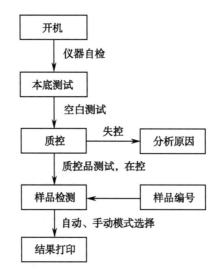

【实训步骤】

1. 开机自检　开启电源，仪器开始自检程序。

2. 检测本底和质控　自检无误后仪器自动充液并进行本底测试（空白计数）。本底检测通过后，进行仪器质控检查。

3. 质控分析　进行标本检测前，至少使用两种浓度水平的质控液进行检测，如果失控，应分析原因，重新进行测试，直到所有参数均在控，再进行以下操作。

4. 检测尿液标本　质控通过后才能进行样品测试，测试方式可选择自动或手动两种方式。如选择手动测试，把混匀的尿液标本置于进样口，按进样键，仪器完成测试过程。如选择自动模式，将标本放置在专用的试管架上，放入自动进样槽，对第一个标本编号后按开始键，仪器自动混匀、吸样、检测。

5. 打印结果　检测结束后，仪器自动显示、打印结果。

6. 分析结果　结合尿液干化学结果，筛选异常标本进行人工显微镜复查。

7. 废物处理　基本同本节前一和二内容。

【注意事项】

1. 测试环境　仪器的最佳工作温度在20～25℃，相对湿度为30%～85%，远离电磁干扰。

2. 标本要求　尿液标本中若有较大的颗粒外来物，可引起仪器阻塞。防腐剂或荧光素会降低流式细胞型尿有形成分分析仪的可靠性。

3. 仪器保养　操作人员必须熟悉仪器性能，严格按说明书操作，做好质控及仪器保养，定期清洗及检查各系统。

4. 尿中存在大量黏液、结晶、真菌、精子、影红细胞等，可引起管型、红细胞、细菌等项目计数结果假性增高或减低。

5. 由于对尿液中的某些有形成分不能准确识别，因此不能完全取代人工显微镜检查。在实际应用中，对于有异常成分的尿液标本一定要进行人工镜检复查。

【实训结果】

·············粘贴检验报告单·············

【实训结果分析】

_____

_____

_____

_____

_____

_____

实训日期_____ 成绩_____ 批阅教师_____

【考核要点及评分标准】

序号	项目	考核内容	分值	扣分标准		得分
1	准备工作	1）穿白大衣 2）着装整齐 3）器材准备 4）试剂准备 5）标本准备	5	未穿白大衣	1	
				着装不整洁，酌情扣分	1	
				未准备器材或器材准备不全	1	
				未准备试剂或试剂准备不全	1	
				未准备标本或标本准备不正确	1	
2	开机	1）接通电源 2）打开仪器	10	电源未接通	5	
				未找到仪器开关	5	
3	质控品检测	1）取质控品 2）混匀 3）检测	20	未提前取出质控品平衡至室温	5	
				未充分混匀质控品	5	
				未能排除失控原因	10	
4	尿样检测	1）试剂检查 2）废液检查 3）参数设置 4）样品准备 5）样品检测 6）故障排除	50	未检查试剂是否充足	5	
				未检查废液是否满	5	
				检测模式选择错误	10	
				样品未编号	5	
				样品编号混乱	5	
				样品量不正确	5	
				不能消除仪器报警	10	
				不能排除仪器故障	5	
5	打印结果	1）核对结果 2）打印结果	10	未核对结果	5	
				未打印结果	5	
6	清理工作	1）标本处理 2）试剂保存 3）器材整理 4）台面清洁	5	标本未上交置于冰箱保存	1	
				器材未还原	1	
				试剂未还原	2	
				台面未清洁	1	
	合计		100		100	

考核时间_____ 评分结果_____ 考核教师_____

（严家来）

实训六 粪便检验

【案例导入】

患者，男，39岁，半月前自觉腹胀，乏力，入院前2天加重，出现恶心、黑便。既往病史：

2 年前曾患血吸虫病。查体: T 36.5℃, P 64 次 / 分, R 16 次 / 分, BP 100/60mmHg, 神清, 精神差, 心肺(−), 脾肋下 2 指可触及, 质中等, 全腹压痛, 移浊音(+), 双下肢水肿。根据病史及查体, 建议进行粪便常规和隐血检验。

一、粪便常规及隐血测定

【实训内容】

1. 粪便常规检测。

2. 粪便隐血测定(免疫胶体金法)。

【实训目的】

1. 掌握粪便颜色、性状等理学检查方法; 粪便直接涂片显微镜检查法; 粪便隐血检测方法。

2. 熟悉粪便中各种病理成分的形态特征。

3. 能准确判断结果及理解粪便隐血检测意义。

【实训原理】

1. 粪便常规检查 用肉眼观察粪便颜色、性状及有无寄生虫和异物; 再用生理盐水将粪便涂成薄片, 在显微镜下观察粪便中各种细胞、寄生虫卵、食物残渣、结晶等有形成分的形态, 记录数量并报告结果。

2. 粪便隐血测定 隐血试纸条预包被金标记抗人血红蛋白抗体($Au-Ab_1$), 检测线包被抗人血红蛋白抗体(Ab_2), 质控线包被抗人血红蛋白抗体的第二抗体(Ab_3)。检测时, 若存在人血红蛋白抗体(Hb), 在渗透作用下, 检测线处形成"$Ab_2-Hb-Ab_1-Au$"夹心结构, 同时质控线处形成"Ab_3-Ab_1-Au"显示 2 条色带, 呈阳性反应; 若不存在 Hb, 则仅在质控线处出现 1 条色带。

【实训准备】

1. 器材 显微镜、载玻片、盖玻片、竹签、粪便隐血试剂盒(塑料小杯、搅拌棒、隐血试纸条)。

2. 试剂 生理盐水、蒸馏水。

3. 标本 新鲜粪便。

【实训流程】

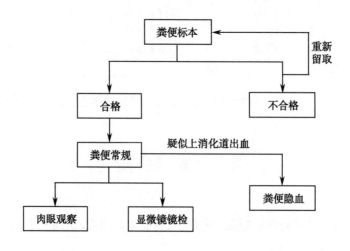

【实训步骤】

1. 接收并核对标本　接收合格粪便标本,逐一核对标本和检验申请单信息是否一致。

2. 肉眼观察　仔细观察粪便标本颜色和性状。

3. 显微镜检验

(1) 加生理盐水:取 1 张载玻片,滴加 1～2 滴生理盐水。

(2) 挑取标本:用竹签挑取少许粪便,尽量取带脓血和黏液的部分;若无异常,则多点取样。

(3) 混匀制片:与盐水混合均匀制成薄片,盖上盖玻片。厚薄以可透过玻片看清字迹为宜。

(4) 低倍镜观察:低倍镜下观察全片,计数 20 个视野中的虫卵、原虫及其他异常成分。

(5) 高倍镜观察:高倍镜计数 10 个视野中的细胞数及其他病理成分。

(6) 报告方式见表 1-6-1。

表 1-6-1　粪便显微镜镜检结果报告方式

观察内容	报告方式
低倍镜:虫卵、原虫及其他异常成分	找到某某虫卵、粪便中存在较多植物细胞等
高倍镜:细胞数及其他异常成分	平均值 / 高倍镜、最低值～最高值 / 高倍镜

4. 粪便隐血试验

(1) 加蒸馏水:取一洁净塑料小杯,滴加蒸馏水 1～2 滴。

(2) 加粪便标本:用竹签挑取少许粪便,于蒸馏水中混匀。

(3) 检测:将隐血试纸条反应端浸入混合液中,5 分钟内观察结果。操作步骤见图 1-6-1。

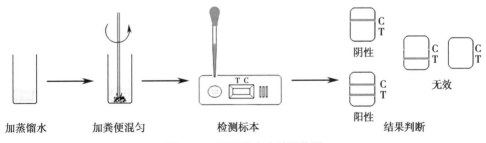

加蒸馏水　　　加粪便混匀　　　检测标本　　　　　　结果判断

图 1-6-1　粪便隐血实验操作图

5. 废物处理　粪便标本、竹签、塑料小杯、隐血试纸条等须丢入医疗废物桶(袋),集中销毁。粪便涂片,浸泡于清洗液中,统一清洗。

【注意事项】

1. 取指头大小新鲜粪便,放入干燥、清洁、无消毒剂、无吸水的有盖容器内。

2. 标本切勿混入尿液或其他杂物。

3. 标本应在采集后 1 小时内完成检验,以免粪便中细胞成分破坏分解。

【实训结果】

1. 肉眼观察

标本号	粪便颜色	粪便性状

2. 显微镜检验

（1）低倍镜观察（20个视野）

镜检物	1	2	3	4	5	6	7	8	9	10	11	12	13	14	15	16	17	18	19	20

（2）高倍镜观察（10个视野）

镜检物	1	2	3	4	5	6	7	8	9	10

3. 粪便隐血

标本号	实验现象	结果判断

【填写检验报告单】

××××医院检验报告单

住院号_____门诊号_____

病室床号_____科别_____

病人姓名_____

性别_____年龄_____

临床诊断_____

检查目的_____

标本_____

送检日期_____

送检医师_____

检验者_____ 复核者_____ 报告日期_____

【实训结果分析】

_____

_____

_____

_____

_____

_____

实训日期_____　　成绩_____　　批阅教师_____

【考核要点和评分标准】

序号	项目	考核内容	分值	扣分标准		得分
1	准备工作	1）穿白大衣 2）着装整齐 3）器材准备 4）试剂准备 5）标本准备	5	未穿白大衣	1	
				着装不整洁,酌情扣分	1	
				未准备器材或器材准备不全	1	
				未准备试剂或试剂准备不全	1	
				未准备标本或标本准备不正确	1	
2	肉眼观察	1）观察粪便颜色 2）观察粪便性状	10	颜色报告错误	5	
				性状报告错误	5	
3	显微镜检验	1）盐水涂片 2）低倍镜镜检 3）高倍镜镜检	30	标本制备方法不正确	5	
				未滴加生理盐水或滴加蒸馏水	5	
				涂片太厚或太薄	5	
				未用低倍镜观察全片虫卵	5	
				显微镜使用操作不规范	10	
4	报告结果	报告低倍镜、高倍镜下观察结果	40	虫卵种类报错	5	
				细胞种类报错	10	
				虫卵漏报	5	
				报告结果与镜检记录不一致	10	
				报告格式不正确	10	
5	粪便隐血试验	1）试验操作 2）结果判断	10	加错试剂	5	
				结果判断和报告错误	5	
6	清理工作	1）标本处理 2）器具还原 3）台面清洁	5	未清洗器材	2	
				器具、试剂未还原	1	
				台面未清洁	2	
合计			100		100	

考核时间_____　　评分结果_____　　考核教师_____

二、粪便分析工作站

【实训内容】

粪便分析工作站的操作和维护。

【实训目的】

1. 熟悉粪便分析工作站的检测方法。

2. 了解粪便分析工作站的检测原理。

【实训原理】

通过微电脑控制台进行自动吸样、染色、混匀、重悬浮,把粪便浓缩液输送到标准流动计数室内观察,分析后自动冲洗。工作站内置数码相差显微镜,利用光学原理提供位相差和平场光两种视场来观察粪便有形成分的立体和平面结构,通过计算机数据处理,在成像系统下进行文字、图像传输,并打印粪便检查报告单。

【实训准备】

1. 器材 粪便分析工作站。

2. 试剂 液体试剂(2.5%甲醛生理盐水1g+乙酸乙酯0.8ml比例配制)。

3. 标本 新鲜粪便。

【实训流程】

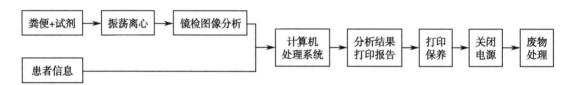

【实训步骤】

1. 开启电源 打开粪便分析工作站所有仪器电源,双击计算机桌面"粪便分析系统"图标。

2. 进入主界面 启动系统后,输入用户名和密码,进入主界面。

3. 进入基本界面 选择"患者资料"项,输入样本号、患者住院号、姓名、性别及床号等资料,输入完成后,点击"保存"。

4. 准备标本 取新鲜粪便标本1g,装入有液体试剂的刻度管内。振荡混匀,离心1000r/min 3分钟。取出试管,弃去上清液,留管底0.6ml沉渣备用。

5. 进入镜检界面 选择"检测"项,启动粪便分析程序。

6. 吸入粪便沉渣 将进样针插入准备标本试管中,进样针头应插到试管距底部1～2mm处,按进样开关,自动吸入0.6ml粪便沉渣于计数池中。

7. 报告结果 屏幕显示粪便沉渣图像,根据患者资料,可对计数结果进行修正、审核及打印报告单。

8. 关机维护 选择"关机保养"项,退出镜检程序,在仪器提示下放入清洗液对仪器进行保养维护,再退出主界面。

9. 关闭电源 关闭粪便分析工作站所有仪器电源,及时处理废弃标本和废液。

【实训结果】

·······················粘贴报告单·······················

【实训结果分析】

_____

_____

_____

_____

_____

_____

实训日期_____ 成绩_____ 批阅教师_____

【考核要点和评分标准】

序号	项目	考核内容	分值	扣分标准		得分
1	准备工作	1）穿白大衣 2）着装整齐	10	未穿白大衣	5	
				着装不整洁，酌情扣分	5	
2	仪器操作	1）开启电源 2）进入主界面 3）进入基本界面 4）准备标本 5）进入镜检界面 6）吸入粪便沉渣 7）报告结果 8）关机维护 9）关闭电源	80	找不到仪器开关	5	
				不会启动粪便分析系统	5	
				患者资料输入错误	10	
				输入资料后，未保存	5	
				准备标本加错试剂液	10	
				未弃去上清液直接检测	10	
				弃去上清液过多	10	
				进样针头插入试管底部	10	
				不会打印报告结果	10	
				关机前未做关机保养	5	
3	清理工作	1）废物处理 2）台面清洁	10	未将废物正确处理	5	
				未清洁台面	5	
合计			100			100

考核时间_____ 评分结果_____ 考核教师_____

（陈　晨）

实训七　脑脊液常规检验

【案例导入】

患者，男，25 岁，3 天前因劳累后饮酒出现发热、寒战、剧烈头痛。4 小时前开始出现意识障碍，自言自语，继而出现抽搐，抽搐时双眼上翻凝视，口吐白沫，唇周发绀，双手握拳，四肢抽动，呼之不应，持续半小时后停止。查体：T 39℃，P 106 次 / 分，R 25 次 / 分，BP 120/70mmHg，昏迷，检查不合作，眼底检查：视乳头有水肿，光反射迟钝，颈抵抗明显，双肺、心、腹、淋巴结、皮肤均无异常，膝跟腱反射亢进，右侧巴氏征阳性。考虑颅内感染，腰穿抽取脑脊液，测得压力为 2.55kPa，见白色浑浊脑脊液流出，收集 6ml 分别装入 3 支无菌试管内，每管 2ml，立即送检，进行脑脊液常规检验。

【实训内容】

1．观察脑脊液颜色、透明度和凝固性。

2．进行脑脊液蛋白定性、葡萄糖半定量测定和显微镜检查。

【实训目的】

1．熟悉脑脊液常规检验的内容。

2．掌握脑脊液常规（手工法）的检验操作，并正确规范地填写检验报告单。

【实训原理】

1．用肉眼观察脑脊液的颜色、透明度和凝固性。

2．化学检查

（1）潘（Pandy）氏蛋白定性：脑脊液中球蛋白与苯酚结合，形成不溶性的蛋白盐，产生白色混浊或沉淀，混浊的程度与球蛋白含量相关。

（2）葡萄糖半定量（五管法）：在高热、碱性溶液中，葡萄糖的醛基将高价铜（Cu^{2+}）还原为低价铜（Cu^{+}），产生黄或红色 Cu_2O 沉淀为阳性。在五支加有等量班氏试剂（用前稀释至 1/10）的试管中加入不同量的脑脊液，于沸水中煮沸 10 分钟后，根据出现阳性反应的最少量脑脊液推知糖含量。

3．显微镜检查　根据脑脊液所含细胞数量的多少，选择直接计数法和稀释计数法进行细胞总数计数和白细胞计数，用低倍镜分别计数 10 个大方格内的细胞总数和白细胞数后，再换算成每升脑脊液中的细胞总数和白细胞数。用直接分类法进行白细胞分类，分别计数单个核细胞（淋巴细胞、单核细胞）和多个核细胞（粒细胞系），以百分率报告。

【实训准备】

1．器材　显微镜、计数板、盖玻片、试管、试管架、滴管、洗耳球、0.5ml 和 1ml 吸量管、擦镜纸等。

2．试剂　饱和苯酚溶液、班氏试剂、冰醋酸、白细胞稀释液、红细胞稀释液、瑞特染液。

3．标本　新鲜脑脊液。

【实训流程】

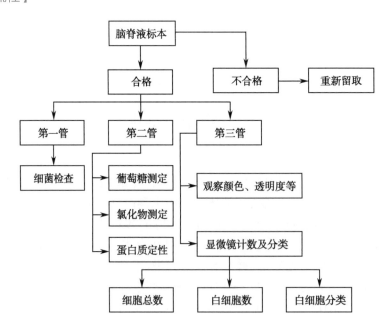

【实训步骤】

1. 接收合格的脑脊液标本，并核对检验申请单的相关信息。

2. 肉眼观察 仔细观察脑脊液标本的颜色和透明度，常温下静置12～24小时，观察脑脊液有无凝块或凝膜形成。

3. 蛋白定性（潘氏法） 取小试管1支，加饱和苯酚2ml于试管中，滴加脑脊液1滴，立即于黑色背景下观察，记录结果。

4. 葡萄糖检验（半定量法） 取5只试管按表1-7-1操作并混匀，放入沸水中煮沸，冷却后观察，有黄色沉淀者为阳性。根据出现阳性反应的最少量脑脊液推知糖含量。

表1-7-1 葡萄糖检验（半定量法）操作表

管号	班氏试剂（ml）	脑脊液（ml）	条件	结果					
1	1	0.05		+	－				
2	1	0.10	于沸水	+	+	－	－	－	－
3	1	0.15	中煮沸	+	+	+	－		
4	1	0.20	10分钟	+	+	+	+		
5	1	0.25		+	+	+	+	+	
相当于葡萄糖	mmol/L			>2.75	2.2～2.75	1.65～2.2	1.1～1.65	0.55～1.1	<0.5

5. 显微镜检查

（1）细胞总数计数

1）直接计数（细胞较少的清晰或微混标本）：用微量吸管吸取混匀的脑脊液，充入血细胞计数板的上下2个计数池，静置2～3分钟后，低倍镜计数上下两池的四角和中央大方格共10个大方格内的细胞数（包括WBC、RBC、脉丛细胞和室管膜上皮细胞），10个大方格内的细胞总数即为每微升脑脊液细胞总数，$\times 10^6$换算成每升脑脊液的细胞总数，报告结果。

2）稀释计数（细胞较多的混浊标本）：用等渗盐水或红细胞稀释液对标本进行一定倍数的稀释后进行充池、计数（方法同上），再换算成每升脑脊液的细胞总数，报告结果。

（2）白细胞计数

1）直接计数（细胞较少的清晰或微混标本）：用微量吸管吸取冰醋酸，使吸管内壁黏附少许冰醋酸后全部吹出，再吸取混匀的脑脊液于吸管中，数分钟后吸管内红细胞溶解，充入上下2个计数池，静置2～3分钟后，用低倍镜计数上下2个计数池内四角和中央大方格共10个大方格内的白细胞数，再换算成每升脑脊液细胞总数，报告结果。

2）稀释计数（细胞较的混浊标本）：用白细胞稀释液对标本进行一定倍数的稀释后进行充池、计数（方法同上），再换算成每升脑脊液细胞总数，报告结果。

（3）白细胞分类计数

1）直接分类计数：白细胞计数后，将低倍镜直接转换高倍镜，根据细胞形态和细胞核形态直接分类，分别计数单个核细胞（淋巴细胞、单核细胞、内皮细胞）和多个核细胞（粒细胞），共计100个细胞，以百分率表示。如白细胞不足100个，应直接写出单个核和多个核细胞的具体个数。

2）涂片染色分类：若直接分类不易区别细胞时，可将脑脊液以1000r/min离心5分钟，取沉淀物制成均匀薄片，置于室温下或37℃恒温箱内尽快干燥。瑞特染色后，油镜下分类

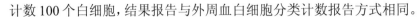

计数100个白细胞,结果报告与外周血白细胞分类计数报告方式相同。

6. 废物处理　临床脑脊液标本都具有潜在传染性,标本处理、测定完成后,将上清液及沉渣试管于2000mg/L有效氯消毒液浸泡4小时以上,倒入医疗废物下水槽,统一消毒处理;可重复使用的污染器具,应立即在含有效氯为1000mg/L的含氯消毒剂中浸泡4小时以上或高压蒸汽灭菌121℃30分钟,再清洗干净,烘干备用。血细胞计数板可用0.75%乙醇浸泡消毒60分钟后,再清洗干净,备用。

【注意事项】

1. 脑脊液标本采集后,应在1小时内完成检验,以免细胞变形、自溶及标本凝固。

2. 标本抽出后30分钟内完成葡萄糖测定,以免脑脊液中细胞及细菌分解葡萄糖,影响结果。

3. 作五管糖测定时若蛋白质过多,应先去除蛋白质,以免引起干扰。

【实训结果】

1. 肉眼观察及蛋白定性

标本号	颜色	透明度	凝块或凝膜	蛋白质

2. 葡萄糖半定量(结果用"+"或"−"表示)

管号	班氏试剂(ml)	脑脊液(ml)	条件	结果	报告(mmol/L)
1	1	0.05	于沸水中煮沸10分钟		
2	1	0.10			
3	1	0.15			
4	1	0.20			
5	1	0.25			

3. 细胞计数

检验项目	结果记录						
细胞总数计数	左上大方格	左下大方格	正中大方格	右上大方格	右下大方格	小计	合计
	左上大方格	左下大方格	正中大方格	右上大方格	右下大方格	小计	
白细胞计数(有核细胞)	左上大方格	左下大方格	正中大方格	右上大方格	右下大方格	小计	合计
	左上大方格	左下大方格	正中大方格	右上大方格	右下大方格	小计	

4. 白细胞分类计数

白细胞分类计数		画"正"字法记录	合计	百分比
	单个核细胞			
	多个核细胞			

【填写检验报告单】

××××医院检验报告单

住院号_____门诊号_____
病室床号_____科别_____
病人姓名_____
性别_____年龄_____
临床诊断_____
检查目的_____
标本_____
送检日期_____
送检医师_____

检验者_____　复核者_____　报告日期_____

【实训结果分析】

_____
_____
_____
_____
_____
_____

实训日期_____　成绩_____　批阅教师_____

【考核要求及评分标准】

序号	项目	考核内容	分值	扣分标准		得分
1	准备工作	1）穿白大衣 2）着装整齐 3）器材准备 4）试剂准备	5	未穿白大衣	1	
				着装不整洁，酌情扣分	1	
				未准备器材或器材准备不全	1	
				未准备试剂或试剂准备不全	2	
2	肉眼观察	1）观察颜色 2）观察透明度 3）观察凝固性	10	颜色报告错误	3	
				透明度报告错误	3	
				凝固性未报告或报告错误	4	
3	潘氏蛋白定性	1）操作规范正确 2）结果判断	15	操作不规范或程序错误	5	
				结果与标准相差1个等级	4	
				相差2个等级以上	6	

续表

序号	项目	考核内容	分值	扣分标准		得分
4	葡萄糖半定量	1）试管标记 2）加试剂 3）加脑脊液 4）煮沸时间 5）结果判断 6）报告结果	15	取试管未作标记	1	
				加试剂错误	2	
				加脑脊液量不准确	2	
				煮沸时间不准确	1	
				结果判断不准确	4	
				结果报告错误	5	
5	细胞总数计数	1）选择计数方法 2）操作正确 3）计数结果 4）结果报告	15	计数方法有误	2	
				充池前标本未混匀	2	
				计数方格错误	2	
				计数结果误差大	4	
				结果报告错误	5	
6	白细胞计数	1）破坏红细胞 2）进行充液、计数 3）结果计算 4）结果报告	15	未破坏红细胞	2	
				操作不规范	1	
				充池前标本未混匀	2	
				计数方格错误	2	
				计数结果误差大	4	
				结果报告不正确	4	
7	白细胞分类	1）分类方法正确 2）分类计数结果 3）结果报告	15	未转换高倍镜进行分类	2	
				分类计数方法错误	3	
				分类结果错误	5	
				报告书写不正确或不规范	5	
8	文明操作	1）显微镜复位 2）清洗擦拭计数板和盖玻片 3）清洁台面 4）物品处理 5）生物安全防护	10	显微镜未复位	1	
				未清洗擦拭计数板、盖玻片	2	
				物品摆放无序、随意	1	
				未清洁台面	2	
				使用过的物品未放入污物缸	2	
				脑脊液标本外流	2	
合计			100		100	

考核时间_____ 评分结果_____ 考核教师_____

（林筱玲）

实训八 浆膜腔积液常规检验

【案例导入】

患者，男，45 岁，上腹饱胀，厌食，体重减轻，消瘦和进行性贫血，胃痛呈现持续性，进食后加重。查体：上腹部有肿块，质坚硬，有压痛，可移动，腹腔内有积液。为鉴定积液性质,查找病因,建议穿刺抽取腹腔积液做常规检验。

【实训内容】

1.观察积液的颜色、透明度、凝固性、测定相对比密。

2.进行黏蛋白定性(Rivalta)试验和显微镜检查。

【实训目的】

1.掌握浆膜腔积液常规的操作方法,并正确规范地填写检验报告单。

2.熟悉浆膜腔积液常规检验的目的。

3.学会鉴别渗出液与漏出液。

【实训原理】

1.理学检验

(1)用肉眼观察浆膜腔积液的颜色、透明度和凝固性。

(2)比密测定:将充分混匀的积液缓慢倒入比重筒中,以能悬浮比重计为宜。将比重计轻轻放入装有积液的筒中并加以捻转,待其静置自由悬浮于积液中(勿使其接触比重筒壁),读取与液体凹面相重合的比重计上的标尺刻度数。

2.黏蛋白定性(Rivalta)试验 浆膜上皮细胞在炎症刺激下会分泌较多的黏蛋白。黏蛋白是一种酸性糖蛋白,其等电点为pH3~5,在酸性条件下呈白色云雾状。

3.显微镜检查 根据积液所含细胞数量的多少,选择直接计数法和稀释计数法进行细胞总数计数和白细胞计数,用低倍镜计数10个大方格内的细胞数后换算成每升积液中的细胞总数和白细胞数,再用直接分类法进行白细胞分类,分别计数单个核细胞(淋巴细胞、单核细胞、内皮细胞)和多个核细胞(粒细胞系),以百分率报告结果。

【实训准备】

1.器材 显微镜、比重计、比重筒、计数板、盖玻片、试管、微量吸管、纱布等。

2.试剂 冰醋酸、白细胞稀释液、红细胞稀释液、瑞特染液、蒸馏水。

3.标本 新鲜腹腔积液。

【实训流程】

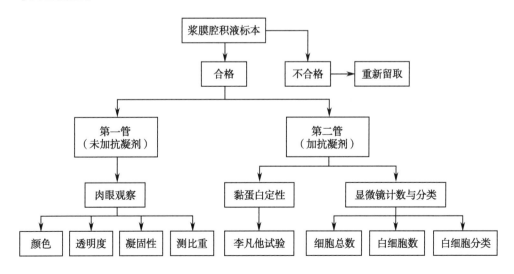

【实训步骤】

1.接收合格的浆膜腔积液标本,并认真核对检验申请单上的患者信息。

2. 肉眼观察　仔细观察未加抗凝剂的积液颜色、透明度及凝固性,并记录。

3. 测定比密　斜持比重筒,将积液沿管壁缓慢倒入,如有气泡可用滴管或吸水纸吸去。将比重计轻轻放入并捻转,使其悬浮于中央,待比重计停稳后,读取与积液凹面相切处的比密刻度,记录结果。

4. 黏蛋白定性(Rivalta)试验　在100ml的量筒中加蒸馏水至100ml,滴加冰醋酸2~3滴后充分混匀,将待检积液靠近量筒液面垂直轻轻滴下1~3滴,立即于黑色背景下,观察呈现白色云雾状沉淀并沉至管底者为阳性,否则为阴性。

5. 显微镜检查

(1) 细胞总数计数

1) 直接计数(细胞较少的清晰或微混标本):用微量吸管吸取混匀的积液,充入血细胞计数板的上下2个计数池,静置2~3分钟后,在低倍镜下计数上、下两池的四角和中央大方格共10个大方格内的细胞数(包括WBC、RBC、间皮细胞),10个大方格内的细胞总数即为每微升积液细胞总数,×10^6换算成每升积液的细胞总数,报告结果。

2) 稀释计数(细胞较多的混浊标本):用红细胞稀释液对标本进行一定倍数的稀释后进行充池和计数(方法同上),再换算成每升积液的细胞总数,报告结果。

(2) 白细胞计数

1) 直接计数(细胞较少的清晰或微混标本):用微量吸管吸取冰醋酸,使吸管内壁黏附少许冰醋酸后全部吹出,再吸取混匀的积液于吸管中,数分钟后吸管内红细胞溶解,充入上、下2个计数池,静置2~3分钟后,用低倍镜计数上、下2个计数池内四角和中央大方格共10个大方格内的白细胞数,再换算成每升积液细胞总数,报告结果。

2) 稀释计数(细胞较多的混浊标本):用白细胞稀释液对标本进行一定倍数的稀释后进行充池、计数(方法同上),再换算成每升积液细胞总数,报告结果。

(3) 白细胞分类计数:

1) 直接分类计数:白细胞计数后,将低倍镜直接转换高倍镜,根据细胞形态和细胞核形态直接分类,分别计数单个核细胞(淋巴细胞、单核细胞、内皮细胞)和多个核细胞(粒细胞),共计100个细胞,以百分率表示。如白细胞不足100个,应直接写出单个核和多个核细胞的具体个数。

2) 涂片染色分类:若直接分类不易区别细胞时,可将脑脊液以1000r/min离心5分钟,取沉淀物制成均匀薄片,置于室温下或37℃恒温箱内尽快干燥。瑞特染色后,油镜下分类计数100个白细胞,结果报告与外周血白细胞分类计数报告方式相同。

6. 废物处理　临床积液标本都具有潜在传染性,标本处理、测定完成后,于2000mg/L有效氯消毒液中浸泡4小时以上,倒入医疗废物下水槽,由医院统一消毒处理;塑料试管或容器等医疗废弃物倒入黄色医疗垃圾袋,贴上标签并封口,由医院统一销毁处理。可重复使用的物品和污染的器具,应立即在含有效氯为1000mg/L的含氯消毒剂中浸泡4小时以上或高压灭菌121℃30分钟,再清洗干净,烘干备用。

【注意事项】

1. 积液标本采集后,应在1小时内完成检验,以免细胞变形、自溶及标本凝固。

2. 标本中有凝块将影响结果,细胞计数前应混匀标本。

3. 黏蛋白定性(Rivalta)试验时,量筒中加入的冰醋酸须与蒸馏水充分混匀,血性标本须离心后取上清液做试验,以免引起干扰。

【实训结果】

1. 理学检验及黏蛋白定性

标本号	颜色	透明度	比密	凝固性	黏蛋白定性

2. 细胞计数

检验项目	结果记录						
细胞总数计数	左上大方格	左下大方格	正中大方格	右上大方格	右下大方格	小计	合计
	左上大方格	左下大方格	正中大方格	右上大方格	右下大方格	小计	
白细胞计数（有核细胞）	左上大方格	左下大方格	正中大方格	右上大方格	右下大方格	小计	合计
	左上大方格	左下大方格	正中大方格	右上大方格	右下大方格	小计	

3. 白细胞分类计数

白细胞分类计数		画"正"字法记录	合计（个）	百分比
	单个核细胞			
	多个核细胞			

4. 绘出镜下观察到具有特征性的细胞

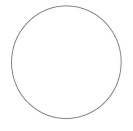
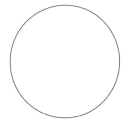
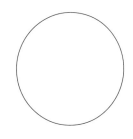

【填写检验报告单】

××××医院检验报告单
住院号＿＿＿＿门诊号＿＿＿＿＿
病室床号＿＿＿＿科别＿＿＿＿＿
病人姓名＿＿＿＿＿＿＿＿＿＿＿
性别＿＿＿＿年龄＿＿＿＿＿
临床诊断＿＿＿＿＿＿＿＿＿＿＿
检查目的＿＿＿＿＿＿＿＿＿＿＿
标本＿＿＿＿＿＿＿＿＿＿＿＿＿
送检日期＿＿＿＿＿＿＿＿＿＿＿
送检医师＿＿＿＿＿＿＿＿＿＿＿
检验者＿＿＿＿　复核者＿＿＿＿　报告日期＿＿＿＿

【实训结果分析】

实训日期＿＿＿＿　成绩＿＿＿＿　批阅教师＿＿＿＿

【考核要求及评分标准】

序号	项目	考核内容	分值	扣分标准		得分
1	准备工作	1) 穿白大衣 2) 试剂 3) 器材准备	5	未穿白大衣	1	
				器材准备不全	2	
				试剂准备不全	2	
2	肉眼观察	1) 观察颜色、透明度 2) 观察凝固性	10	颜色报告错误	3	
				透明度报告错误	3	
				凝固性未报告或报告错误	4	
3	比重测定	1) 使用比重计测定比重 2) 读数及结果 3) 结果报告	15	操作不规范	4	
				读数及结果误差>0.02	5	
				结果报告错误	6	
4	黏蛋白定性试验	1) 操作方法 2) 结果判断 3) 结果报告	15	操作方法错误或不规范	5	
				结果判断错误或不规范	5	
				结果报告错误或不规范	5	
5	细胞总数计数	1) 选择计数方法 2) 计数结果 3) 结果报告	15	未根据标本情况选择计数方法	2	
				充池前标本未混匀	2	
				计数方格错误	2	
				计数结果误差大	4	
				结果报告错误或不规范	5	

续表

序号	项目	考核内容	分值	扣分标准		得分
6	白细胞计数	1）破坏红细胞的操作 2）计数结果 3）结果报告	15	未进行红细胞破坏的操作	2	
				红细胞破坏的操作不规范	1	
				充池前标本未混匀	2	
				计数方格错误	2	
				计数结果误差大	4	
				结果报告不正确	4	
7	白细胞分类	1）用直接分类法进行分类 2）分类结果 3）报告书写	15	未转换高倍镜进行分类	2	
				分类计数方法错误	3	
				分类结果错误	5	
				报告书写错误或不规范	5	
8	文明操作	1）显微镜复位 2）清洗擦拭计数板和盖玻片 3）物品按要求处理 4）注意生物安全防护	10	显微镜未复位	2	
				未清洁和擦拭计数板、盖玻片	2	
				物品摆放无序、随意	1	
				未清洁台面	1	
				使用过的物品未按要求处理	2	
				积液标本外流	2	
合计			100		100	

考核时间_____　评分结果_____　考核教师_____

（林筱玲）

实训九　精液、前列腺液检验

一、精液常规检验

【案例导入】

患者，赵某，男，35 岁，住武汉市，职业为出租车司机。赵某与其妻孙某于 2008 年结婚，婚后夫妻生活正常，两人都很想要一个孩子，未使用任何避孕措施，但两年来一直未受孕，于 2010 年 10 月来院就诊。赵某与孙某平素健康，无相关疾病病史，无家族遗传病史，孙某从未受过孕。建议对赵某进行精液常规检查。

【实训内容】

精液一般性状和显微镜检查。

【实训目的】

掌握精液一般性状检查、显微镜检查的内容和方法。

【实训原理】

通过理学检查方法对精液一般性状进行判断，通过显微镜对液化精液中精子的形态、动力和数量进行检测。

【实训准备】

1. 器材　37℃温箱、计时器、刻度试管、玻璃棒、吸管（1ml）、精密 pH 试纸或 pH 计、载玻片、盖玻片、吸耳球、小试管、微量吸管、改良牛鲍计数板、绸布、乳胶吸头、干脱脂棉、显微镜等。

2. 试剂　伊红 Y 染液（5g/L）、精子稀释液（5% NaHCO$_3$ 溶液）。

3. 标本　新鲜精液。

【实训流程】

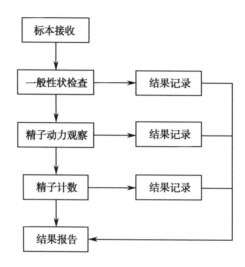

【实训步骤】

1. 观察外观　取刚排出的精液，肉眼观察其颜色与透明度，并记录。

2. 记录液化时间　将新采集的全部精液放在容器内，立即将其置于 37℃温箱中，每 5 分钟检查一次，直至精液由胶冻状转为流动状液体，记录此过程的时间即为液化时间。

3. 判断黏稠度　棒挑起液化精液，观察有无拉丝及拉丝长度。

4. 测定精液量　待精液液化后，用刻度试管测定全部液化精液的体积。

5. 测定酸碱度　在射精 1 小时内，取液化精液 1 滴，于精密 pH 试纸上均匀展开 30 秒后，浸湿区域的颜色应均匀一致，与标准带比较读取并记录 pH。或用 pH 计测试液化精液的 pH。

6. 动力观察　将液化精液滴于载玻片上并用伊红 Y 染色，在显微镜下观察精子的活动情况及着色精子和不着色精子的情况，计算精子活动率、存活率及活力。

7. 精子计数　在小试管内加精子稀释液 0.38ml，再加入混匀的液化精液 20μl，充分混匀。取混匀后的稀释精液，充入改良牛鲍计数板计数池内，静置 3～5 分钟。以精子头部作为基准，计数中央大方格四角和中央 5 个中方格内的精子数并计算：

$$精子数/L = \frac{计数精子数}{计数的中方格数} \times 25 \times 10 \times 20 \times 10^6/L$$

8. 废物处理　检验后的精液标本一般不做保存，直接将涂有标本的载玻片或盛有标本的试管投入 10g/L 漂白粉溶液中浸泡 2 小时后，废液倒入下水道排入废水处理系统，玻片、试管需要洗涤、高压消毒后才能重新使用；一次性使用材料按生物安全管理和医疗废物处理办法统一处理。

【注意事项】

1. 标本采集　收集精液前应禁欲 2～7 天，禁止采用安全套法采集精液标本。因安全套内可能含有对精子有害的物质。

2. 送检时间　应在排精后 30 分钟内送检标本。时间过长，精子活动率和活动力减低。

3. 注意保温　送检和检查时注意保温。温度过低，精子活动率、活力下降。

4. 其他影响因素　细菌污染、长期禁欲、精液干涸等可致精子活力降低。

【实训结果】

项目	结果	项目	结果
精液量		精子浓度	
颜色		精子数	
透明度		精子活动力	
酸碱度		精子形态	
液化时间		其他	

【填写检验报告单】

××××医院检验报告单

住院号_____门诊号_____
病室床号_____科别_____
病人姓名_____
性别_____年龄_____
临床诊断_____
检查目的_____
标本_____
送检日期_____
送检医师_____

检验者_____　复核者_____　报告日期_____

【实训结果分析】

_____

_____

_____

_____

_____

_____

实训日期_____　成绩_____　批阅教师_____

【考核要点及评分标准】

序号	项目	考核内容	分值	扣分标准		得分
1	准备工作	1）穿白大衣 2）着装整齐 3）器材准备 4）试剂准备 5）标本准备	5	未穿白大衣	1	
				着装不整洁，酌情扣分	1	
				未准备器材或器材准备不全	1	
				未准备试剂或试剂准备不全	1	
				未准备标本或标本准备不正确	1	

续表

序号	项目	考核内容	分值	扣分标准		得分
2	一般性状判断	1）核对信息 2）审查标本 3）液化时间判断 4）颜色判断 5）透明度判断 6）精液量判断 7）黏稠度测定 8）酸碱度测定	40	未核对标本信息	5	
				未审查标本是否合格	5	
				液化时间检查错误	5	
				颜色判断不正确	5	
				透明度判断不正确	5	
				精液量判断不准确	5	
				黏稠度测定错误	5	
				酸碱度测定不正确	5	
3	精子动力	1）精子动力分级 2）精子活动率判断 3）精子存活率判断	30	精子动力分级结果错误	5	
				精子动力分级方法错误	5	
				精子活动率结果错误	5	
				精子活动率判断方法错误	5	
				精子存活率结果错误	5	
				精子存活率判断方法错误	5	
4	精子计数	1）加稀释液 2）加标本 3）混匀 4）充池 5）静置 6）计数 7）计算结果 8）报告	20	加稀释液不准确	2	
				加标本量不准确	2	
				混匀不充分	2	
				混匀方式错误	2	
				充池错误	2	
				未静置或时间不足	2	
				未遵循计数原则	2	
				计数结果不准确	2	
				结果计算错误	2	
				报告方式错误	2	
5	清理工作	1）标本处理 2）器具还原 3）试剂还原 4）台面清洁	5	标本未处理	2	
				器具未还原	1	
				试剂未还原	1	
				台面未清洁	1	
合计			100		100	

考核时间_____　评分结果_____　考核教师_____

二、前列腺液常规检验

【案例导入】

患者，张某，32 岁，IT 白领。由于工作时间长、压力大，常常久坐办公室，人也变得脾气暴躁，动不动就发火。一周来小腹胀痛，经常腰酸，出现尿频尿急、尿不尽、排尿困难的症状，且逐渐加重。查体：T 37.5℃，P 89 次 / 分，R 22 次 / 分，BP 140/95mmHg。腹部 B 超示前列腺肥大。尿液常规 WBC 0～15/HP，RBC 0～3 /HP。建议进行前列腺液常规检查。

【实训内容】

前列腺液一般性状和显微镜检查。

【实训目的】

掌握前列腺液常规检验的内容和操作方法。

【实训原理】

观察前列腺液的外观性状，并在显微镜下观察其中有形成分。

【实训准备】

1. 器材　塑料滴管、载玻片、盖玻片、显微镜等。

2. 标本　新鲜前列腺液。

【实训流程】

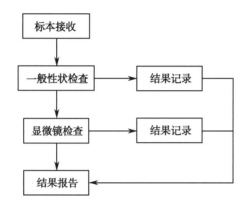

【实训步骤】

1. 观察外观　取新鲜前列腺液1滴于载玻片上，肉眼观察其颜色和性状，并记录。

2. 测定酸碱度　用pH试纸测试前列腺液的酸碱度，并记录其pH。

3. 涂片镜检

（1）制备涂片：取新鲜前列腺液1滴涂布于载玻片上，加盖玻片。

（2）显微镜观察：高倍镜下观察10个视野内的卵磷脂小体、白细胞、红细胞、上皮细胞、淀粉样小体、前列腺颗粒细胞、精子、真菌、滴虫和结石等有形成分的种类、数量和分布情况，并记录。

（3）结果判断：①卵磷脂小体按下列标准判断：+～++++，若未发现卵磷脂小体，则报告为"未见卵磷脂小体"；②细胞：按×/HP；发现精子应报告。

4. 废物处理　同精液常规检查。

【注意事项】

1. 涂片　应均匀，厚薄适宜。

2. 镜检　先用低倍镜观察全片，再用高倍镜观察。

3. 及时送检和检验　采集标本后应立即送检，收到标本后应立即检验。

4. 生物安全　应按照《临床实验室废物处理原则》（WS/T/249-2005）的方法处理实验后的剩余标本和所用器械，以免污染环境和造成室内感染。前列腺液内可能含有各种病原生物，应按具有潜在生物危害的物质处理，标本的采集、运送、检查及处理等过程要符合实验室生物安全原则，注意个人生物安全防护。

【实训结果】

项目	结果	项目	结果
颜色和性状		前列腺颗粒细胞	
酸碱度		淀粉样小体	
红细胞		滴虫	
白细胞		真菌	
上皮细胞		精子	
卵磷脂小体		其他	

【填写检验报告单】

××××医院检验报告单

住院号_____门诊号_____
病室床号_____科别_____
病人姓名_____
性别_____年龄_____
临床诊断_____
检查目的_____
标本_____
送检日期_____
送检医师_____

检验者_____ 复核者_____ 报告日期_____

【实训结果分析】

_____
_____
_____
_____
_____
_____

实训日期_____ 成绩_____ 批阅教师_____

【考核要点及评分标准】

序号	项目	考核内容	分值	扣分标准		得分
1	准备工作	1）穿白大衣 2）着装整齐 3）器材准备 4）试剂准备 5）标本准备	5	未穿白大衣	1	
				着装不整洁，酌情扣分	1	
				未准备器材或器材准备不全	1	
				未准备试剂或试剂准备不全	1	
				未准备标本或标本准备不正确	1	

续表

序号	项目	考核内容	分值	扣分标准		得分
2	外观观察	1）核对信息 2）审查标本 3）颜色判断 4）性状判断	20	未核对标本信息	5	
				未审查标本是否合格	5	
				颜色判断不正确	5	
				性状判断不正确	5	
3	显微镜检查	1）涂片 2）镜检 3）白细胞 4）红细胞 5）卵磷脂小体 6）前列腺颗粒细胞	60	涂片不合格	10	
				未在低倍镜下观察	10	
				不认识白细胞或判断不准确	10	
				不认识红细胞或判断不准确	10	
				不认识卵磷脂小体或判断不准确	10	
				不认识前列腺颗粒细胞或判断不准确	10	
4	结果报告	1）项目 2）格式	10	项目不齐全	5	
				格式不规范	5	
5	清理工作	1）标本处理 2）器具还原 3）台面清洁	5	标本未上交置于冰箱保存	2	
				器具、试剂无还原	1	
				台面未清洁	2	
合计			100		100	

考核时间_____ 评分结果_____ 考核教师_____

（严家来）

实训十　阴道分泌物检验

【案例导入】

患者，女，23 岁，某公司职员。平日月经规律，近一周内白带多异味，外阴瘙痒难忍，时常下腹坠痛，腰酸，大、小便正常，孕 1 产 0 人流 1。检查：外阴潮红，不洁、黏膜红、分泌物脓性，宫颈充血光滑，宫体前位常大无压痛。根据病史和查体，建议进行阴道分泌物检验。

一、手工法

【实训内容】

阴道分泌物检验。

【实训目的】

1. 掌握阴道分泌物颜色、性状等理学检查方法。

2. 掌握阴道分泌物显微镜检查方法，熟悉阴道分泌物中有形成分的形态特点。

【实训原理】

肉眼观察阴道分泌物颜色、性状，再用生理盐水将阴道分泌物涂成薄片，在显微镜下观察其清洁度、有无特殊细菌及细胞等。

【实训准备】

1. 器材　消毒棉签、载玻片、盖玻片、显微镜。

2．试剂 生理盐水、2.5mol/L KOH 溶液。

3．标本 新鲜阴道分泌物。

【实训流程】

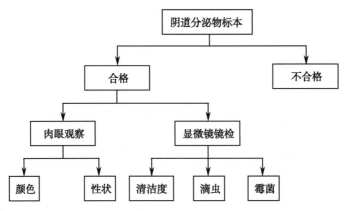

【实验步骤】

1．接收并核对标本 接收合格阴道分泌物标本后,逐一核对标本和检验申请单信息是否一致。

2．肉眼观察 仔细观察阴道分泌物的颜色和性状。

3．显微镜检验

（1）制备涂片:取少量阴道分泌物于载玻片上,滴加 1 滴生理盐水,制成涂片,加盖玻片。

（2）观察判断清洁度:低倍镜观察全片后,再用高倍镜观察,根据阴道杆菌、杂菌(球菌)、白细胞、上皮细胞的数量,来判断阴道清洁度见表1-10-1。

表1-10-1 阴道清洁度判断标准

清洁度	阴道杆菌	杂菌(球菌)	白细胞或脓细胞	上皮细胞
Ⅰ	多	无	0~5 个/HPF	满视野
Ⅱ	中	少	5~15 个/HPF	1/2 视野
Ⅲ	少	多	15~30 个/HPF	少量
Ⅳ	无	大量	>30 个/HPF	无

（3）观察有无滴虫。

（4）观察有无真菌:在阴道分泌物涂片上加 1 滴 2.5mol/KOH 溶液,混匀后,加盖玻片。先用低倍镜观察,若发现菌丝样物,再转换高倍镜,观察有无真菌。

（5）观察有无线索细胞:线索细胞为阴道鳞状上皮细胞的胞质内寄生了大量加德纳菌及其他短小杆菌的细胞,是诊断加德纳菌性阴道病重要指标。

（6）报告结果:阴道清洁度×度,有无阴道毛滴虫及真菌。

4．废物处理 将阴道分泌物标本,棉签等丢入医疗垃圾桶(袋)中,集中销毁。涂片统一清洗干燥。

【注意事项】

1．标本采集前 24 小时禁止性交、阴道灌洗、局部用药及盆浴。

2．标本采集后应及时送检,否则阴道毛滴虫会死亡。

3．生理盐水务必新鲜,若环境污染、生理盐水已长真菌,可影响真菌检出的可靠性。

【实训结果】

1. 肉眼观察

标本号	颜色	性状

2. 显微镜检验

(1) 阴道清洁度(用"+"或"－"记录)

标本号	阴道杆菌	杂菌(球菌)	白细胞	上皮细胞	报告结果 (I ~ Ⅳ)

(2) 绘制病原学检验结果

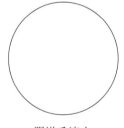
阴道毛滴虫

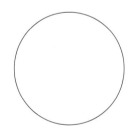
阴道真菌

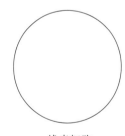
线索细胞

【填写检验报告单】

××××医院检验报告单
住院号＿＿＿＿＿门诊号＿＿＿＿＿ 病室床号＿＿＿＿科别＿＿＿＿＿ 病人姓名＿＿＿＿＿＿＿＿＿＿ 性别＿＿＿＿＿年龄＿＿＿＿＿ 临床诊断＿＿＿＿＿＿＿＿＿＿ 检查目的＿＿＿＿＿＿＿＿＿＿ 标本＿＿＿＿＿＿＿＿＿＿＿＿ 送检日期＿＿＿＿＿＿＿＿＿＿ 送检医师＿＿＿＿＿＿＿＿＿＿ 　　　　　检验者＿＿＿＿　复核者＿＿＿＿　报告日期＿＿＿＿

【实训结果分析】

_____

_____

_____

_____

_____

_____

实训日期_____   成绩_____   批阅教师_____

【考核要点和评分标准】

序号	项目	考核内容	分值	扣分标准		得分
1	准备工作	1）穿白大衣 2）着装整齐 3）器材准备 4）试剂准备 5）标本准备	5	未穿白大衣	1	
				着装不整洁，酌情扣分	1	
				未准备器材或器材准备不全	1	
				未准备试剂或试剂准备不全	1	
				未准备标本或标本准备不正确	1	
2	肉眼观察	1）颜色 2）性状	10	颜色报告错误	5	
				性状报告错误	5	
3	显微镜检查	1）生理盐水涂片 2）显微镜镜检	20	标本制备方法不正确	5	
				涂片太厚或太薄	5	
				未用低倍镜观察全片	5	
				显微镜使用操作不规范	5	
4	报告结果	报告镜检结果	60	细胞及细菌数量报错	10	
				清洁度判断报错	10	
				滴虫漏报	10	
				真菌漏报	10	
				线索细胞漏报	10	
				报告结果与镜检不一致	10	
5	清理工作	1）标本处理 2）器具还原 3）台面清洁	5	未清洗器材	2	
				器具、试剂未还原	1	
				台面未清洁	2	
	合计		100		100	

考核时间_____   评分结果_____   考核教师_____

二、分析仪法

【实训内容】

阴道分泌物分析仪。

【实训目的】

熟悉阴道分泌物分析仪检查方法,了解分析仪检测结果的意义。

【实训原理】

阴道分泌物分析仪主要用于阴道炎五项(过氧化氢、白细胞酯酶、唾液酸、脯氨酸氨基肽酶、乙酰氨基葡萄糖苷酶)联合检测,利用光电比色原理,根据五联检卡与标本反应产生颜色变化,测定标本中生化成分含量,以加号(+)显示在屏幕上,打印结果。

【实训准备】

1．器材　阴道分泌物分析仪、试管、吸管。

2．试剂　阴道炎五联检试剂盒(五联检卡、稀释液、显色液、终止液、比色卡)。

3．标本　新鲜阴道分泌物。

【实训流程】

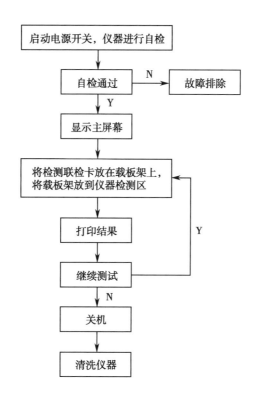

【实训步骤】

1．开启电源　打开阴道分泌物所有仪器电源,双击计算机桌面"妇科联检管理系统"图标。

2．登录软件　启动系统后,输入用户名和密码,进入软件。

3．仪器校准　仪器自检完,每月应做 2 次到 3 次校准,一个空白校准和一个灰卡校准。校准通过,才可检测标本。

4．标本处理

(1)加稀释液:取 1 支试管,加稀释液 6～8 滴,将阴道分泌物置于试管,充分混匀,制成标本稀释液。

(2)加标本稀释液:取五联卡,每孔滴加约 30μl 标本稀释液。

(3)加显色液:在唾液酸反应孔,加显色液 1 滴。

(4)37℃温育:轻轻振摇五联卡,置 37℃温育 15 分钟。

(5)加终止液:在乙酰氨基葡萄糖苷酶孔,加终止液 1 滴。操作步骤见图 1-10-1。

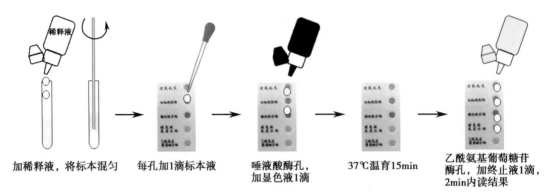

加稀释液,将标本混匀　　每孔加1滴标本液　　唾液酸酶孔,　　　37℃温育15min　　乙酰氨基葡萄糖苷
　　　　　　　　　　　　　　　　　　　加显色液1滴　　　　　　　　　　　酶孔,加终止液1滴,
　　　　　　　　　　　　　　　　　　　　　　　　　　　　　　　　　　　2min内读结果

图 1-10-1　阴道分泌物五联图

5. 检测标本　将五联卡放入托盘中,在<联机测量>界面中选择所需测量的样本个数(软件会自动编号),单击<开始测量>图标,进入测量界面,右下方的长形方框内会显示测量进程,测量完成后单击<保存>图标,测量数据就会保存到数据库中。

6. 样本录入　单击<样品录入>按钮,进入样品录入窗口,录入样品编号相关信息。

7. 信息录入　每个样品编号对应一个样品,可以根据需要录入样品的科别、床号、门诊号、姓名、年龄、病历号、临床症状、临床诊断、送检医师、检验者和审核者等信息。所有信息录入完毕后,点击<保存>图标,保存录入的信息。

8. 打印样品报告　单击选中所需打印样品,点击<打印>图标,即可打印出该样品的检验报告单。

9. 关机　待当日标本检测完后,关闭所有电源,并及时处理废五联卡和标本。

10. 清洗仪器　用柔软干布或沾有温和去污剂的软布擦拭仪器和工作台,保持仪器和工作台清洁。

【实训结果】

·····························粘贴报告单·····························

【实训结果分析】

_____

_____

_____

_____

_____

_____

实训日期_____　　成绩_____　　批阅教师_____

【考核要点和评分标准】

序号	项目	考核内容	分值	扣分标准		得分
1	准备工作	1）穿白大衣 2）着装整齐	10	未穿白大衣	5	
				着装不整洁，酌情扣分	5	
2	仪器操作	1）开启电源 2）登录软件 3）仪器校准 4）标本处理 5）检测标本 6）样本录入 7）信息录入 8）打印报告 9）关机 10）清洗仪器	80	未打开所有仪器电源	5	
				标本处理时，加液错误	10	
				标本处理时，未温育	10	
				检测标本操作错误	10	
				检测完后未保存数据	10	
				样品编号录入错误	5	
				患者信息录入错误	5	
				录入信息后未保存	5	
				不会打印报告结果	10	
				关机前未取出五联卡	5	
				关机时未关闭所有电源	5	
3	清理工作	1）废物处理 2）台面清洁	10	未将废物正确处理	5	
				未清洁台面	5	
合计			100		100	

考核时间_____   评分结果_____   考核教师_____

（陈　晨）

模块二　微生物培养与鉴定基本技能

实训一　脓汁标本细菌(金黄色葡萄球菌)检查

【案例导入】

某女，20岁，配戴隐形眼镜2年，近2日来出现剧烈的眼痛、畏光、流泪、眼睑痉挛等刺激症状，用氯霉素眼药水滴眼后未见好转，有明显的视力减退，眼科检查可见患者角膜光泽消失、透明度减低、前房有较多黄白脓性分泌物，分泌物未见有绿色。临床表现符合化脓性角膜溃疡，建议进行脓汁细菌检查。

【实训内容】

1. 脓液标本的采集。

2. 金黄色葡萄球菌分离培养与鉴定。

【实训目的】

1. 掌握脓液标本的采集方法；金黄色葡萄球菌的分离培养与鉴定方法。

2. 熟悉脓液标本中常见的致病菌。

【实训原理】

1. 革兰染色原理　G^+菌细胞壁结构较致密，肽聚糖层厚，脂质少，酒精不容易透入并可使细胞壁脱水形成一层屏障，阻止结晶紫‑碘复合物从胞内渗出。而G^-菌细胞壁结构较疏松，肽聚糖层薄，脂质多，易被酒精溶解脱掉颜色复染上红色。

2. 触酶试验　具有过氧化氢酶的细菌，能催化过氧化氢生成水和氧气，继而形成分子氧出现气泡。

3. 凝固酶试验　金黄色葡萄球菌可产生血浆凝固酶，使血浆中的纤维蛋白原转变为不溶性的纤维蛋白。包括两种凝固酶。一种是结合凝固酶，结合在细胞壁上，使血浆中的纤维蛋白原变成纤维蛋白而附着于细菌表面，发生凝集，可用玻片法测出。另一种是分泌至菌体外的游离凝固酶，作用类似凝血酶原物质，可被血浆中的协同因子激活变为凝血酶样物质，而使纤维蛋白原变成纤维蛋白，从而使血浆凝固，可用试管法测出。

4. 糖(醇、苷)类发酵试验　不同种类细菌含有发酵不同糖(醇、苷)类的酶，因而对各种糖(醇、苷)类的代谢能力也有所不同，其产物也不一样。有的细菌能分解糖(醇、苷)类产酸产气，有的只产酸不产气，有的则不能分解，故可鉴别细菌。

5. 耐热核酸酶试验　致病性葡萄球菌可以产生一种耐热核酸酶，分解DNA。水解后的DNA短链与甲苯胺蓝结合，使甲苯胺蓝核酸琼脂呈粉红色。非致病性葡萄球菌虽然也能产生DNA酶、但不耐热。因此耐热DNA酶测定可作为鉴定致病性葡萄球菌的重要指标。

【实训准备】

1. 试剂 3%H₂O₂（新鲜配制）、新鲜兔血浆（或人血浆）、生理盐水、革兰染液等。

2. 培养基 甘露醇发酵管、甲苯胺蓝核酸琼脂、血琼脂平板等。

3. 器材 载玻片、接种环、酒精灯、碘伏、无菌棉签、显微镜等。

【实训流程】

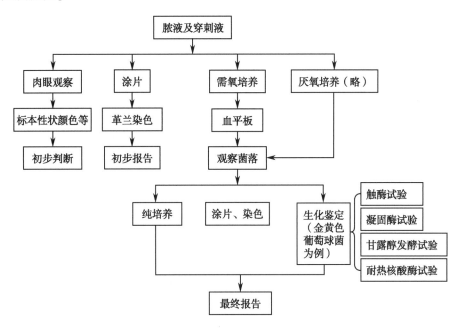

【实训步骤】

1. 标本采集

（1）封闭性脓肿：对病灶局部外表消毒后，用无菌方法穿刺抽取脓液 5～10ml，置无菌试管中送检。

（2）开放性脓肿：先消毒病灶周围，清理病灶表面，再用无菌棉签采取病灶深部脓液及分泌物，置无菌试管中送检。

2. 直接涂片镜检 将标本直接涂片、革兰染色后镜检，发现有革兰阳性球菌，可做出"直接涂片查见类似葡萄球菌属革兰阳性球菌"的初步报告。

细菌染色的基本程序：涂片→干燥→固定→初染（结晶紫染色）→水洗→媒染（碘液染色）→水洗→脱色（95% 酒精）→水洗→复染（复红染色）→水洗→干燥→镜检（油镜）。

染色结果：革兰阳性菌染成紫色，革兰阴性菌染成红色。

3. 分离培养 脓液可直接接种血平板，37℃，孵育18～24小时，观察菌落形态。

分离培养的基本程序包括：灭菌接种环（针）→待冷→沾取细菌标本→进行接种（启盖或塞、接种划线、加盖或塞）→接种环（针）灭菌。

4. 观察菌落与形态 金黄色葡萄球菌可形成直径2～3mm、产生金黄色的菌落，在菌落周围有透明 β 溶血环。取可疑菌落在载玻片上与适量生理盐水磨匀，革兰染色后镜检，可发现革兰阳性、呈葡萄样排列球菌。

5. 生化鉴定

（1）触酶试验：挑取可疑菌落置于洁净的载玻片上，然后加3% 过氧化氢 1～2 滴，1 分钟后观察结果。有大量气泡产生者为阳性。不产生气泡者为阴性。金黄色葡萄球菌触酶试验阳性。本试验用于鉴别葡萄球菌和链球菌，前者为阳性，后者为阴性。

（2）凝固酶试验：①玻片法：取兔血浆和盐水各一滴，分别置于洁净的玻片上，挑取被检菌分别与血浆和盐水混合。以血浆中有明显的颗粒出现而盐水中无自凝现象判为阳性；②试管法：取试管 2 支，各加 0.5ml 人或兔血浆，挑取被检菌和阳性对照菌分别加入血浆中并混匀，于 37℃水浴 3～4 小时以血浆凝固判为阳性。血浆凝固酶试验用于鉴定金黄色葡萄球菌与其他葡萄球菌，常作为鉴定葡萄球菌致病性的主要依据之一。金黄色葡萄球菌为阳性，表皮葡萄球菌和腐生葡萄球菌为阴性。

（3）甘露醇发酵试验：将待鉴定的纯培养细菌接种于甘露醇发酵管中，置 35℃培养 18～24 小时后，观察结果。若用微量发酵管或要求培养时间较长时，应注意保持其周围的湿度，以免培养基干燥。金黄色葡萄球菌能发酵甘露醇产酸，使培养基中的溴甲酚紫指示剂呈酸性反应（由紫色变为黄色）。本试验用于鉴别金黄色葡萄球菌。金黄色葡萄球菌甘露醇发酵试验为阳性，表皮葡萄球菌和腐生葡萄球菌为阴性。

（4）耐热核酸酶试验：①玻片法：取融化好的甲苯胺蓝核酸琼脂 3ml 均匀浇在载玻片上，待琼脂凝固后打上 6～8 个孔径 2～5mm 的小孔，各孔分别加 1 滴经沸水浴 3 分钟处理过的待检葡萄球菌和阳性、阴性葡萄球菌培养物，37℃孵育 3 小时，观察有无粉红色圈及其大小。孔外出现粉红色圈的为阳性，不变色者为阴性。②平板法：在已形成葡萄球菌菌落的平板上挑选待检菌落并做好标记，置 60℃烤箱加热 2 小时（使不耐热的 DNA 酶灭活），取出后于平板上倾注 10ml 已预先溶化的甲苯胺蓝核酸琼脂，37℃孵育 3 小时，观察菌落周围有无粉红色圈。葡萄球菌菌落周围呈粉红色圈的为阳性，不变色者为阴性。金黄色葡萄球菌耐热核酸酶阳性，表皮葡萄球菌和腐生葡萄球菌耐热核酸酶阴性。

6．鉴定依据　金黄色葡萄球菌的鉴定依据：①镜下形态特点：G$^+$ 球菌、葡萄状排列；②菌落特点：血平板上为中等大小、圆形突起、光滑湿润、有透明的 β- 溶血环、金黄色菌落；③生化反应（血浆凝固酶试验 +，发酵甘露醇，耐热核酸酶试验 +）。符合以上特征可报告"检出金黄色葡萄球菌"。

7．废物处理　任何污染材料未经消毒不能拿出实验室。消毒棉签、一次性采血针或注射器等须丢入医疗废物桶。用的染色片放入消毒缸里，一次性细菌培养物等先灭菌后，再丢入医疗废物桶，集中销毁。

8．脓汁标本中常见病原菌见表 2-1-1。

表 2-1-1　脓液及穿刺液标本常见的病原菌

	革兰阳性细菌	革兰阴性细菌
球菌	金黄色葡萄球菌、溶血性链球菌、肠球菌	
杆菌	炭疽芽胞杆菌、溃疡棒状杆菌、产气荚膜梭菌、破伤风梭菌、结核分枝杆菌	变形杆菌、大肠埃希菌、产气肠杆菌、铜绿假单胞菌、肺炎克雷伯菌、腐败假单胞菌、阴沟肠杆菌
其他	放线菌、奴卡菌、念珠菌	枸橼酸杆菌、类杆菌、粪产碱杆菌

【注意事项】

1．采集标本时避免病灶周围正常菌群污染，并立即送检。

2．脓液标本的性状观察和直接涂片对细菌的初步鉴定极其重要，可以指导进一步的检验方向。

3. 触酶试验不宜用血琼脂平板上生长的菌落,因红细胞含有触酶,可致假阳性反应。3%H_2O_2溶液要新鲜配制。

【实训结果】

1. 绘出金黄色葡萄球菌油镜下的形态。

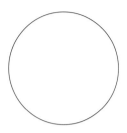

2. 描述金黄色葡萄球菌在血琼脂平板上的菌落特点。

3. 记录金黄色葡萄球菌生化试验结果。

标本号	结果			
	触酶试验	凝固酶试验	甘露醇发酵试验	耐热核酸酶试验

【填写检验报告单】

×××× 医院检验报告单

住院号_____ 门诊号_____
病室床号_____ 科别_____
病人姓名_____
性别_____ 年龄_____
临床诊断_____
检查目的_____
标本_____
送检日期_____
送检医师_____

　　　　　　　　　　检验者_____ 复核者_____ 报告日期_____

【实训结果分析】

_____
_____
_____
_____
_____
_____

　　　　　实训日期_____ 成绩_____ 批阅教师_____

75

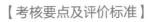

【考核要点及评价标准】

序号	项目	考核内容	分值	扣分标准		得分
1	准备工作	1) 穿白大衣 2) 着装整齐 3) 器材准备 4) 试剂准备 5) 标本准备	10	未穿白大衣	2	
				着装不整洁, 酌情扣分	2	
				未准备器材或器材准备不全	2	
				未准备试剂或试剂准备不全	2	
				未准备标本或标本准备不正确	2	
2	标本采集	正确采集标本	5	采集方法错误、未无菌操作	5	
3	分离培养	1) 标记平板 2) 接种环、试管的持法 3) 试管口烧灼灭菌 4) 分区划线接种 5) 孵育（平板正确放置，35℃培养16～24小时）	15	平板未标记或标记错误	3	
				姿势错误	2	
				试管口未灭菌	3	
				琼脂划破（酌情扣分）	2	
				分区不当	1	
				平板未倒置	2	
				叠在一起超过2块	1	
				温度、时间未达要求	1	
4	细菌形态观察	1) 细菌标本片的制备（涂片、干燥、固定） 2) 革兰染色 3) 油镜镜检	15	涂片太厚或太薄	1	
				未干燥或方法错误	2	
				未固定或方法错误	2	
				染色步骤错误	2	
				冲水过大或过小	1	
				脱色时间过长或过短	1	
				未吸干镜检	1	
				未用低倍镜对光找视野	1	
				油镜镜头选用错误	2	
				油镜使用不当	1	
				显微镜未防护、复位	1	
5	生化试验	触酶试验	5	操作不规范	2	
				挑取菌落有红细胞	1	
				出现假阳性结果	2	
		血浆凝固酶试验（玻片法）	7	操作不规范	7	
				未做生理盐水对照		
				混有琼脂块		
				菌量太少		
		血浆凝固酶试验（试管法）	5	操作不规范	2	
				血浆浓度不符合要求	2	
				孵育温度、时间错误	1	

续表

序号	项目	考核内容	分值	扣分标准		得分
5	生化试验	甘露醇试验	3	操作不规范	1	
				无菌操作不严格	2	
		耐热核酸酶试验	5	操作方法不正确	3	
				孵育温度、时间错误	2	
6	实验结果	平板上生长现象	5	原始区太大或太小	1	
				各区衔接差	1	
				单个菌落少	2	
				有污染菌	1	
		油镜镜检结果	5	染色性错误	2	
				形态及排列不典型	1	
				描述错误	1	
				视野不清晰	1	
		生化反应	10	各项试验未能正确判断结果，未进行标准菌株对照	10	
7	文明操作	1) 标本处理 2) 器具还原 3) 台面清洁 4) 生物防护	5	标本未处理或处理不当	2	
				器具、试剂未还原	1	
				台面未清洁	1	
				未注意生物防护	1	
8	总体印象	1) 规范 2) 流畅 3) 完成质量好	5	从规范操作，完成质量等方面考虑	5	
合计			100		100	

考核时间_____ 评分结果_____ 考核教师_____

（谢 春）

实训二　粪便标本细菌(志贺菌)检查

【案例导入】

患者，男性，35岁，2个多月前出差回来后突然发热达38℃，无寒战，同时有腹痛、腹泻，大便每日10余次，为少量脓血便，伴里急后重，曾到附近医院化验大便有多数白细胞，口服几次庆大霉素和黄连素好转，以后虽间断服用黄连素，但仍有黏液性便，左下腹不适，自觉日渐乏力遂来就诊，病后进食减少，体重略有下降，尿检正常，睡眠尚可。既往体健，无慢性腹泻史，无药物过敏史，无疫区接触史。建议临床做粪便细菌检查。

【实训内容】

1. 粪便标本的采集。

2. 粪便中志贺菌的分离鉴定及结果报告。

【实训目的】

1. 掌握粪便标本的采集方法；志贺菌属的检验程序和检验方法。

2. 熟悉志贺菌属检验的报告方式；粪便标本中常见病原菌。

【实训原理】

1. 硝酸盐还原试验 硝酸盐还原反应包括两个过程:一是在合成过程中,硝酸盐还原为亚硝酸盐和氨,再由氨转化为氨基酸和细胞内其他含氮化合物;二是在分解代谢过程中,硝酸盐或亚硝酸盐代替氧作为呼吸酶系统中的终末受氢体。能使硝酸盐还原的细菌从硝酸盐中获得氧而形成亚硝酸盐和其他还原性产物。

2. 氧化酶试验 氧化酶(细胞色素氧化酶)是细胞色素呼吸酶系统的最终呼吸酶。具有氧化酶的细菌,首先使细胞色素 C 氧化,再由氧化型细胞色素 C 将对甲基苯二胺或四甲基对苯二胺氧化,生成紫色的醌类化合物。

3. 触酶试验 具有过氧化氢酶的细菌,能催化过氧化氢生成水和氧气,继而形成分子氧出现气泡。

4. KIA 试验 KIA 琼脂中含有乳糖浓度是葡萄糖的 10 倍,分解糖可产酸,使酚红指示剂变色;硫代硫酸钠可供给细菌产生硫化氢所需要的硫,铁盐可与硫化氢反应,生成黑色沉淀,是检测细菌分解乳糖、葡萄糖及含硫氨基酸的综合实验。根据培养基中加入的酚红指示剂的颜色变化来判断细菌对乳糖、葡萄糖的分解利用情况及是否有硫化氢产生。KIA 对初分离出的、可疑为革兰阴性杆菌特别有用。其结果模式是许多肠杆菌科鉴定表的组成部分,也可作为观察其他培养基反应的有价值的质控依据。

5. MIU 试验 MIU 可同时观察动力、靛基质及脲酶(某些细菌具有尿素分解酶,能分解尿素产生大量的氨,使培养基呈碱性)三项生化反应,所用培养基制成半固体,便于观察细菌的动力,加入靛基质试剂后可观察靛基质试验结果,根据培养基中酚红指示剂的颜色变化可判断脲酶试验的结果。

6. IMViC 试验 IMViC 是指靛基质、甲基红试验、V-P 试验及枸橼酸盐利用试验四项生化反应,是观察细菌对蛋白质、糖的分解代谢能力及碳源利用能力的实验。

(1) 靛基质试验:吲哚某些细菌具有色氨酸酶,能分解蛋白胨水中的色氨酸生成吲哚(靛基质),当加入吲哚试剂(对位二甲氨基苯甲醛)后则形成红色的玫瑰吲哚。

(2) 甲基红(MR)试验:某些细菌在糖代谢过程中,分解葡萄糖产生丙酮酸,丙酮酸进一步被分解为甲酸、乙酸和琥珀酸等,使培养基 pH 下降至 4.5 以下时,加入甲基红指示剂呈红色。即 MR 试验阳性。如细菌分解葡萄糖产酸量少,或产生的酸进一步转化为其他物质(如醇、醛、酮、气体和水),培养基 pH 在 5.4 以上,加入甲基红指示剂呈橘黄色。即 MR 试验阴性。

(3) V-P 试验:测定细菌产生乙酰甲基甲醇的能力。某些细菌如产气肠杆菌,分解葡萄糖产生丙酮酸,丙酮酸进一步脱羧形成乙酰甲基甲醇。在碱性条件下,乙酰甲基甲醇被氧化成二乙酰,进而与培养基中的精氨酸等含胍基的物质结合形成红色化合物。即 V-P 试验阳性。

(4) 枸橼酸盐利用试验(C):某些细菌能以铵盐为唯一氮源,并且利用枸橼酸盐作为唯一碳源,可在枸橼酸盐培养基上生长,分解枸橼酸盐,使培养基变碱性。

【实训准备】

1. 培养基 SS 培养基、EMB 培养基或 MAC 培养基、KIA 培养基、MIU 培养基、蛋白胨水、葡萄糖蛋白胨水、枸橼酸盐培养基、硝酸盐培养基等。

2. 试剂 靛基质试剂、甲基红试剂、V-P 试剂、革兰染液、氧化酶试剂(1% 盐酸四甲基对苯二胺或 1% 盐酸二甲基对苯二胺)、硝酸盐还原试剂(甲液:对氨基苯磺酸 0.8g+5mol/L

醋酸 100ml；乙液：α- 奈胺 0.5g+5mol/L 醋酸 100ml）、3% H_2O_2、志贺菌诊断血清、生理盐水等。

3. 器材 显微镜、载玻片、接种环、酒精灯等。

【实训流程】

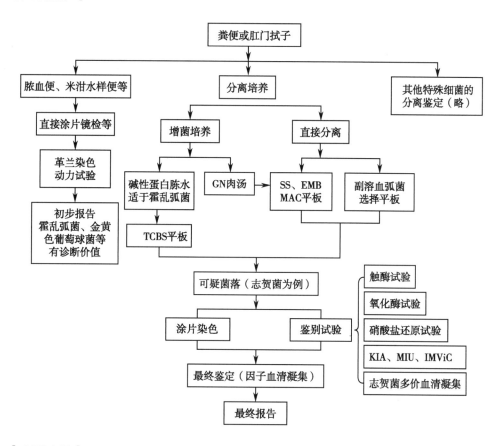

【实训步骤】

1. 标本采集

（1）自然排便法：自然排便后，根据不同患者取可疑粪便的脓血黏液部分 2～3g；液体状粪便的絮状物 1～2ml；然后将标本放入无菌的广口瓶或置于增菌液中送检。可疑志贺菌标本应放在甘油缓冲液中送检。

（2）直肠拭子采集法：对不易获得粪便或排便困难的患者或幼儿，可采取肛门拭子，将拭子用生理盐水湿润，插入肛门内 4～5cm（幼儿约 2～3cm）处，轻轻转动采取直肠表面黏液后取出，置于无菌试管中送检。如不能及时送检，可将粪便标本或肛门拭子直接插入卡 - 布运送培养基中暂时保存。

2. 直接镜检 因肠道杆菌镜下形态相似，故粪便标本中志贺菌一般不直接涂片镜检。

3. 分离培养 将标本分别接种在 SS、EMB 或 MAC 等肠道选择培养基上 35℃培养 18～24 小时观察结果。

4. 观察菌落与形态 由于志贺菌不分解乳糖，形成中等大小、无色、半透明、S 型菌落。宋内氏志贺菌迟缓分解乳糖，培养 48 小时后转为分解乳糖型有色菌落。取可疑菌落进行革兰染色，镜检为革兰阴性杆菌，散在排列。

5. 生化鉴定 挑选可疑菌落,用接种针在可疑菌落的中心挑取细菌,分别接种在 KIA、MIU 和 IMViC 中,35℃培养 18～24 小时,观察反应结果。并同时进行肠道杆菌初步鉴别试验(硝酸盐还原试验、氧化酶试验、触酶试验),观察结果见表 2-2-1。

表 2-2-1 志贺菌属的初步生化反应结果

| 触酶 | 氧化酶 | 硝酸盐还原 | KIA | | | | MIU | | | IMViC | | | |
			斜面	底层	H₂S	产气	动力	吲哚	脲酶	靛基质	甲基红	V-P	枸橼酸盐
+	−	+	K	A	−	−/+		+/−	−	−	+	−	−

(1)触酶试验:挑取可疑菌落置于洁净的载玻片上,然后加 3% 过氧化氢 1～2 滴,1 分钟后观察结果。有大量气泡产生者为阳性。不产生气泡者为阴性。志贺菌触酶试验阳性。

(2)氧化酶试验:取洁净滤纸条,沾取被检细菌菌落,滴加氧化酶试剂 1 滴于菌落上,或将试剂直接滴加在被检细菌的菌落上,10 秒内菌落变红色或黑色为阳性,不变色为阴性。志贺菌氧化酶试验为阴性。

(3)硝酸盐还原试验:将被检菌接种于硝酸盐培养基中,于 35℃培养 18～24 小时,将甲、乙液等量混合后(约 0.1ml)加入培养基内,立即观察结果。出现红色为阳性。若加入试剂后无颜色反应,可能是:①硝酸盐没有被还原,试验阴性;②硝酸盐被还原为氨和氮等其他产物而导致假阴性结果,这时应在试管内加入少许锌粉,如出现红色则表明试验确实为阴性。若仍不产生红色,表示试验为假阴性。志贺菌硝酸盐还原试验阳性。

6. 血清学鉴定 凡生化反应符合志贺菌属者需做血清学鉴定。取志贺菌多价血清一环于载玻片一端,再取少许待测菌与之混合,同时在玻片另一端取待测菌与生理盐水混合作为对照。如果对照呈均匀混浊,而待测菌与志贺菌多价血清混合后,数分钟出现肉眼可见的颗粒状凝集物即为阳性。继之用 BCAD 群的单价血清做凝集试验定群。

(1)血清学鉴定原则:①待测菌与志贺菌四群多价血清做玻片凝集,确定凝集则为志贺菌属细菌。②待测菌分别与各群多价血清做玻片凝集,确定凝集,以定群,由于 B 群最常见故先从 B 群做起。③待测菌+该群内各型因子血清做玻片凝集,确定凝集以定型。

(2)根据生化反应选做血清学鉴定:为了简化鉴定方法,可参考生化反应选做血清学鉴定,其方法如下:

甘露醇发酵(−) 靛基质试验(−) 选用 A 群 I 型诊断血清
甘露醇发酵(−) 靛基质试验(+) 选用 A 群 II 型诊断血清
甘露醇发酵(+) 乳糖(−) 选用 B 群多价诊断血清
甘露醇发酵(+) 乳糖迟缓(+) 选用 D 群诊断血清
甘露醇发酵(+) B 群及 D 群诊断血清不凝集,再选用 C 群诊断,仍不凝集,应考虑 K 抗原的存在,取菌苔经 100℃水浴 30 分钟破坏 K 抗原,再做血清学鉴定。

7. 鉴定依据

(1)镜下形态特点:志贺菌为散在排列的革兰阴性杆菌。

(2)菌落特点:在肠道选择培养基上形成中等大小、无色、半透明、S 型菌落。宋内志贺菌迟缓分解乳糖,培养 48 小时后转为分解乳糖型有色菌落。

(3)生化反应:触酶试验阳性,氧化酶试验为阴性,硝酸盐还原试验阳性。KIA:斜面产碱、底层产酸不产气、硫化氢为阴性,MIU:−−/+,IMViC:−+−−。

（4）血清学试验：可与志贺菌四群多价血清凝集，最终鉴定用BCAD群的单价血清做凝集试验定群。

（5）报告方式：阴性报告，分离培养未见可疑菌落，或经鉴定不符合志贺菌属鉴定依据者，可报告"未分离出志贺菌属细菌"。初步报告，生化反应符合志贺菌，志贺菌四群多价血清玻片凝集试验阳性，可报告"分离出志贺菌"或"×群志贺菌"。最终报告：进一步生化反应及因子血清分型后，可报告"分离出×群志贺菌×型"。

8. 粪便中常见的致病菌与腹泻相关的病原菌见表2-2-2。

表2-2-2 粪便中常见的致病菌与腹泻相关的病原菌

	革兰阳性细菌	革兰阴性细菌
球菌	金黄色葡萄球菌	
杆菌	艰难梭菌、结核分枝杆菌	志贺菌属、沙门菌属、致病性大肠埃希菌（SPEC，EIEC，ETEC，EHEC）、小肠结肠炎耶尔森菌、变形杆菌属
其他	白色念珠菌	霍乱弧菌、副溶血性弧菌、弯曲菌

9. 废物处理 任何污染材料未经消毒不能拿出实验室。消毒棉签等须丢入医疗废物桶。用的染色片放入消毒缸里，对剩余标本、一次性细菌培养物等先灭菌后，再丢入医疗废物桶，集中销毁。

【注意事项】

1. 为提高检出阳性率，最好采集新鲜脓血便或黏液便，陈旧标本影响检出率。另外床边接种可提高检出率。并注意在标本采集过程中要严格无菌操作，防止杂菌污染。

2. 除怀疑霍乱弧菌、结核分枝杆菌和菌群失调引起的腹泻外，粪便标本一般不做涂片检查。在以糖类发酵为鉴别依据的培养基上，发酵型菌落进行氧化酶试验时会出现假阴性。在选择性平板上挑取菌落时、应使用接种针从菌落中心挑取，而不应使用接种环刮取菌落。

3. 临床上菌落观察需仔细，不要漏检靠近发酵乳糖型菌落周边的可疑菌落。生化反应典型而又不与志贺菌四群多价血清凝集者，要考虑K抗原的存在。非典型菌株，可用传代法恢复典型性状，然后鉴定。中毒性痢疾应尽量快速诊断。严格无菌操作，注意生物安全。

4. 做氧化酶试验时，应避免接触含铁物质，否则易出现假阳性反应。

【实训结果】

1. 绘出镜下细菌的形态。

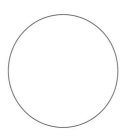

2. 描述志贺菌在SS、EMB平板上的菌落特点。

3. 记录志贺菌的生化反应结果。

标本号	结果													
	触酶	氧化酶	硝酸盐还原	KIA				MIU			IMViC			
				斜面	底层	H_2S	产气	动力	吲哚	脲酶	靛基质	甲基红	V-P	枸橼酸盐

【填写检验报告单】

××××医院检验报告单

住院号_____门诊号_____
病室床号_____科别_____
病人姓名_____
性别_____年龄_____
临床诊断_____
检查目的_____
标本_____
送检日期_____
送检医师_____

检验者_____ 复核者_____ 报告日期_____

【实训结果分析】

_____

_____

_____

_____

_____

_____

实训日期_____ 成绩_____ 批阅教师_____

【考核要点及评价标准】

序号	项目	考核内容	分值	扣分标准		得分
1	准备工作	1）穿白大衣 2）着装整齐 3）器材准备 4）试剂准备 5）标本准备	7	未穿白大衣	2	
				着装不整洁，酌情扣分	1	
				未准备器材或器材准备不全	1	
				未准备试剂或试剂准备不全	1	
				未准备标本或标本准备不正确	2	
2	标本采集	正确采集标本	5	采集方法错误、未无菌操作	5	

续表

序号	项目	考核内容	分值	扣分标准		得分
3	分离培养	1）标记平板 2）接种环、试管的持法 3）试管口烧灼灭菌 4）分区划线接种 5）孵育（平板正确放置，35℃培养16～24小时）	15	平板未标记或标记错误	3	
				姿势错误	2	
				试管口未灭菌	3	
				琼脂划破（酌情扣分）	2	
				分区不当	1	
				平板未倒置	2	
				叠在一起超过2块	1	
				温度、时间未达要求	1	
4	细菌形态观察	1）细菌标本片的制备（涂片、干燥、固定） 2）革兰染色 3）油镜镜检	15	涂片太厚或太薄	1	
				未干燥或方法错误	2	
				未固定或方法错误	2	
				染色步骤错误	2	
				冲水过大或过小	1	
				脱色时间过长或过短	1	
				未吸干镜检	1	
				未用低倍镜对光找视野	1	
				油镜镜头选用错误	2	
				油镜使用不当	1	
				显微镜未防护、复位	1	
5	生化试验	选择鉴定系统	20	肠杆菌科微量生化鉴定选择不当	5	
		转种生化		接种KIA、MIU和IMViC方法不当	6	
		触酶试验		操作不规范，挑取菌落有红细胞，导致假阳性结果	3	
		硝酸盐还原试验		操作不规范，未及时观察结果	3	
		氧化酶试验		方法错误，未及时观察结果	3	
6	血清学试验	多价血清、单价血清凝集实验	10	单价血清与多价血清凝集实验操作程序不当	4	
		抗血清与细菌比例适当		抗血清与细菌比例错误	2	
		做生理盐水对照		未进行生理盐水对照	2	
		出现明显凝集现象		凝集现象不明显	2	
7	实验结果	平板上生长现象	5	原始区太大或太小	1	
				各区衔接差	1	
				单个菌落少	2	
				有污染菌	1	
		油镜镜检结果	5	染色性错误	2	
				形态及排列不典型	1	
				描述错误	1	
				视野不清晰	1	
		生化反应	8	各项试验未能正确判断结果，未进行标准菌株对照	8	

续表

序号	项目	考核内容	分值	扣分标准		得分
8	文明操作	1) 标本处理 2) 器具还原 3) 台面清洁 4) 生物防护	5	标本未处理或处理不当	2	
				器具、试剂未还原	1	
				台面未清洁	1	
				未注意生物防护	1	
9	总体印象	1) 规范 2) 流畅 3) 完成质量好	5	从规范操作,完成质量等方面考虑	5	
合计			100		100	

注:建议模拟标本中加福氏志贺菌

考核时间_____   评分结果_____   考核教师_____

（谢 春）

实训三 痰液细菌检查

【案例导入】

患者,女,48 岁,近期常有全身肌肉酸痛、乏力、咳嗽,但痰量少,有时痰中带有血丝,手足发热,不思饮食,白天有低烧,下午面颊潮红,夜间有盗汗。X 线检查:肺上叶尖后段有块状阴影,边缘模糊不清,有空洞。医生建议做痰涂片染色、痰培养检查。

【实训内容】

革兰染色、抗酸染色、分离培养、鉴定试验、药物敏感试验。

【实训目的】

1. 掌握痰液标本的采集方法。

2. 掌握痰液标本的细菌学检验程序。

3. 学会痰液标本中细菌的分离培养与鉴定方法。

4. 熟悉痰液标本中常见的致病菌。

【实训原理】

1. 抗酸染色原理 分枝杆菌的细胞壁内含大量脂质(主要是分枝菌酸)包围在肽聚糖的外面,一般不易着色,要经过加热和延长染色时间来促使其着色。但分枝菌酸与染料结合后,就很难被酸性脱色剂脱色,故名抗酸染色。

2. 硝酸盐还原试验 有些细菌具有还原硝酸盐的能力,可将硝酸盐还原为亚硝酸盐、氨或氮气等。亚硝酸盐的存在可用硝酸试剂检验。

3. 氧化酶(细胞色素氧化酶)试验 氧化酶又称细胞色素氧化酶,是细胞色素氧化酶系统中的最终呼吸酶。此酶并不直接与氧化酶试剂起反应,而是先使细胞色素 C 氧化,然后此氧化型细胞色素 C 再使对苯二胺氧化,产生颜色(红色)反应。因此,本试验结果与细胞色素 C 的存在有关。

【实训准备】

1. 试剂 氧化酶试剂、3% 过氧化氢、革兰染液、生理盐水。

2. 培养基 血液琼脂平板、巧克力平板、所需各种生化反应管。

3．器材 接种环、载玻片、酒精灯、消毒缸、染色架、普通显微镜、洗瓶、香柏油、擦镜纸、二甲苯、高压蒸汽灭菌器、沉淀管、二氧化碳培养箱、一次性无菌痰盒、无菌竹签、雾化器、水浴箱等。

【实训流程】

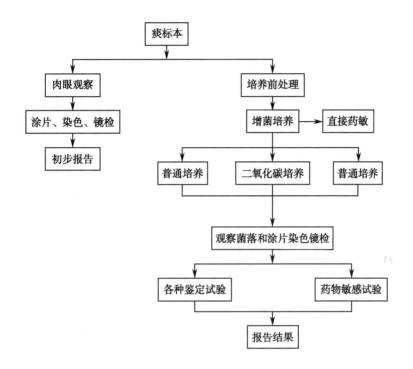

【实训步骤】

1．一般性状检查 正常人痰液呈无色或灰白色。化脓性感染时呈黄色，铜绿假单胞菌感染时呈黄绿色，大叶性肺炎时呈铁锈色，急性左心衰时呈粉红色泡沫样痰，阿米巴肺脓肿时呈咖啡色。呼吸系统有病变时痰可呈黏液性、浆液性、脓性、血性。

2．标本采集 患者早晨起床起后留取，留取标本前应用清水或生理盐水漱口3次，之后用力从气管深部咳出当日第一口痰，置于无菌痰盒内，立即送检。对痰量少或咳痰困难的患者可采取雾化吸入加温至45℃的10% NaCl水溶液，使痰液利于排出。痰量少也可留24小时痰。幼儿可用手指轻扣胸骨柄上方以诱发咳痰。痰涂片镜检，判断痰是否合格。合格的痰标本鳞状上皮细胞<10个/低倍视野，白细胞>25个/低倍视野。对昏迷患者可由临床医师采用气管穿刺法采集。如患者在用纤维支气管镜检查时可顺便抽取。核对化验单，看标本是否合格，登记与标记标本。

3．直接涂片镜检 取脓液或血性痰液涂片做革兰染色，如发现形态典型，有特殊结构初步诊断为某菌属或种，可直接报告，报告"痰中可见××形革兰×性，疑为××菌"。

4．姜-尼抗酸染色法 如怀疑结核应做抗酸染色找到结核杆菌。

1）染色步骤

$$制片 \longrightarrow 石炭酸复红染 \xrightarrow[水洗]{加温5分钟} 3\%盐酸酒精 \xrightarrow[水洗]{脱色至无色} 碱性美蓝 \longrightarrow 镜检$$

2）结果：抗酸菌染成红色，非抗酸菌和细胞背景染成蓝色。

报告标准见表2-3-1：

表2-3-1 抗酸菌结果报告标准

报告方式	镜检结果
−	仔细检查300个视野未发现抗酸杆菌
±	300个视野内发现1～2条抗酸杆菌
+	100个视野内发现3～9条抗酸杆菌
2+	10个视野内发现1～9条抗酸杆菌
3+	每个视野内发现1～9条抗酸杆菌
4+	每个视野内发现9条以上抗酸杆菌

痰涂片染色阳性须电话及时告知医生。

5. 放线菌及奴卡菌涂片检查　将痰液用生理盐水洗涤数次，然后挑取黄色颗粒（硫磺颗粒）或不透明的着色斑点，置载玻片上覆以盖玻片，轻轻挤压，置高倍镜下观察，如见中央为交织的菌丝，其末端较粗杆形呈放线状排列，揭去盖玻片，干后作革兰及抗酸染色镜检。

（1）如镜检见有中间部分的菌丝为革兰阳性，而四周放射的末梢菌丝为革兰阴性，抗酸染色为非抗酸性菌，可报告送检标本肉眼观察的结果和细菌学镜检的描述性报告"直接涂片找到细胞内或细胞外大量或少量革兰阳性杆菌型疑似放线菌"。

（2）如镜检见有革兰染色反应及形态学特性与放线菌相似，但抗酸染色为弱抗酸性时可报告送检标本肉眼观察的结果和细菌学镜检的描述性报告"直接涂片找到细胞内或细胞外大量或少量疑似奴卡菌"。

6. 分离培养　痰培养前应处理，若痰标本黏液较少可直接接种，否则应进行培养前处理：①洗涤法：将痰液加入20ml无菌生理盐水的试管中，用力震荡后静置，用接种环挑取沉淀于管底的脓痰转入另一试管，用同样方法反复洗涤3～4次。②均质化法：向痰液中再加入等量的pH 7.6的1%胰酶溶液，放置35℃、90分钟消化，使痰液均质化。3000r/min离心10分钟弃上清液，取沉淀物接种培养基。

将处理后的痰液标本分别接种于血平板、巧克力平板、麦康凯平板。血平板适用于分离葡萄球菌、链球菌、肺炎链球菌等其他细菌。加抗生素的巧克力平板适用于分离嗜血杆菌。麦康凯/中国兰平板适用于分离革兰阴性杆菌。血平板采用普通培养，巧克力平板需置5%～10% CO_2 环境，麦康凯/中国兰平板采用普通培养，37℃孵育。当在同一培养基上分离出多种病原菌（复合菌）时，应主动与临床医师联系，结合患者的临床症状、痰涂片染色镜检及近期细菌培养结果（如近期同一病人多次分离培养出同一种菌）等综合判断所分离的多种细菌中哪一种菌可能为优势病原菌。当分离优势菌与涂片染色镜检结果相符时，优势菌必须进行药敏试验。若分离培养结果与涂片染色镜检结果不相符时，或少量生长优势可疑病原菌时，也需做药敏试验，但在报告中提示，此结果请结合临床和涂片所见进行分析。

7. 特殊培养　怀疑为嗜肺军团菌感染的标本应接种于缓冲活性炭酵母浸出液琼脂培养基（BCYE）培养3～5天后观察菌落，怀疑为百日咳鲍特菌感染的接种鲍-金培养基培养3～5天后观察菌落，怀疑为肺炎支原体感染的接种含有血清的酵母液培养基培养10天后观察菌落；怀疑为白喉棒状杆菌的接种于吕氏血清斜面、亚碲酸钾平板培养。怀疑为结核杆菌将处理后痰标本接种于罗-琴培养基培养2～4周后观察菌落，如痰液标本中可能出现的病原性真菌,将标本接种于沙保弱培养基,置 37℃或室温下培养 2～7 天后观察菌落特征。分离培养后,再做染色。

8. 生化反应　通过葡萄糖发酵试验、氧化酶试验、触酶试验、硝酸盐还原试验、甲基红试验、VP 试验、血浆凝固酶试验、明胶液化试验、吲哚试验、尿素试验等生化反应进行鉴别。

9. 药敏试验　分离培养后做药敏试验,选择最佳药物,结果及时报告临床作用药参考。

10. 报告方式　痰中的病原菌大多属于机会致病菌,与正常菌群同在,在报告时应作说明。对于机会致病菌一般仅当其数量超过正常菌群时,才可报告鉴定及药敏试验结果。检出致病菌直接报告检出 ×× 菌,同时报告药敏结果。

11. 标本中常见病原菌见表 2-3-2。

表 2-3-2　痰液标本常见病原菌

革兰阳性菌	革兰阴性菌	其他
金黄色葡萄球菌	脑膜炎奈瑟菌	新型隐球菌
凝固酶阴性的葡萄球菌	卡他布兰汉菌	白假丝酵母菌
肺炎链球菌	流感嗜血杆菌	丝状真菌
A 群链球菌	百日咳鲍特菌	放线菌
肠球菌	肺炎克雷伯菌	诺卡菌
厌氧链球菌	铜绿假单胞菌	肺炎支原体
结核分枝杆菌	嗜肺军团菌	奋森螺旋体
白喉棒状杆菌		

12. 废物处理　使用后的痰盒、竹签、一次性细菌培养物灭菌后丢入医疗废物桶,集中销毁;染色涂片放入消毒缸内,染液倒入废液缸中。

【注意事项】

1. 痰标本最好取脓性和血性痰液。勿混入唾液、鼻涕或漱口水,不能立即送检者,室温保存不超过 2 小时,也可放入冰箱中保存。

2. 痰液标本培养前要处理。

【实训结果】

1. 绘出油镜下细菌的形态。

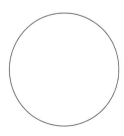

2. 描述结核分枝杆菌的抗酸染色结果。

3. 报告分离培养结果。

4. 报告生化反应结果。

标本号	结果									
	葡萄糖发酵试验	氧化酶试验	触酶试验	硝酸盐还原试验	甲基红试验	VP试验	血浆凝固酶试验	明胶液化试验	吲哚试验	尿素试验

5. 报告药敏试验结果。

【填写检验报告单】

××××医院检验报告单

住院号_____门诊号_____
病室床号_____科别_____
病人姓名_____
性别_____年龄_____
临床诊断_____
检查目的_____
标本_____
送检日期_____
送检医师_____

检验者_____ 复核者_____ 报告日期_____

经鉴定,检出××菌,并报告最终药敏结果。

核对审核报告单,如无误向临床发出报告,如与临床疾病不符或项目间有矛盾,应查找原因纠正错误。

【实训结果分析】

_____

_____

_____

_____

_____

_____

实训日期_____ 成绩_____ 批阅教师_____

【考核要点和评分标准】

序号	项目	考核要点	分值	扣分标准		得分
1	准备工作	1）穿白大衣 2）着装整齐 3）器材准备 4）试剂准备 5）标本准备	10	未穿白大衣	2	
				着装不整洁，酌情扣分	2	
				未准备器材或器材准备不全	2	
				未准备试剂或试剂准备不全	2	
				未准备标本或标本准备不正确	2	
2	采集、接收标本	1）正确采集标本 2）观察标本	5	标本采集不正确	2	
				没有判断标本是否合格	3	
3	革兰染色	1）细菌标本片的制备 2）革兰染色 3）油镜镜检	10	细菌涂片不合格	3	
				染色不规范	5	
				显微镜应用不当	2	
4	抗酸染色制片	1）制片 2）初染 3）脱色 4）复染 5）镜检	15	涂片不均匀，范围过大或过小	3	
				干燥、固定方法不当	2	
				染液煮沸或煮干	2	
				染色时间不符合要求	2	
				水洗方法不当	2	
				显微镜光线亮度不适	1	
				视野不清或镜下图像差	3	
5	分离培养	1）痰液处理 2）选择合适的培养基 3）标记平板 4）分区划线接种 5）孵育	20	痰液未做处理	5	
				培养基选择不当	5	
				平板未做标记	1	
				琼脂划破	5	
				分区不当	2	
				平板未倒置	1	
				温度、时间未达要求	1	
6	生化反应	1）葡萄糖发酵试验 2）氧化酶试验 3）触酶试验 4）硝酸盐还原试验 5）甲基红和 VP 试验 6）血浆凝固酶试验	20	操作不规范	5	
				挑取菌落有红细胞	1	
				无菌操作不严格	5	
				操作方法不正确	5	
				出现假阳或假阴性结果	2	
				孵育温度、时间错误	2	
7	药敏试验	1）调菌液 2）接种 3）放药敏纸片 4）孵育	5	菌液浓度不当	1	
				操作方法不正确	1	
				药敏纸片间距不合格	2	
				温度、时间未达要求	1	
8	报告结果	报告结果	5	结果报告不正确	5	

续表

序号	项目	考核要点	分值	扣分标准		得分
9	文明操作	1) 标本处理 2) 器具还原 3) 台面清洁 4) 生物防护	5	标本未处理或处理不当	2	
				器具、试剂未还原	1	
				台面未清洁	1	
				未注意生物防护	1	
10	总体印象	1) 规范 2) 流畅 3) 完成质量好	5	从规范操作,完成质量等方面考虑	5	
合计			100		100	

考核时间_____　评分结果_____　考核教师_____

（曹美香）

实训四　血培养检查

【案例导入】

患者,男,46 岁,司机,半年前因车祸左腿小腿粉碎性骨折后手术,近日伤口处常出现脓性物,且伴有寒战、体温高达 39.3℃、关节痛、咳嗽就诊。根据病史和血常规检验,医生怀疑败血症,建议做血培养检查。

【实训内容】

增菌培养、分离培养、鉴定试验、药物敏感试验。

【实训目的】

1. 能够制订临床血液标本细菌学检验程序,并能按程序进行实验。

2. 学会血液标本常见致病菌的检验方法以及鉴定要点。

3. 认真记录结果,并能作初步分析归纳,规范准确地填写检验报告单。

【实训原理】

1. 全自动血培养仪的原理　全自动血培养仪通过自动监测培养瓶中培养液的代谢终产物 CO_2 的浓度、混浊度、pH、荧光标记底物或代谢产物等的变化,将检测到的信号传送到与全自动血培养仪相连接的计算机中进行分析,从而判断微生物是否生长,定性地检测微生物。如出现阳性结果,仪器自动发出阳性警报,并显示阳性培养瓶的位置。

2. 药敏纸片扩散(K-B)法的原理　将含有定量抗菌药物的纸片贴在接种有待测菌的琼脂平板上,纸片中所含的药物吸收琼脂中的水分溶解后不断地向纸片周围扩散,形成递减的浓度梯度。在纸片周围可抑菌浓度范围内待测菌的生长被抑制,从而形成无菌生长的透明圈即抑菌圈。抑菌圈的大小反映待测菌对测定药物的敏感性。并与该药对待测菌的最低抑菌浓度(MIC)呈负相关,即抑菌圈越大,MIC 越小。

【实训准备】

1. 试剂　过氧化氢试剂、氧化酶试剂、革兰染液、碘酒、75% 酒精、药敏纸片、其他生化反应试剂。

2. 培养基　血液增菌培养瓶、硫酸镁葡萄糖肉汤、硫乙醇酸钠肉汤、血琼脂平板、巧克力琼脂平板、厌氧血琼脂平板、SS 培养基、麦康凯培养基、伊红亚甲蓝培养基、甘露醇发酵管、KIA 培养基、MIU 培养基。

3．器材 消毒棉签、真空采血管或注射器、载玻片、血培养仪、显微镜、接种环、酒精灯、消毒缸、小镊子、恒温培养箱、全自动微生物鉴定和药敏分析仪等。

4．标本 新鲜血浆。

【实训流程】

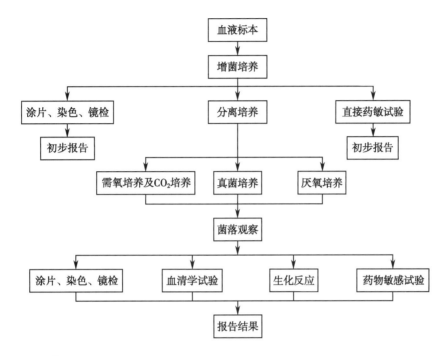

【实训步骤】

1．标本采集 一般在发热初期或高峰期采集标本，最好在应用抗生素之前采集标本。在消毒后的肘静脉采血，成人 8～10ml，儿童 3～5ml，婴儿 1～2ml。采集后直接注入血培养瓶，迅速轻摇摇匀，以防凝固，立即放入血培养仪进行培养。血液与培养基的比例为 1∶10。一般连续采集 2～3 次。核对化验单，看标本是否合格，登记与标记标本。

2．增菌培养 标本摇匀后放入全自动血培养仪中，每天观察一次，有细菌生长时会自动报警，继续试验，观察增菌培养基是否出现肉汤混浊、颗粒状沉淀、菌膜、凝胨、色素产生、血液变为暗红玫瑰色等现象。如金黄色葡萄球菌出现凝胨样生长，链球菌有颗粒生长、沉于管底，溶血性链球菌有溶血现象，需氧菌则可在表面形成菌膜。如无报警，培养 7 天后取出，接种于血平板盲种 2 次或以上。最好是同时做需氧、厌氧和真菌培养。

3．直接镜检 取有菌生长的培养物涂片，做革兰染色镜检，染色结果及时与临床医生联系，初级报告即一级报告。并选择合适的培养基进行培养。

4．分离培养 根据染色结果，选择普通血平板、巧克力平板、SS 平板和麦康凯、厌氧血平板或其他特殊培养基分离培养，获得纯种后进一步做生化试验、血清学试验进行鉴定。

5．直接药敏试验 分离培养的同时用增菌培养液直接做药敏试验，选择最佳药物，结果及时报告临床作用药参考，预报告即二级报告。

6．观察菌落 大小（直径以 mm 计）、形状（露滴状、圆形、菜花样等）、凸起或扁平、凹陷、颜色（金黄色、绿色等）、气味（生姜味、醋酸味等）、透明度（不透明、半透明、透明等）、表面(光滑、粗糙、湿润、干燥等)、边缘(光滑、波形、锯齿状、卷发状等)、黏度、溶血性(不溶血、不完全溶血、完全溶血、双溶血)。选择可疑菌落,再进行涂片镜检,选择生化鉴定试验、血清学试验和药敏试验。

7. 报告方式

(1)血培养瓶疑有细菌生长者,涂片染色镜检后,电话临时告知医生。同时做直接药敏试验,将敏感的抗生素初次报告给临床医生。

(2)分离培养得到的菌落,立即进行微生物学鉴定及标准化的药敏试验,最后报告"培养××天有××细菌生长",并报告药敏试验结果。

(3)培养7天仍为阴性的标本,应进行2次以上盲种,仍无菌生长者,报告"经7天培养无细菌生长"。

8. 血液标本中常见病原菌见表2-4-1。

表2-4-1 血液标本中常见病原菌

革兰阳性菌	革兰阴性菌	其他
金黄色葡萄球菌	脑膜炎奈瑟菌	新型隐球菌
凝固酶阴性的葡萄球菌	卡他布兰汉菌	白假丝酵母菌
肺炎链球菌	伤寒、副伤寒沙门菌	曲霉菌
A、B群链球菌	流感嗜血杆菌	
草绿色链球菌	大肠埃希菌	
肠球菌	铜绿假单胞菌	
厌氧链球菌	肺炎克雷伯菌	
产单核李斯特菌	不动杆菌	
炭疽芽胞杆菌	类杆菌	
产气荚膜杆菌	嗜肺军团菌	
消化链球菌		
丙酸杆菌		

经鉴定,检出××细菌,并报告最终药敏结果。终报告即三级报告。

核对审核报告单,如无误向临床发出报告,如与临床疾病不符或项目间有矛盾,应查找原因纠正错误。

9. 废物处理 使用后的棉签、一次性采血针或注射器、一次性细菌培养物,灭菌后丢入医疗废物桶,集中销毁;染色涂片放入消毒缸内,染液倒入废液缸中。

【注意事项】

1. 采集标本最好是病程早期、急性期或症状典型时,而且必须在使用抗生素或其他抗菌药物之前采集,如应用了抗生素,在增菌瓶中加入抗生素拮抗剂。采集标本量要足。标本采集后要立即送检,最迟不超过2小时。如因某种原因不能立即送检时,应将已经接种样本的培养瓶放在室温,切勿放冰箱内存放,防止细菌死亡。

2. 严格做好采血部位及血培养瓶瓶塞的消毒,严格要求无菌操作,防止污染。

3. 严格防止标本标识混乱,按一人一瓶一单原则,每做一患者培养应立即将化验单边条贴在培养瓶上或将可撕条码贴在相应化验单上,严禁多个患者同时采样,导致采样标识错误。应注明采样时间。

4. 同时作厌氧培养和需氧培养时，应先将标本接种到厌氧瓶中，然后再注入需氧瓶，严格防止将空气注入厌氧瓶中。

5. 采集标本用的针头、注射器及废弃培养瓶必须经高压灭菌后才能丢弃，因为菌血症患者血标本中的微生物可成为传染源。

【实训结果】

1. 增菌培养结果。

2. 直接镜检结果。

3. 直接药敏结果。

4. 分离培养菌落特征。

5. 分离培养后革兰染色、药敏结果。

6. 生化反应试验、血清学试验结果。

【填写检验报告单】

××××医院检验报告单	
住院号_____门诊号_____	
病室床号_____科别_____	
病人姓名_____	
性别_____年龄_____	
临床诊断_____	
检查目的_____	
标本_____	
送检日期_____	
送检医师_____	
检验者_____ 复核者_____ 报告日期_____	

【实训结果分析】

_____

_____

_____

_____

_____

实训日期_____ 成绩_____ 批阅教师_____

【考核要点和评分标准】

序号	项目	考核内容	分值	扣分标准		得分
1	准备工作	1）穿白大衣 2）着装整齐 3）器材准备 4）试剂准备 5）标本准备	10	未穿白大衣	2	
				着装不整洁,酌情扣分	2	
				未准备器材或器材准备不全	2	
				未准备试剂或试剂准备不全	2	
				未准备标本或标本准备不正确	2	
2	接收标本、增菌培养	1）申请单审核,并编号 2）标本审核 3）血液培养瓶标记 4）血液培养瓶放入全自动血培养仪 5）孵育	10	申请单未核对	1	
				未编号	1	
				未审核标本	1	
				送检、保存不当	1	
				血液培养瓶选择不当	1	
				未进行标记	1	
				血液培养瓶未振摇或放入全自动血培养仪错误	2	
				孵育温度不当	1	
				培养环境不当	1	
3	增菌液观察、移种,显微镜检查	1）观察血液增菌液 2）革兰染色 3）直接药敏实验	10	增菌液现象未观察	1	
				移种选取培养基错误	1	
				涂片量过多或过少	1	
				染色过程错误	1	
				显微镜使用错误	1	
				镜下形态结构不能正确辨认	1	
				细菌染色性状不对或形态和排列不典型	1	
				未及时向临床医生通报镜检结果	1	
				镜检有细菌,未及时进行直接药敏实验	2	

续表

序号	项目	考核内容	分值	扣分标准		得分
4	进一步鉴定及药敏实验	1）菌落观察、革兰染色 2）生化实验 3）药敏实验	30	菌落涂片错误	2	
				革兰染色错误	3	
				生化实验方案选择不当或鉴定中选择错误	5	
				接种方法错误	3	
				孵育温度和时间错误	2	
				药敏纸片选择全部错误	5	
				菌液配制错误	2	
				涂布平板方式错误	2	
				贴药敏纸片方式错误	2	
				孵育方式错误	1	
				量抑菌圈方式错误	1	
				结果判读不符合要求	2	
5	结果报告	1）生化结果观察及分析或血清学实验 2）药敏结果判读及分析 3）结果报告 4）审核结果 5）发出报告	15	生化结果观察、判定错误	2	
				血清学实验操作顺序错误	2	
				血清学实验未作对照	1	
				药敏结果判读错误	2	
				体外敏感、体内耐药未解释	3	
				报告错误	2	
				未认真审核报告结果	2	
				未签名及未填写日期	1	
6	综合评价	1）原始记录 2）实验用品清洁 3）全过程操作规范性和熟练程度 4）质量控制意识 5）生物安全意识	15	无原始记录或记录不完整	1	
				未清洁实验台面，试剂、材料未归位	1	
				整体操作不规范	3	
				操作不熟练、调理不清等	2	
				质量控制意识弱	1	
				未进行每日质控监测	2	
				生物安全意识弱	3	
				废弃物处理不当	2	
7	知识问答	1）生物安全相关问题 2）质量控制相关问题 3）操作过程相关问题	10	酌情扣分	10	
	合计		100		100	

考核时间_____ 评分结果_____ 考核教师_____

（曹美香）

实训五 非发酵菌检查

【案例导入】

患者，男，68岁，患者中度昏迷，T 38.5℃，自主呼吸浅快，经气管切开处接呼吸机辅助呼吸，双肺散在大量痰鸣，左肺可闻及少量低调哮鸣音，经气管切开处吸出大量稠脓痰，黄

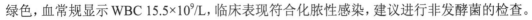

绿色,血常规显示 WBC 15.5×10⁹/L,临床表现符合化脓性感染,建议进行非发酵菌的检查。

【实训内容】

铜绿假单胞菌的检验、窄食单胞菌属的检验、产碱杆菌属的检验、不动杆菌属的检验。

【实训目的】

1. 掌握非发酵菌的鉴定程序;铜绿假单胞菌、窄食单胞菌属、产碱杆菌属、不动杆菌属的形态和染色特性。

2. 学会铜绿假单胞菌、窄食单胞菌属、产碱杆菌属、不动杆菌属的分离培养、生化反应及鉴定要点。

【实训原理】

1. 尿素酶试验　有些细菌产生脲酶,可水解尿素生成氨和 CO_2,由于氨生成使培养基变为碱性,从而使指示剂变色。

2. 枸橼酸盐试验　枸橼酸盐培养基不含任何糖类,枸橼酸盐为唯一碳源、磷酸二氢铵为唯一氮源。如果细菌能利用铵盐作为唯一氮源,并能利用枸橼酸盐作为唯一碳源,则可在此培养基上生长,分解枸橼酸钠,使培养基变碱,培养基中的溴麝香草酚蓝指示剂由绿色变为深蓝色。

3. 硝酸盐还原试验　细菌还原硝酸盐成亚硝酸盐加入硝酸盐试剂变红,而铜绿假单胞菌还原硝酸盐生成氨和氮气,所以加入硝酸盐试剂不变色,再加入少许锌粉,锌粉能使硝酸盐还原为亚硝酸盐,如加入锌粉后变红,表示硝酸盐仍然存在,试验阴性,如不变色,表示硝酸盐还原生成氨和氮气,试验阳性。

4. 葡萄糖的氧化/发酵(O/F)试验　细菌在分解葡萄糖的过程中,必须有分子氧参加的,称为氧化型;能进行无氧降解的为发酵型;不分解葡萄糖的细菌为产碱型。发酵型细菌无论在有氧或无氧环境中都能分解葡萄糖,而氧化型细菌在无氧环境中则不能分解葡萄糖。本试验可用于区别细菌的代谢类型。

【实训准备】

1. 试剂　氧化酶试剂、硝酸盐还原试剂、液状石蜡。

2. 培养基　血琼脂平板、麦康凯琼脂平板、SS 平板、尿素培养基、HL 培养管、枸橼酸盐斜面培养基、硝酸盐培养基。

3. 器材　接种环(针)、载玻片、酒精灯、消毒缸、普通显微镜、洗瓶、香柏油、擦镜纸、二甲苯、电热恒温培养箱、滤纸等。

【实训流程】

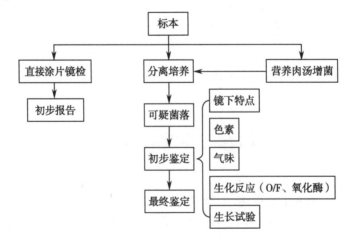

【实训步骤】

1. 标本采集 取自各种临床标本，如血液、体液、粪便、脑脊液、胸腔积液、腹水、脓液、分泌物、痰、中段尿、十二指肠引流液。核对化验单，检查标本是否合格，登记与标记标本。

2. 直接涂片镜检 脓液、分泌物、痰可直接涂片，脑脊液、胸腔积液、腹水可直接或离心后取其沉淀物涂片，染色并镜检。必要时可做鞭毛染色，不动杆菌无鞭毛。可作出初步报告。

3. 分离培养 血液、体液可先在营养肉汤中增菌后再转种血琼脂和麦康凯琼脂，脑脊液、胸腔积液、腹水、脓液、分泌物、痰、中段尿、十二指肠引流液可直接接种于血琼脂和麦康凯琼脂，粪便直接接种于SS琼脂、麦康凯琼脂，进行分离培养。

4. 观察菌落 铜绿假单胞菌在普通营养琼脂平板上生长良好，可形成伸展和扁平、大小不一、边缘不整齐、光滑、湿润且常呈融合状态的菌落，琼脂被其产生的水溶性色素青脓素染成绿色或蓝绿色。在血平板上形成扁平、湿润、有生姜味、边缘不规则、灰绿色或蓝绿色、透明溶血环的菌落。在SS、麦康凯琼脂上可形成微小、无光泽、半透明、不发酵乳糖菌落，48小时菌落中心呈棕绿色。

窄食单胞菌普通平板上形成不透明、大而光滑、边缘不整齐、呈闪光的淡黄色菌落，血平板上形成不溶血有氨味的菌落，菌落特征与普通平板上类似，在SS平板上不生长。

产碱杆菌在血平板上形成灰色、扁平、较大、边缘薄、不整齐的菌落，不溶血，有水果味，并在菌落下面的血琼脂上呈明显的绿色，在SS和麦康凯平板上形成无色透明或淡黄色菌落（乳糖不发酵菌落），有少数菌株在SS平板上不生长。

醋酸钙不动杆菌和洛菲不动杆菌在血平板上均形成圆形、凸起、光滑、边缘整齐、不透明、灰白色、有黏性的菌落，多数菌株不溶血；不同的是，前者菌落较大，直径约2～3mm，后者菌落较小，直径约0.5～1.0mm。两种菌在SS平板上均不生长（仅少数菌株生长）；在麦康凯培养基上可生长，形成淡黄色菌落。

5. 生化鉴定

(1) 氧化酶试验：取洁净滤纸一小块，沾取待检菌少许，然后加氧化酶试剂于菌上，或将氧化酶试剂直接滴加于待检菌菌落上，立即观察结果。细菌在与试剂接触10秒内呈深紫色，为阳性。

铜绿假单胞菌、粪产碱杆菌为阳性，窄食单胞菌属、不动杆菌属为阴性。

(2) O/F试验：挑取少许纯培养物（不要从选择性平板中挑取）接种2支HL培养管中，在其中一管加入高度至少为0.5cm的无菌液状石蜡以隔绝空气（作为密封管），另一管不加（作为开放管）。置35℃孵箱孵育48小时以上。两管培养基均不产酸（颜色不变）为阴性，两管都产酸（变黄）为发酵型，加液状石蜡管不产酸，不加液状石蜡管产酸为氧化型。铜绿假单胞菌、窄食单胞菌属、醋酸钙不动杆菌为氧化型。产碱杆菌为产碱型。

(3) 尿素酶试验：将纯培养物接种于尿素培养基中，于37℃培养18～24小时后，观察结果。培养基变红色者为阳性，不变色者为阴性。铜绿假单胞菌为尿素酶试验阳性。

(4) 枸橼酸盐试验：将纯培养物接种于枸橼酸盐斜面培养基上，于37℃培养24～48小时后，每日观察结果。培养基斜面上有细菌生长，而且培养基变深蓝色者为阳性，无细菌生长，培养基颜色不变保持绿色者为阴性。铜绿假单胞菌为枸橼酸盐试验阳性。

(5) 硝酸盐还原试验：将纯培养物接种于硝酸盐培养基中，于37℃培养18～24小时后，加入硝酸盐试剂变红,表示还原为亚硝酸盐,试验阳性,如不变,加入锌粉,不变色,为试验阳性,变红为试验阴性。铜绿假单胞菌为加入锌粉不变色为阳性。

6. 鉴定依据

(1)涂片镜检是革兰阴性小杆菌,不动杆菌无动力。

(2)在平板培养基上形成典型菌落。

(3)根据生化反应。

符合以上特征可报告"检出××菌"。

7. 废物处理 使用后的一次性用品、一次性细菌培养物灭菌后丢入医疗废物桶,集中销毁,染色涂片放入消毒缸内,染色液倒入废液缸中。

【注意事项】

1. O/F 试验孵育时间不宜过长,否则两个管都会变黄。

2. 从临床分离的铜绿假单胞菌菌株中有部分不产生色素(大约有 10% 左右),尤其是从痰液中分离的菌落为黏液型的铜绿假单胞菌,常不产生色素,但在室温中转种数代后常可恢复典型菌落和产生色素能力。对于不产生色素的铜绿假单胞菌,可通过硝酸盐还原试验,或产生氮气,42℃生长以及在含 2.0g/L 的硫酸镉琼脂生长加以确定。

3. 窄食单胞菌属葡萄糖氧化缓慢而不明显,在含葡萄糖的 O/F 培养基中,培养 18~24 小时后,培养基可呈中性或弱碱性,常误诊为产碱杆菌属细菌,鉴定时需注意 48 小时后可呈酸性。

4. 产碱杆菌与产碱假单胞菌非常相似,二者主要区别为前者为周毛菌,后者为极端单毛菌。

5. 由于不动杆菌属的细菌进行革兰染色时不易脱色,有时易染成革兰阳性,误认为是革兰阳性球菌,实验时应注意鉴别。

【实训结果】

1. 绘出油镜下非发酵菌的形态。

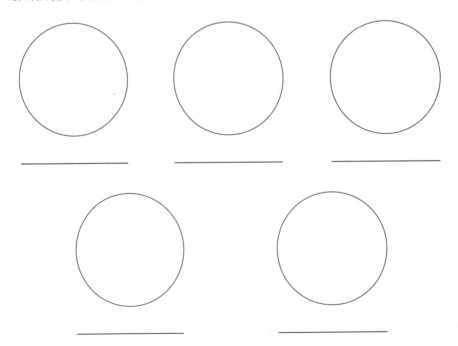

2. 记录非发酵菌培养结果。

3. 记录生化反应结果。

标本号	结果				
	氧化酶试验	O/F 试验	尿素酶试验	枸橼酸盐试验	硝酸盐还原试验

【填写检验报告单】

××××医院检验报告单

住院号_____门诊号_____
病室床号_____科别_____
病人姓名_____
性别_____年龄_____
临床诊断_____
检查目的_____
标本_____
送检日期_____
送检医师_____

检验者_____ 复核者_____ 报告日期_____

【实训结果分析】

_____
_____
_____
_____
_____
_____

实训日期_____ 成绩_____ 批阅教师_____

【考核要点和评分标准】

序号	项目	考核内容	分值	扣分标准		得分
1	准备工作	1) 穿白大衣 2) 着装整齐 3) 器材准备 4) 试剂准备 5) 标本准备	10	未穿白大衣	2	
				着装不整洁,酌情扣分	2	
				未准备器材或器材准备不全	2	
				未准备试剂或试剂准备不全	2	
				未准备标本或标本准备不正确	2	
2	标本采集	正确采集标本	5	采集方法错误、未无菌操作	5	
3	细菌形态观察	1) 制片 2) 革兰染色 3) 油镜镜检	15	涂片太厚或太薄,干燥方法不当,未固定或方法不当	5	
				染色方法不当,脱色时间过长或过短,冲水过大或过小,未完全干燥镜检	5	
				油镜使用不熟练,使用后未正确防护、复位	5	
4	分离培养	1) 标记平板 2) 接种环、试管的持法 3) 试管口烧灼灭菌 4) 分区划线接种 5) 培养	15	平板未标记或标记错误	3	
				接种环使用姿势不正确	2	
				违反无菌操作	3	
				琼脂划破,分区不当,划线不规范	3	
				平板未倒置或叠放超过 2 块,培养温度、时间未达要求	4	
5	生化试验	1) 氧化酶试验 2) O/F 试验 3) 尿素酶试验 4) 枸橼酸盐试验 5) 硝酸盐还原试验	25	取菌方法不当,结果判断错误	5	
				液状石蜡的高度要够	5	
				操作方法不规范,无菌操作不严格	5	
				操作方法不正确,培养条件未达要求	5	
				未加锌粉,结果判断错误	5	
6	实验结果	1) 平板上生长现象 2) 油镜镜检结果 3) 生化反应结果	20	原始区太大或太小,各区交叉线不当,单个菌落少,有污染菌	5	
				染色性不明确,形态及排列不典型,视野不清晰	5	
				各项试验未能正确判断结果,未进行标准菌株对照	10	
7	文明操作	1) 标本处理 2) 器具还原 3) 台面清洁 4) 生物防护	5	标本未处理或处理不当	2	
				器材、试剂未归位	1	
				台面未清洁	1	
				未注意生物防护	1	
8	总体印象	1) 规范 2) 流畅 3) 完成质量好	5	从规范操作,完成质量等方面考虑	5	
	合计		100		100	

考核时间_____ 评分结果_____ 考核教师_____

(曹美香)

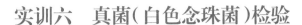

实训六 真菌(白色念珠菌)检验

【案例导入】

某男,46岁,咳嗽3天,伴有全身不适和严重头痛、腹泻。咳出白色非血性痰,腹泻的粪便为黏液样非出血性粪便。该患者2年前曾做过肾移植手术。为防止排斥反应,服用了肾上腺皮质激素和环孢素A,临床要求进行病原性真菌检查。

【实训内容】

白色念珠菌的分离培养与鉴定。

【实训目的】

1. 掌握白色念珠菌的鉴定方法。

2. 熟悉病原性真菌的分离培养方法、菌落特征及常见的病原性真菌。

【实训原理】

通过真菌形态染色特点、培养特性、生化反应、鉴定试验来鉴定白色念珠菌。同化碳源试验是检测真菌对糖类中碳源利用能力的一种有价值的实验。某些真菌在不含碳源而仅含氮源的合成固体培养基上不生长,当培养基中加入该菌能利用的碳水化合物时,则该菌生长。主要用于鉴定酵母菌。

【实训准备】

1. 培养基 沙氏葡萄糖琼脂平板、血平板、玉米粉 Tween-80 培养基(RFAT)。

2. 试剂 100g/L KOH、生理盐水、小牛血清、糖同化试验用糖纸片、革兰染色液等。

3. 器材 清洁载玻片、盖玻片、接种环(针)、试管、染色缸、酒精灯、光学显微镜等。

【实训流程】

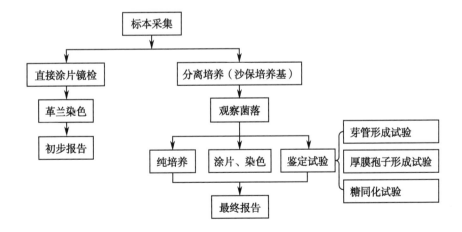

【实训步骤】

1. 标本采集 根据病情可分别采集体液、痰液、尿液、粪便、黏膜分泌物、脑脊液、血液等标本。①体液标本量 10ml 离心沉淀取 2ml 沉淀液做直接镜检培养。②晨痰 3～5ml 集于无菌瓶中(无菌生理盐水漱口数次后),挑取黏液或脓性部分,KOH 涂片培养。③早晨中段尿或清洁尿 10ml,离心取沉淀液 1ml 做 KOH 涂片培养(SDA 每管种 0.5ml)。④拭子:一般尽量不用,缺点:A. 不能得到足量的标本;B. 采集的标本也不易从棉花纤维上分离下来;

C. 容易干竭。采集标本后应迅速放入内装 1～2ml 无菌蒸馏水的试管送检，KOH 涂片培养。⑤纸盒送检，挑取黏液、脓血、乳酪样部分 KOH 涂片培养（加抗生素）。注：单纯培养阳性，不一定有临床意义，KOH 涂片发现菌丝，有诊断意义。

2．**直接涂片镜检**　痰液、尿液、黏膜分泌物等标本可直接涂片，革兰染色后，显微镜下见到革兰阳性（着色不均匀）、圆形或卵圆形菌体或孢子及假菌丝，可确认为假丝酵母菌感染。

3．**分离培养**　将标本接种于沙氏葡萄糖琼脂平板、血平板和玉米粉 Tween-80 培养基（RFAT）后置于 25℃培养 24～72 小时。

4．**观察菌落与形态**　培养基表面出现奶油色类酵母型菌落，将玉米粉 Tween-80 培养基上的菌落与培养基一同割下置于载玻片上，盖上盖玻片压平，置显微镜下用低倍镜或高倍镜观察。可见较多壁厚、圆形的厚膜孢子，多位于假菌丝的顶端。涂片经革兰染色，镜下可见革兰阳性圆形或卵圆形菌体、芽生孢子以及假菌丝。

5．**鉴定试验**

（1）芽管形成试验：在无菌小试管中加入人或动物（兔、牛、羊）血清 0.25～0.5ml，接种少量（菌量 $10^6/ml$）待检菌，充分振摇，混合数分钟后，置于 35℃孵育 1～3 小时（不超过 4 小时）。每隔 1 小时挑取 1 环含菌血清于清洁载玻片上，加盖玻片后镜检，连续检查 3 次。若在菌体上长出芽管，则芽管形成试验为阳性；否则为阴性。有芽管形成的是白假丝酵母菌，但并非所有的白假丝酵母菌都能形成。

（2）厚膜孢子形成试验：将假丝酵母菌接种于玉米粉 Tween-80 培养基进行培养，25℃培养 1～2 天后，显微镜观察厚膜孢子及假菌丝。白假丝酵母菌能形成厚膜孢子。

（3）氯化三苯四氮唑（TTC）试验：将待检菌接种于 0.005% 含氯化三苯四氮唑（TTC）的沙保弱培养基中，经 22～25℃，24～48 小时培养，白色念珠菌不使培养基变色或仅呈淡红色，而其他念珠菌或酵母可使培养基变为红色。

（4）糖同化试验：融化 20ml 糖同化试验培养基冷至 48℃，将培养 24～72 小时被鉴定的（白色）念珠菌株，混悬于 4ml 无菌盐水中，调整浊度相当于 McFarland 4 号管，全部菌液加入培养基中，混匀倾注成平板，凝固后，将含各种碳水化合物纸片贴在平板表面，孵育于25～30℃，10～24 小时，检查待检菌在纸片周围生长与否，如能围绕含糖纸片生长者，即为该糖同化阳性。如观察不清楚，可继续孵育 24 小时。凡能发酵某种糖，一定能同化该糖，故只需做那些不被发酵糖的同化试验。白色念珠菌糖发酵及同化试验结果见表 2-6-1，也可用同化试验生长图谱法（auxanographic method）或商品试验卡进行检查。

表 2-6-1　白色念珠菌糖发酵及同化试验结果

发酵试验				同化试验			
葡萄糖	麦芽糖	蔗糖	乳糖	葡萄糖	麦芽糖	蔗糖	乳糖
+	+	−	−	+	+	+	−

6．**鉴定依据**　白色念珠菌鉴定依据：①镜下形态特点：镜下可以看到圆形或椭圆形的孢子（直径 3～6μm）或假菌丝；②菌落特点：沙保琼脂培养 24 小时可见菌落，菌落呈奶油色、光滑。血平板 35℃，培养 48 小时有灰白色、瓷白色菌落。玉米粉 Tween-80 培养基培养 72 小时内可见丰富的假菌丝，绝大部分菌株可在菌丝顶端有典型的单个、最多不超过两

个厚膜孢子。在 30℃以上,不产生厚膜孢子,此点是与都柏林念珠菌重要的鉴别。③芽管形成试验:绝大部分白念珠菌可产生典型镜状芽管,其形态是:萌出芽管的孢子呈圆形,芽管较细,为孢子直径的 1/3~1/2,其萌发连接点不收缩(称为箭状)。孵育时间不得超过 3 小时,不然其他产假菌丝的酵母,也将发芽与芽管相混淆。④生化特性:能同化葡萄糖、麦芽糖、蔗糖(少数例外)、半乳糖、木糖、海藻糖,不能利用硝酸盐,尿素酶阴性。

7. 废物处理　任何污染材料未经消毒不能拿出实验室。消毒棉签等须丢入医疗废物桶。用过的染色片放入消毒缸里,对剩余标本、一次性细菌培养物等先灭菌后,再丢入医疗废物桶,集中销毁。

【注意事项】

1. 分离鉴定中温度一定要掌握好,不同的念珠菌生长温度不同。

2. 芽管形成检查时间不得超过 4 小时,因 4 小时后可生长假菌丝。所用菌种应来自沙氏培养物,菌龄为 24~48 小时。需用已知阳性白色念珠菌作对照,因为血清内可能有芽管形成抑制物质。

3. 形成厚膜孢子的温度以 25℃最佳。Tween-80 的作用是使假菌丝及厚膜孢子均匀分散生长而不纠缠成团,并促进孢子的形成。

4. 无菌操作,注意生物安全。

【实训结果】

1. 绘出镜下白色念珠菌形态。

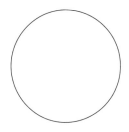

2. 描述白色念珠菌在琼脂平板上的菌落特点。

3. 记录各鉴定实验结果。

标本号	结果									
	芽管形成试验	厚膜孢子形成试验	发酵试验				同化试验			
			葡萄糖	麦芽糖	蔗糖	乳糖	葡萄糖	麦芽糖	蔗糖	乳糖

【填写检验报告单】

××××医院检验报告单
住院号_____门诊号_____
病室床号_____科别_____
病人姓名_____
性别_____年龄_____
临床诊断_____
检查目的_____
标本_____
送检日期_____
送检医师_____
检验者_____ 复核者_____ 报告日期_____

【实训结果分析】

_____

_____

_____

_____

_____

_____

实训日期_____ 成绩_____ 批阅教师_____

【考核要点及评价标准】

序号	项目	考核内容	分值	扣分标准		得分
1	准备工作	1）穿白大衣 2）着装整齐 3）器材准备 4）试剂准备 5）标本准备	10	未穿白大衣	2	
				着装不整洁，酌情扣分	2	
				未准备器材或器材准备不全	2	
				未准备试剂或试剂准备不全	2	
				未准备标本或标本准备不正确	2	
2	标本采集	正确采集标本	5	采集方法错误、未无菌操作	5	
3	分离培养	1）标记平板 2）接种环、试管的持法 3）试管口烧灼灭菌 4）分区划线接种 5）孵育（平板正确放置，35℃培养16～24小时）	15	平板未标记或标记错误	3	
				姿势错误	2	
				试管口未灭菌	3	
				琼脂划破（酌情扣分）	2	
				分区不当	1	
				平板未倒置	2	
				叠在一起超过2块	1	
				温度、时间未达要求	1	

续表

序号	项目	考核内容	分值	扣分标准		得分
4	真菌形态观察	1）细菌标本片的制备（涂片、干燥、固定）2）革兰染色3）油镜镜检	15	涂片太厚或太薄	1	
				未干燥或方法错误	2	
				未固定或方法错误	2	
				染色步骤错误	2	
				冲水过大或过小	1	
				脱色时间过长或过短	1	
				未吸干镜检	1	
				未用低倍镜对光找视野	1	
				油镜镜头选用错误	2	
				油镜使用不当	1	
				显微镜未防护、复位	1	
5	鉴定试验	芽管形成实验	25	未充分振摇混匀	2	
				混匀时间不足	1	
				孵育温度、时间错误	2	
				未做阳性对照	2	
		厚膜孢子形成实验		培养基选择错误	3	
				操作方法错误	3	
				孵育温度、时间错误	3	
		糖同化实验		培养基制备不正确	3	
				操作方法错误	3	
				孵育温度、时间错误	3	
6	实验结果	平板上生长现象	5	原始区太大或太小	1	
				各区衔接差	1	
				单个菌落少	2	
				有污染菌	1	
		镜检结果	5	视野不清晰	2	
				形态及排列不典型	1	
				描述错误	2	
		鉴定实验结果	10	各项实验未能正确判断结果，未进行标准菌株对照	10	
7	文明操作	1）标本处理2）器具还原3）台面清洁4）生物防护	5	标本未处理或处理不当	2	
				器具、试剂未还原	1	
				台面未清洁	1	
				未注意生物防护	1	

105

续表

序号	项目	考核内容	分值	扣分标准		得分
8	总体印象	1）规范 2）流畅 3）完成质量好	5	从规范操作，完成质量等方面考虑	5	
	合计		100		100	

考核时间_____ 评分结果_____ 考核教师_____

（谢　春）

实训七　医院感染监测

【案例导入】

1990 年 12 月，上海第二医科大学附属新华医院产婴室发生葡萄球菌感染暴发流行。历时 17 天，共发病 51 例，罹患率 29.1%。患儿以皮肤脓包疮为主要表现。脓包液培养鉴定是金黄色葡萄球菌。产婴室工作人员的手有 4 例金黄色葡萄球菌阳性，床垫、布衣、冰箱面、电话机、沐浴架及沐浴室墙面等物体环境表面金黄色葡萄球菌培养亦显阳性，且有 69.7% 物体表面细菌数超标。产婴室工作人员的双手和环境污染较为严重，故考虑本次暴发流行的传播途径为手接触传播。

【实训内容】

1. 空气中的微生物（主要是细菌）监测。
2. 物体表面的微生物（主要是细菌）监测。
3. 手部的细菌监测。
4. 高压蒸汽灭菌效果的监测。
5. 紫外线灯杀菌效果的监测。
6. 使用中的消毒液监测。

【实训目的】

1. 正确进行环境中的微生物学监测。
2. 正确进行消毒、灭菌效果的监测。

【实训原理】

1. 采用自然沉降法，使悬浮在空气中的细菌自然沉降到营养琼脂平板上，经 37℃、48 小时培养后，计算出每立方米空气中所含的细菌菌落数。

2. 高压蒸汽灭菌效果的监测，常用生物指标法，于灭菌前将市售嗜热脂肪芽胞杆菌菌片放于灭菌锅五个不同位置，灭菌后以无菌手续将菌片取出，放于溴甲酚紫葡萄糖蛋白胨水培养基中于 35℃培养 48 小时，如培养基不变色外观澄清则表示无菌生长；如外观混浊培养基变黄说明有菌生长，灭菌不彻底。

3. 紫外线杀菌是利用紫外线灯管辐照强度，即紫外线杀菌灯所发出之辐照强度，与被照消毒物的距离成反比。当辐照强度一定时，被照消毒物停留时间愈久，离杀菌灯管愈近，其杀菌效果愈好，反之愈差。

【实训准备】

1. 器材　高压灭菌锅、紫外线灯、无菌 L 形玻棒、5cm×5cm 的标准灭菌规格板、无菌三角烧瓶（内装玻璃珠）、恒温培养箱。

2. 培养基　普通琼脂平板、高层琼脂培养基、肉汤培养基、溴甲酚紫葡萄糖蛋白胨水培养基。

3. 其他　一次性直径 9cm 无菌平皿、无菌吸管、无菌试管、无菌水、无菌生理盐水、无菌棉棒、嗜热脂肪芽胞杆菌（ATCC7593 或 SSIK31）菌片、标准中和剂、0.1% 苯扎溴铵、2% 碘酊、0.5% 碘伏、75% 酒精等。

【实训流程】

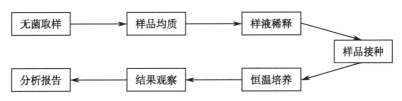

【实训步骤】

1. 空气中的细菌监测——沉降法

（1）室内面积≤30m² 时，设一条对角线，在其上取固定 3 点，即中心一点、两端距墙 1m 处各取一点；室内面积>30m²，设室内 4 角及中央 5 点，4 角的布点位置在各距墙 1m 处。

（2）将直径 9cm 无菌琼脂平板放置于采样点处，暴露 5～10 分钟后盖好平皿盖，置 37℃ 温箱培养 48 小时，计数平板上细菌菌落总数，并进行致病菌分析鉴定。

空气中细菌菌落总数检查计算公式如下：

$$细菌菌落总数（CFU）/m^3=50\,000N/AT$$

其中，A：平板面积（cm²）

　　　　T：平板暴露时间（min）

　　　　N：平均菌落数（CFU/ 平板）

2. 物体表面和手部的细菌监测——棉拭子采样、倾注培养法

（1）用 5cm×5cm 的标准灭菌规格板，放在被检物体（台面、地板、墙壁等）表面，用浸有无菌生理盐水的棉拭子 1 支，在规格板内涂抹 10 次（往返记作 1 次）。

（2）将采样棉拭子置于 10ml 无菌生理盐水采样管中（对医护人员手采样：被检人五指并拢，用浸有无菌生理盐水的棉拭子在右手指曲面，从指尖、甲沟至指根处往返涂抹 10 次后，将棉拭子放入 10ml 无菌生理盐水采样管中）。

（3）将采样管震荡混匀后，进行 10 倍递减稀释，3 个稀释度，分别取 1ml 置于直径 9cm 的无菌平皿内（每个稀释度倾注 2 个平皿）。

（4）将高层琼脂培养基融化后冷却至 45～48℃ 左右，倾注上述平皿内，边倾注边轻轻旋转平皿，使琼脂与采样液混合均匀。

（5）待平板完全凝固后，置 37℃ 温箱培养 48 小时后，计数平板上细菌菌落总数，并对可疑菌落进行致病分析鉴定（取菌落数为 30～300CFU 的平板计算）。细菌菌落总数检查计算公式如下：

物体表面细菌菌落总数

$$CFU/cm^2=平板上平均菌落数 \times 稀释倍数 / 采样面积（cm^2）$$

手部表面细菌菌落总数

$$CFU/cm^2=平板上平均菌落数 \times 稀释倍数 /30 \times 2（cm^2）$$

注：CFU（colony forming unit）菌落形成单位，指单位体积中的细菌群落总数。

附：

医院各类环境空气、物体表面、医务人员手卫生标准

环境类别	范围标准	标准		
		空气 （CFU/m³）	物体表面 （CFU/cm²）	医务人员手 （CFU/cm²）
Ⅰ类	层流洁净手术室、层流洁净病房	≤10	≤5	≤5
Ⅱ类	普通手术室、普通保护性隔离室、供应室无菌区、烧伤病房、重症监护病房、产房、婴儿室、早产儿室	≤200	≤5	≤5
Ⅲ类	儿科病房、妇产科检查室、注射室、换药室、治疗室、供应室清洁区、急诊抢救室、化验室、各普通病房	≤500	≤10	≤10
Ⅳ类	传染科及病房	—	≤15	≤15

3. 高压蒸汽灭菌效果的监测——生物指标法

（1）取出灭菌锅内层灭菌桶，将嗜热脂肪芽胞杆菌（ATCC7593 或 SSI K31 株）菌片 5 个，分别放入无菌小纸袋内，置于标准试验包的中心位置，放入灭菌锅各不同位置。

（2）加水到灭菌锅内水位线，灭菌桶放入锅中，盖上锅盖对称拧紧使锅盖密闭，检查排气阀、安全阀状态。

（3）接通电源，灭菌锅开始工作，在压力升到 39.23kPa 时，打开排气阀，待冷空气全部排出后，关闭排气阀。

（4）继续加热，锅内压力逐渐上升，直至压力表指针指向 0.15MPa（或 121℃）时，持续 15～30 分钟。

（5）关闭电源，待锅内压力自行下至 0，放气阀无蒸汽排出时，开启锅盖。

（6）将菌片在无菌条件下取出，投入溴甲酚紫葡萄糖蛋白胨水培养基中，35℃48 小时后观察培养基颜色变化。

（7）结果判断：培养基不变色，判定为灭菌合格；培养基变为黄色，判定为灭菌不合格。

4. 紫外线杀菌效果监测

（1）无菌操作取细菌培养物（葡萄球菌、大肠埃希菌、枯草杆菌）置于装有 100ml 无菌水带有玻璃珠的无菌三角烧瓶内，制成均匀菌液。

（2）取 1ml 菌液加入 9ml 无菌水的试管中充分混匀，依次进行 10 倍递减稀释。3 个稀释度，分别取 0.5ml 置于直径 9cm 的无菌平皿内（每个稀释度倾注 2 个平皿）做倾注培养（每一个稀释度都要做无紫外线灯照射对照平板）。

（3）待平板完全凝固后，放置平板在紫外线灯下 60～80cm 处，打开平皿盖，照射 30 分钟。

（4）盖好平皿盖，置 37℃温箱培养 24 小时后观察平板细菌菌落数并分析结果。

（5）结果判断：与对照平板比较，计算杀菌率。

5. 使用中的消毒液消毒效果监测——倾注法（对碘酊、乙醇、苯扎溴铵、戊二醛和碘伏进行重点监测）

（1）在超净工作台内用无菌吸管吸取使用中的碘酊（乙醇、苯扎溴铵、碘伏、戊二醛）

1.0ml,加入到 9.0ml 含相应标准中和试剂的无菌生理盐水采样管中混匀。

（2）作用 5～10 分钟后,分别取 0.1ml 放入 2 个直径 9cm 的无菌平皿内。

（3）将高层琼脂培养基融化后冷却至 45～48℃左右,倾注上述平皿作倾注培养。

（4）待平板完全凝固后,将一个平皿置 20℃温箱培养 7 天,观察真菌生长情况;另一个平皿置 37℃温箱培养 72 小时后进行细菌菌落计数,并同时进行可疑菌落鉴定。

（5）结果判断:消毒液污染菌量≤100CFU/ml,并未检出致病菌为合格。

【注意事项】

整个实训过程要求严格无菌操作。

1. 空气中的细菌监测——沉降法

（1）暴露平板时平皿盖要扣在平皿边缘或旁边。

（2）盖平板盖时手不能越过暴露平板。

（3）布点位置距地面垂直高度不能低于 80cm,不能高于 150cm。

（4）采样前关好门窗,在无人走动情况下静止 10 分钟后进行采样;平板暴露时间不能少于 5 分钟。

（5）放置平板时应从里往外,收取时应从外往里进行。

2. 物体表面和手部的细菌监测——棉拭子采样、倾注培养法

（1）采样时间:选择消毒处理后 4 小时内进行采样。

（2）采样面积:被采表面积<100cm²,取全部表面;被采表面积≥100cm²,取 100cm²。

（3）监测时间:①根据不同的特殊重点部门,每 1～3 个月监测一次;当发生医院感染流行,高度怀疑或确定与空气、物体表面、医务人员手的污染有关时,可随时进行监测。②Ⅰ、Ⅱ类区域工作人员:细菌总数≤5CFU/cm²,并未检出金黄色葡萄球菌、大肠杆菌、铜绿假单胞菌为消毒合格;Ⅲ类区域工作人员:细菌总数≤10CFU/cm²,并未检出金黄色葡萄球菌、大肠杆菌为消毒合格;Ⅳ类区域工作人员:细菌总数≤15CFU/cm²,并未检出金黄色葡萄球菌、大肠杆菌为消毒合格。③母婴同室、婴儿室、新生儿室及儿科病房的工作人员手上,不得检出沙门菌、大肠杆菌、溶血性链球菌、金黄色葡萄球菌为消毒合格。

3. 高压蒸汽灭菌效果的监测——生物指标法

（1）锅内水必须用蒸馏水或纯化水。

（2）锅盖螺母必须对称拧紧。

（3）冷空气必须全部排出后关闭排气阀。

（4）当灭菌时间结束时切断电源,必须等到压力表归零后才能开启锅盖。

（5）锅内放置物品不能太挤。

4. 紫外线杀菌效果监测

（1）在使用过程中,应保持紫外线灯表面的清洁,一般每两周用酒精棉球擦拭一次,发现灯管表面有灰尘、油污时,应随时擦拭。

（2）用紫外线灯消毒室内空气时,房间内应保持清洁干燥,减少尘埃和水雾,温度高于 40℃或低于 20℃,相对湿度大于 60% 时,应适当延长照射时间。

（3）用紫外线消毒物品表面时,应使照射表面受到紫外线的直接照射,且应达到足够的照射剂量。

（4）不得使紫外线光源照射到人,以免引起损伤。

（5）不要认为紫外线灯管开着,就有杀菌作用。

（6）使用紫外线强度计时，每半年或至少一年标定一次。

5．使用中的消毒液消毒效果监测——倾注法

（1）高层培养基完全融化。

（2）倾注过程中边倾注边水平转动平皿使待检液与培养基充分混匀。

【实训结果】

	空气中	物体表面	手部	消毒液
细菌菌落总数				
高压蒸汽灭菌锅		紫外线照射		
培养基颜色	灭菌是否合格	对照菌落数	试验菌落数	紫外线杀菌率

【实训结果分析】

_____

_____

_____

_____

_____

_____

实训日期_____ 成绩_____ 批阅教师_____

附：医疗用品卫生标准

1．进入人体无菌组织、器官或接触破损皮肤、黏膜的医疗用品必须无菌。

2．接触黏膜的医疗用品，细菌菌落总数应≤20CFU/g 或 100cm²，致病性微生物不得检出。

3．接触皮肤的医疗用品，细菌菌落总数应≤200CFU/g 或 100cm²，致病性微生物不得检出。

4．无菌器械保存液必须无菌。

【填写检验报告单】

××××医院感染监测报告单	
科室： 采样地点： 监测目的：	
日期： 监测人：	
监测标本	监测结果
空气 物体表面 手部 高压灭菌器 紫外线 消毒液	
报告日期： 报告人： 审核人：	

【考核要点和评分标准】

序号	项目	考核内容	分值	扣分标准		得分
1	准备工作	1）穿白大衣 2）着装整齐 3）器材准备 4）试剂准备 5）标本准备	5	未穿白大衣	1	
				着装不整洁，酌情扣分	1	
				未准备或准备物品不全	3	
2	空气中细菌监测	1）选择采样点 2）摆放无菌平板 3）暴露平板时间 4）报告结果	15	距离远或近、点数少	3	
				平板取放顺序、盖朝上	2	
				暴露时间过短、过长	5	
				报告不准确、不规范	5	
3	物体表面和手部的细菌监测	1）采样方法 2）震荡采样管 3）稀释采样液 4）倾注培养法 5）报告结果	20	采样面积小、涂抹次数少	3	
				未震荡或不均匀	2	
				未稀释或稀释浓度不准确	5	
				倾注培养不规范	5	
				报告不准确、不规范	5	
4	高压灭菌器灭菌效果的监测	1）使用灭菌锅 2）放置菌片 3）取出菌片方法 4）监测菌片方法 5）报告结果	20	灭菌锅不熟练、不规范	5	
				菌片错误或位置不对	5	
				违反无菌操作	3	
				菌片未放入指定培养基内	2	
				报告不准确、不规范	5	
5	紫外线杀菌效果的监测	1）无菌操作 2）制备菌液 3）紫外线照射 4）对照 5）报告结果	20	违反无菌操作	3	
				未混匀菌液	2	
				平板过远、照射时间短	5	
				没有对照平板	5	
				报告不准确、不规范	5	
6	使用中消毒剂消毒效果的监测	1）无菌操作 2）与中和试剂作用时间 3）倾注培养法 4）报告结果	15	违反无菌操作	3	
				作用时间过长或过短	2	
				倾注培养不规范	5	
				报告不准确、不规范	5	
7	清理工作	1）标本处理 2）物品还原 3）台面清洁 4）手消毒	5	未清理工作台	1	
				物品没按要求放到指定地方	1	
				划伤手或标本外溢等	2	
				实验后未消毒手	1	
合计			100		100	

考核时间_____ 评分结果_____ 考核教师_____

（杨应花）

模块三　常用免疫学检验技能

实训一　肥达试验

【案例导入】

王某,25 岁,女性,发热 6 天入院。患者食欲减退、乏力、腹胀,排黏液稀便,每天 4～5 次。体检:体温 40℃,相对缓脉,肝、脾略肿大,腹部见玫瑰疹。查血:白细胞 $3.2×10^9/L$,中性粒细胞 46%,淋巴细胞 35%,查粪便少量脓球和白细胞,但两次血和粪便培养均未发现致病菌。根据上述情况临床医师初步诊断为伤寒,为进一步确诊建议做肥达试验。

【实训内容】

检测血清中伤寒沙门菌 O 抗体、伤寒沙门菌 H 抗体,甲型副伤寒沙门菌 H 抗体和乙型副伤寒沙门菌 H 抗体。

【实训目的】

1. 熟练掌握肥达试验的正确操作及结果判断。

2. 学会分析检验结果并准确规范地填写检验报告单。

3. 熟悉肥达反应临床意义。

【实训原理】

人体感染伤寒或副伤寒后 1～2 周,血清中可出现相应抗体。用标准诊断菌液伤寒沙门菌 O 抗原(TO)、伤寒沙门菌 H 抗原(TH)、甲型副伤寒沙门菌 H 抗原(PA)、乙型副伤寒沙门菌 H 抗原(PB)检测病人血清中相应抗体。先将待检血清进行连续二倍稀释,并分装为 4 排后分别于各排试管中加入等量上述 4 种诊断菌液混合,反应一定时间后,根据各管的凝集程度,判断待检血清中抗体的效价,作为伤寒和副伤寒的辅助诊断。

【实训准备】

1. 试剂　TO、TH、PA、PB 诊断菌液,生理盐水。

2. 器材　小试管、刻度吸管、试管架、离心机、恒温箱或水浴箱等。

3. 标本　待检血液。

【实训流程】

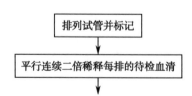

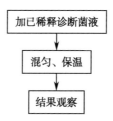

【实训步骤】

1. 标本核对　审核标本采集时间、标本量、标本是否溶血、遗漏等。

2. 标本处理　标本接收后,以 3000r/min 离心 10 分钟,分离血清备用。血清应无溶血、无细菌污染,置于 2~8℃并在 24 小时内使用。

3. 标本检测

(1) 操作方法

1) 排列试管:准备 4 排小试管,每排 7 支并编号(试管大小、口径一致,最好是同一批号)。

2) 稀释菌液:市售诊断菌液多数为 70×10^8/ml,用前用生理盐水稀释成 10×10^8/ml,保证无凝块。

3) 稀释首管血清:另取中号试管 1 支(为血清稀释管),加生理盐水 3.8ml 及被检血清 0.2ml 混匀,即为 1:20 稀释,总量为 4ml。

4) 平行连续 2 倍稀释每排血清:取出上述 1:20 稀释血清 2ml,按每管 0.5ml 分别放入各排小试管中的第 1 支试管内。再于上述中号试管内加生理盐水 2ml 混匀,此种血清即为 1:40 稀释,吸取此稀释度血清 2ml,按每管 0.5ml 分别加到各排小试管中的第 2 支试管内。依次类推连续稀释到各排小试管第 6 支试管为止,第 7 支小试管只加入 0.5ml 生理盐水做阴性对照。此时各排 1~6 管的血清稀释度依次为 1:20~1:640。各排的第 7 支管加生理盐水 0.5ml,不加血清,作为抗原对照。

5) 加诊断菌液:将灭活的诊断菌液 TO、TH、PA、PB 依次分别加入第一至第四排的 7 支试管内,每管加量为 0.5ml。此时各排 1~6 管的血清因加入等量菌液又一次二倍稀释,血清最终稀释度每列分别为 1:40~1:1280,见表 3-1-1。

6) 振荡片刻,置于 35℃温箱过夜或 56℃水浴箱 2~4 小时(以促进反应),取出观察并记录结果。

表 3-1-1　肥达试验(试管法)方法

管号	1	2	3	4	5	6	7
被检血清初稀释度	1:20	1:40	1:80	1:160	1:320	1:640	-
稀释被检血清量(ml)	0.5	0.5	0.5	0.5	0.5	0.5	盐水 0.5
第一排 伤寒 H 菌液(ml)	0.5	0.5	0.5	0.5	0.5	0.5	0.5
第二排 伤寒 O 菌液	0.5	0.5	0.5	0.5	0.5	0.5	0.5
第三排 甲型副伤寒菌液	0.5	0.5	0.5	0.5	0.5	0.5	0.5
第四排 乙型副伤寒菌液	0.5	0.5	0.5	0.5	0.5	0.5	0.5
被检血清最终稀释度	1:40	1:80	1:160	1:320	1:640	1:1280	对照

（2）结果观察

1）从温箱或水浴箱中取出试管架后，不要振荡试管，以免凝集块分散。

2）观察方法：先观察对照管（第7管），应该是上清液混浊，管底无凝集。将试管举起，对光观察第1至第6试管上清液和管底凝集块的大小及形状。

3）凝集块的性状：H凝集呈疏松絮状沉于管底，轻摇试管易散开荡起；O凝集呈坚实颗粒状沉于管底，轻摇试管不易散开荡起。

4）每管按凝集程度的符号记录结果见表3-1-2。

5）效价判断：每排分别以呈现"++"凝集的血清最高稀释倍数作为该血清的凝集效价。阳性管上清液与50%透明度相当的比浊管比较后判断（50%透明度相当的比浊管：取25ml试验菌液加入0.75ml生理盐水）。

表3-1-2 试管反应的结果观察

上清液透明度	管底凝集块	凝集程度	表示符号
100%透明	大	100%细菌凝集	++++
75%微混	较大	75%细菌凝集	+++
50%稍混	稍小	50%细菌凝集	++
25%混浊	更小	25%细菌凝集	+
均匀混浊	无凝块	无细菌凝集	−

4. **废物处理**　废弃血液标本需消毒后处理；一次性Tip头（吸头）、一次性手套等须丢入医疗废物桶中，并集中销毁；试管及刻度吸管等高压灭菌后进行清洗。

【注意事项】

1. 菌液稀释后应及时使用。

2. 菌液有摇不散的凝块时不能使用。

3. 进行连续稀释时，每管需用吸管连续吹吸三次，保证充分混合。

4. 加入诊断菌液时，由对照管开始往前，每管各加0.5ml。

5. 在强光线下，一手拿试管，一手在管底部的对侧遮挡光线，造成较暗的背景反差，凝集块更为清晰易辨。

6. 有菌液因静置时重力作用自然下沉形成沉淀，在管底呈边缘整齐的小圆点，应与凝集块区别。

【实训结果】

记录各排试管凝集程度（凝集程度以"−"、"+"、"++"、"+++"、"++++"表示）。

管号		1	2	3	4	5	6	7
被检血清最终稀释度								
第一排	TH							
第二排	TO							
第三排	PA							
第四排	PB							

【填写检验报告单】

××××医院检验报告单

住院号_____门诊号_____

病室床号_____科别_____

病人姓名_____

性别_____年龄_____

临床诊断_____

检查目的_____

标本_____

送检日期_____

送检医师_____

检验者_____ 复核者_____ 报告日期_____

【实训结果分析】

_____

_____

_____

_____

_____

_____

实训日期_____ 成绩_____ 批阅教师_____

【考核要求及评分标准】

序号	考核项目	考核内容	分值	扣分标准		得分
1	实验前准备工作	1）个人防护 2）仪容仪表 3）试剂选择 4）仪器准备 5）耗材准备 6）试剂准备	20	个人未防护	2	
				仪容、着装不整齐及漏缺某一项	2	
				试剂、试剂盒选择不正确	5	
				诊断菌液未稀释	5	
				仪器设备未准备（离心机、水浴箱或恒温箱等）	2	
				实验器材未准备（试管、刻度吸管、试管架等）	2	
				实验所需耗材未准备（加样器、一次性手套等）	2	

续表

序号	考核项目	考核内容	分值	扣分标准		得分
2	标本准备	1）标本准备 2）标本离心 3）标本稀释 4）标本编号 5）试管排列 6）试管编号	15	标本未准备（核对标本是否正确、是否符合要求）	2	
				标本分离操作不规范	2	
				标本未正确稀释	3	
				未正确排列试管	3	
				未标明标记	2	
				未设立阴性对照管	3	
3	肥达试验操作	1）标本连续二倍稀释 2）试剂加样 3）混匀及温育 4）标准比浊管的配制 5）稀释倍数的计算	35	平行连续二倍稀释每排试管不正确	7	
				标本加样不正确（剂量、加样顺序）	6	
				相应诊断菌液加样不正确（剂量及顺序）	6	
				试管混匀方法、温育不规范	4	
				50%透明度相当的比浊管配制不正确	4	
				计算待检血清首次和最终稀释倍数有误	4	
				无生物安全观念（实验前、中、后）	4	
4	结果报告	1）实验结果读取 2）实验结果分析 3）实验结果报告	20	结果观察、测定及读取不规范	6	
				结果判断错误方法	6	
				结果报告有误（报告格式不完整、不正确）	4	
				结果分析错误（不能正确解读结果及临床意义）	4	
5	清理工作	1）标本处理 2）试剂储存 3）器具还原 4）台面清洁	10	多余试剂、耗材未正确储存	2	
				用过的一次性物品未放入废物桶	2	
				操作完成后台面未处理和清洁	2	
				仪器的使用未登记	2	
				标本、试管等污染物未处理	2	
	合计		100		100	

（木开代斯•努尔买买提）

实训二 风湿四项检测

【案例导入】

金某，女，41 岁，双手指、腕、肘、肩、双脚趾、踝、膝等关节肿痛两年余。近半月来加重,行走跛行,双手皮肤潮红,早晨双手僵硬。查血结果为正细胞正色素性贫血,淋巴细胞及血小板增多。根据上述情况临床医师初步诊断为类风湿性关节炎。临床医生申请做"风湿四项测定"以明确诊断。

【实训内容】

1. 抗链球菌溶血素"O"(ASO)测定。

2. 类风湿因子(RF)测定。

3. C- 反应蛋白(CRP)测定。

4. 红细胞沉降率(ESR)测定(见模块一实训三)。

【实训目的】

1. 熟练掌握抗链球菌溶血素"O"测定,类风湿因子测定,C- 反应蛋白测定和红细胞沉降率测定的操作及结果判断。

2. 学会正确分析检验结果并准确规范地填写检验报告单。

3. 熟悉风湿四项检测的临床意义。

【实训准备】

1. 试剂 各测定项目所用试剂盒。

2. 器材 吸管,加样器,小试管,全自动生化仪。

3. 标本 待检血液。

【实训原理】

1. 胶乳凝集法实训原理

(1)抗链球菌溶血素"O"测定:待检血清(抗链球菌溶血素 O 抗体)+ ASO 胶乳形成胶乳凝集。ASO 胶乳灵敏度调到 200IU/ml,超过上述滴度即出现肉眼可见的凝集颗粒。

(2)类风湿因子测定:待检血清(抗变性 IgG Fc 的抗体)+ RF 胶乳形成胶乳凝集。RF 胶乳灵敏度调到 20IU/ml,超过上述滴度即出现肉眼可见的凝集颗粒。

(3)C- 反应蛋白测定:待检血清(C 反应蛋白)+ 抗 CRP 胶乳形成胶乳凝集。CRP 胶乳灵敏度调到 6mg/L,超过上述滴度即出现肉眼可见的凝集颗粒。

2. 红细胞沉降率(ESR)测定原理:见模块一实训三。

3. 胶乳增强免疫透射比浊法原理

(1)抗链球菌溶血素"O"测定:血清样本中 ASO 与试剂中的抗人 ASO 抗体致敏的胶乳颗粒形成不溶性免疫复合物,使反应液产生混浊,用分光光度计在波长 570nm 处测出吸光度,代表混浊度,浊度高低反映血清样本中 ASO 的含量。

(2)类风湿因子测定:血清样本中 RF 与试剂中的抗人 RF 抗体致敏的胶乳颗粒形成不溶性免疫复合物,使反应液产生混浊,用分光光度计在波长 570nm 处测出吸光度,代表混浊度,浊度高低反映血清样本中 RF 得含量。

(3)C- 反应蛋白测定:将基于鼠单克隆抗体(抗 CRP 抗体)结合胶乳与标本中 CRP 形成抗原抗体反应作为浊度而进行光学测定,从而可以求得标本中 CRP 的浓度。

【实训准备】

1. 试剂 各测定项目所用试剂盒。

2. 器材 吸管、加样器、小试管、分光光度计。

3. 标本 待检血液。

【实训流程】

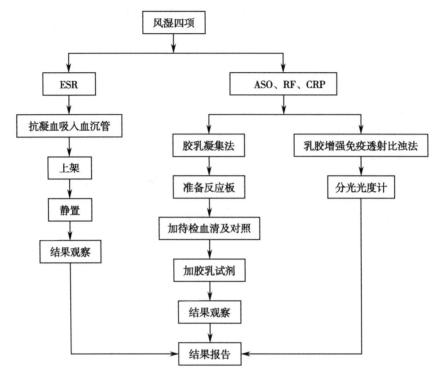

【实训步骤】

1. 标本核对　审核标本采集时间、标本量、标本是否溶血、遗漏等。

2. 标本处理　标本接收后，以3000r/min离心10分钟，分离血清备用（除ESR检测外）。血清应无溶血，无细菌污染，置于2～8℃并在24小时内使用。

3. 定性试验（胶乳凝集法）

（1）抗链球菌溶血素"O"（ASO）测定

1）反应板上取3个格，并编号。

2）用加样器分别加待测血清50μl、阳性血清、阴性血清各1滴（约50μl）。

3）每格加入ASO诊断胶乳1滴（约50μl）。

4）在反应板上用混匀棒充分混匀，轻轻地摇动使其充分混合，2分钟观察结果。

5）结果观察：①胶乳颗粒凝集且液体澄清者为阳性反应（ASO>200IU/ml）。②胶乳颗粒不凝集仍保持均匀胶乳状者为阴性反应（ASO<200IU/ml）。

（2）类风湿因子（RF）测定

1）在反应板上取3个格，并编号。

2）用加样器分别加待测血清20μl、阳性血清、阴性血清各1滴（约20μl）。

3）每格加入RF诊断胶乳1滴。

4）在反应板上用混匀棒充分混匀，轻轻地摇动使其充分混合，2分钟观察结果。

5）结果观察：①胶乳颗粒凝集且液体澄清者为阳性反应（RF>20IU/ml）。②胶乳颗粒不凝集仍保持均匀胶乳状者为阴性反应（RF<20IU/ml）。

（3）C-反应蛋白（CRP）测定

1）在反应板上取3个格，并编号。

2）用加样器分别加待测血清 50μl、阳性血清、阴性血清各 1 滴（约 50μl）。

3）每格加入 CRP 诊断胶乳 1 滴（约 50μl）。

4）在反应板上用混匀棒充分混匀，轻轻转动使其充分混合，2 分钟观察结果。

5）结果观察：①胶乳颗粒凝集且液体澄清者为阳性反应（CRP>6mg/L）。②胶乳颗粒不凝集仍保持均匀胶乳状者为阴性反应（CRP<6mg/L）。

4. 定量试验（胶乳增强免疫透射比浊法）

（1）试剂配制：试剂为双试剂，开瓶即用。

（2）测定条件：两点终点法；温度 37℃，比色杯光经 1.0cm，波长 570nm（主）。

（3）操作步骤：分别取试管编号，按表 3-2-1、表 3-2-2、表 3-2-3 进行操作。

表 3-2-1　ASO 测定操作步骤

加入物（μl）	测定管	标准管	质控管	空白管
待测血清	3.0	—	—	—
质控血清	—	—	3.0	—
试剂 1	120	120	120	120
混匀，37℃孵育 5 分钟				
试剂 2	120	120	120	120

混匀，37℃孵育 60 秒后，读取吸光值 A1，在 4 分钟后，读取吸光值 A2，ΔA=A1-A2。

表 3-2-2　RF 测定操作步骤

加入物（μl）	测定管	标准管	质控管	空白管
待测血清	8.0	—	—	—
质控血清	—	—	8.0	—
试剂 1	240	240	240	240
混匀，37℃孵育 5 分钟				
试剂 2	80	80	80	80

混匀，37℃孵育 60 秒后，读取吸光值 A1，在 4 分钟后，读取吸光值 A2，ΔA=A1−A2。

表 3-2-3　CRP 测定操作步骤

加入物（μl）	测定管	标准管	质控管	空白管
待测血清	2.0	—	—	—
质控血清	—	—	2.0	—
试剂 1	100	100	100	100
混匀，37℃孵育 5 分钟				
试剂 2	100	100	100	100

混匀，37℃孵育 30 秒后，读取吸光值 A1，在 4 分钟后，读取吸光值 A2，ΔA=A1-A2。

（4）校准程序：计算校准品吸光度差值（A2−A1）与对应的校准品浓度做校准曲线。空白的浓度为 0，以非线性定标模式测定校准曲线。样本 ASO、RF、CRP 浓度有样本吸光度差值（A2−A1）在校准曲线上对应查到。校准品的准备与要求见校准品说明书。

（5）按公式进行计算：

$$ASO（IU/L）（或 RF（IU/L）或 CRP（mg/L）＝（\Delta Au \div \Delta As）\times Cs$$

式中：ΔAu 以空白管吸光度为对照的样品管吸光度。

ΔAs 以空白管吸光度为对照的校准管吸光度。

Cs 校准液中相应抗原的浓度。

备注：具体仪器操作见模块四常用生物化学检验技能。

5．废物处理 废弃血液标本需消毒后处理；一次性 Tip 头（吸头）、一次性手套、反应板、混匀棒等须丢入医疗废物桶中，并集中销毁。

【注意事项】

1．胶乳凝集法

（1）乳胶试剂在每次使用前应轻轻摇匀，预置达室温。

（2）乳胶试剂置 2～10℃保存，但不得冷冻。

（3）乳胶试验应在黑色背景下观察结果。

（4）测试时血清与乳胶试剂应充分混匀。

（5）乳胶试剂保证液滴大小一致。

2．胶乳增强免疫透射比浊法

（1）试剂与标本量可以按生化分析仪器的要求恒比例增减。

（2）采集标本后，立即进行测定，如果需长时间保存，在 −20℃以下冷冻保存。

（3）不同批号的产品不能通用。

（4）切勿使用失活的试剂测定样品。

【实训结果】

项目	定性试验	定量试验
ASO		
RF		
CRP		
ESR		

【填写检验报告单】

××××医院检验报告单
住院号_____门诊号_____
病室床号_____科别_____
病人姓名_____
性别_____年龄_____
临床诊断_____
检查目的_____
标本_____
送检日期_____
送检医师_____
检验者_____ 复核者_____ 报告日期_____

【实训结果分析】

_____

_____

_____

_____

_____

_____

实训日期_____ 成绩_____ 批阅教师_____

【考核要求及评分标准】

序号	考核项目	考核内容	分值	扣分标准		得分
1	实验前准备工作	1) 个人防护 2) 仪容仪表 3) 试剂选择 4) 仪器准备 5) 耗材准备 6) 试剂准备	20	个人未防护	2	
				仪容、着装不整齐及漏缺某一项	2	
				试剂、试剂盒选择不正确	8	
				仪器设备未准备（分光光度计、离心机、水浴箱或恒温箱等）	2	
				实验所需耗材未准备（加样器、一次性手套等）	2	
				试剂盒未平衡至室温	4	
2	标本准备	1) 标本准备 2) 标本离心 3) 标本编号 4) 对照格编号	15	标本未准备（核对标本是否正确、是否符合要求）	3	
				标本分离操作不规范	3	
				未正确安排反应板，未编写标本检测号	3	
				未设阳性和阴性对照	3	
				未标明标记	3	
3	ASO、RF CRP 检测实验操作	1) 标本对照加样 2) 胶乳试剂加样 3) 混匀	35	标本及对照品加样不正确	7	
				相应胶乳试剂加样不正确	7	
				试剂加入前未混匀	5	
				标本与试剂混匀不规范	7	
				混匀棒使用不规范	5	
				无生物安全观念（实验前、中、后）	4	
4	结果报告	1) 实验结果判断 2) 实验结果分析 3) 实验结果报告	20	结果观察、测定及读取不规范	6	
				结果判断错误方法	6	
				结果报告有误（报告格式不完整、不正确）	4	
				结果分析错误（不能正确解读结果及临床意义）	4	
5	清理工作	1) 标本处理 2) 试剂储存 3) 器具还原 4) 台面清洁	10	多余试剂、耗材未正确储存	2	
				用过的一次性物品未放入废物桶	2	
				操作完成后台面未处理和清洁	2	
				仪器的使用未登记	2	
				标本反应板及试管等污染物未处理	2	
	合计		100		100	

（木开代斯·努尔买买提）

实训三 细菌(结核分枝杆菌)抗体检测

【案例导入】

李某,女,22岁。就诊时主诉:近一个多月来咳嗽,痰中时有血丝,痰少,多为干咳,无胸痛,但有明显乏力,消瘦,食欲减退,盗汗,自觉午后微热,心悸。查体:T 38℃,慢性病容。实验室检查:血 WBC 12×10^9/L,分类:杆状核 3%,分叶核 61%,淋巴细胞 33%,单核细胞 3%,血沉为 70mm/h。X 线透视右肺尖有小块阴影,边缘模糊。根据上述情况临床医师初步诊断为肺结核,为进一步确诊,建议检查结核杆菌抗体。

【实训内容】

检测抗结核分枝杆菌抗体(胶体金法)。

【实训目的】

1. 学会应用免疫层析法和结核抗体试剂(TB-CHECK-1)检测抗结核杆菌抗体的操作方法、结果判断和报告。

2. 熟悉检测 TB 抗体的临床意义。

【实训原理】

结核分枝杆菌抗体检测试剂盒采用高度特异性的抗原抗体反应及免疫层析分析技术,待检抗体与试剂含有被预先固定于膜上测试区(T)的结合抗原和包被于聚酯膜上的蛋白 A 胶体金结合反应,形成结核抗原-结核抗体-胶体金复合物。

【实训准备】

1. 试剂 试剂盒,缓冲液。

2. 器材 一次性塑料加样环,离心机。

3. 标本 待检血液。

【实训流程】

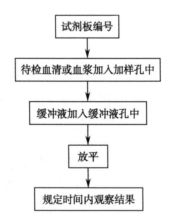

【实训步骤】

1. 审查标本 审核标本采集时间、标本量、标本是否溶血,遗漏等。

2. 标本处理 标本采集后离心获得血清或血浆,尽可能马上使用,不可在室温下长时间存放。血清和血浆样本可在 2～8℃冷藏存放一周,长期保存需冷冻于零下 20℃。冷藏或冷冻标本检测前恢复到室温,并充分混匀,样本切忌反复冻融。

3. 标本检测

操作方法

1）检测前须完整阅读说明，并将试剂和样本恢复至室温（20～30℃）。

2）顺袋沿缺口撕开包装袋，取出试剂板。

3）在试剂板上标明标记。

4）将试剂置于干净平坦的台面上，用一次性塑料加样环的环形体，蘸取样本（样本须浸没整个环形体），然后将环形体垂直轻触试剂的加样孔的膜表面以渗吸样本。（注意：加样孔的膜表面需要有湿润的痕迹，方提示加样成功。）

5）然后在缓冲液孔中垂直滴加 3 滴（约 120μl）缓冲液，并计时时间。

6）等待紫红色带的出现，结果应在 5～10 分钟内判读，10 分钟后判读无效。

4. 实验结果判断

（1）试剂板结构图（图 3-3-1）：

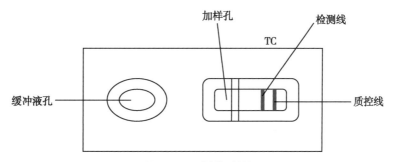

图 3-3-1　试剂板结构

（2）阴性：C 处有一根线条（图 3-3-2）。

（3）阳性：除 C 处有一根线条，T 处也有一条清晰可辨的线条（图 3-3-3）。

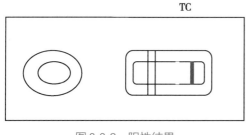

图 3-3-2　阴性结果

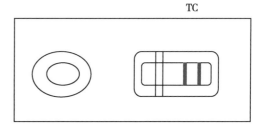

图 3-3-3　阳性结果

（4）试验无效：如 C 处无线条出现，则试验无效（图 3-3-4，图 3-3-5）。

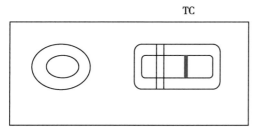

图 3-3-4　实验结果无效 1

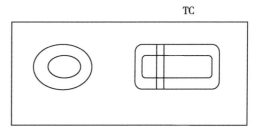

图 3-3-5　实验结果无效 2

5. 废物处理 废弃血液标本需消毒后处理；一次性塑料吸管、一次性手套、反应板、一次性塑料加样环等须丢入医疗废物桶中，并集中销毁。

【注意事项】

1. 按照使用说明书操作，加样过多、过少可能导致结果错误。

2. 从原包装袋中取出试剂，在 1 小时内尽快地使用；样本收集后应尽快使用，不宜在室温下长时间存放，切忌反复冻融。

3. 结果应在 5～10 分钟内判读，10 分钟后判读无效。

4. 在判读时间内，不论色带颜色的深浅，只要在质控区和检测区可以观察到两根线条即可判断为阳性。

5. 本试剂为一次性使用，使用过的试剂、样本以及剩余的缓冲液应视为有生物传染风险的医疗废弃物，要妥善处理。

【实训结果】

项目	实训结果（+/−）
TB 抗体	

【填写检验报告单】

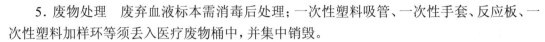

××××医院检验报告单

住院号_____门诊号_____

病室床号_____科别_____

病人姓名_____

性别_____年龄_____

临床诊断_____

检查目的_____

标本_____

送检日期_____

送检医师_____

检验者_____ 复核者_____ 报告日期_____

【实训结果分析】

_____

_____

_____

_____

_____

_____

实训日期_____ 成绩_____ 批阅教师_____

【考核要求及评分标准】

序号	项目	考核内容	分值	扣分标准		得分
1	实验前准备工作	1）个人防护 2）仪容仪表 3）试剂选择 4）耗材准备 5）仪器准备 6）试剂准备	20	个人未防护	2	
				仪容、着装不整齐及漏缺某一项	2	
				试剂盒选择不正确	8	
				试剂盒未平衡室温	4	
				仪器设备未准备（离心机、恒温箱等）	2	
				实验所需耗材未准备（一次性塑料加样环、一次性手套等）	2	
2	标本准备	1）标本准备 2）标本离心 3）标本编号	15	标本未准备（核对标本是否正确、是否符合要求）	5	
				标本分离操作不规范	5	
				未编写标本检测号	5	
3	细菌抗体检测实验操作	1）环形体使用 2）标本加样 3）试剂加样	35	环形体取标本不规范	7	
				加样孔的膜表面无明显湿润的痕迹	8	
				缓冲液未垂直加入	8	
				缓冲液量不准	8	
				生物安全观念（实验前、中、后）	4	
4	结果报告	1）实验结果读取 2）实验结果分析 3）实验结果报告	20	结果观察及读取不规范	6	
				结果判断错误方法	6	
				结果报告有误（报告格式不完整、不正确）	4	
				结果分析错误（不能正确解读结果及临床意义）	4	
5	清理工作	1）标本处理 2）试剂储存 3）器具还原 4）台面清洁	10	多余试剂、耗材未正确储存	2	
				用过的一次性物品未放入废物桶	2	
				操作完成后台面未处理和清洁	2	
				仪器的使用未登记	2	
				标本、反应板等污染物未处理	2	
	合计		100			100

（木开代斯·努尔买买提）

实训四　乙肝五项检测

【案例导入】

患者，男，29岁，因畏寒、发热，食欲减退、乏力、恶心腹胀入院，入院后黄疸迅速加深。实验室检查肝功能有改变，血清学检测：抗 -HAV IgM（-），抗 -HCV IgM（-）。根据上述情况临床医师初步疑为乙型肝炎，为进一步确诊建议检查乙肝五项。

【实训内容】

检测乙型肝炎病毒抗原和抗体系统：HBsAg、HBeAg、HBsAb、HBcAb、HBeAb，即乙肝五项检测。

【实训目的】

1．熟练掌握酶联免疫吸附试验（ELISA）法检测乙肝五项的基本操作原理、操作方法、注意事项、结果判断和报告。

2．了解乙肝五项检测的临床意义。

【实训原理】

乙肝五项 HBsAg、HBeAg、HBsAb、HBcAb、HBeAb 检测分别利用酶联免疫吸附试验（ELISA）的双抗体夹心法、双抗原夹心法和竞争法进行。根据不同检测项目用相应特异性抗原或抗体包被微孔板，加入待测血清后，再加入相应的酶标抗体或酶标抗原，之后以酶底物显色。根据显色与否及深浅程度指示待测血清中是否有相应的待测抗原或抗体及含量。

【实训准备】

1．器材 酶标仪、洗板机、微量振荡器、离心机、水浴箱、微量加样器、吸水纸、小试管、试管架、一次性手套、油性记号笔、消毒液等。

2．ELISA 试剂盒 包括分别检测 HBsAg、HBeAg、HBsAb、HBcAb、HBeAb 的 ELISA 试剂盒。各盒组成成分为：说明书、包被相应抗原抗体的微孔板、相应的酶标抗体或酶标抗原试剂、浓缩洗涤液、显色剂 A 和 B（底物）、终止液、阳性和阴性对照血清、封板膜、自封袋等（上述各试剂随不同检测项的试剂盒可能有所不同）。

3．其他试剂 蒸馏水、生理盐水。

【实训流程】

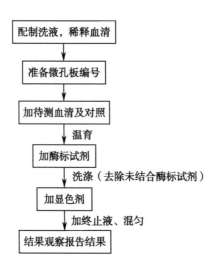

【实训步骤】

1．标本收集与处理

（1）标本收集：检查待测标本与申请报告单是否对应，是否符合检测要求。

（2）标本处理：可采用血清或血浆标本，血浆标本可使用常规用量的 EDTA、枸橼酸钠或者肝素抗凝。血标本抽取后尽快以 3000r/min 离心 10～20 分钟分离血清或血浆。

2．标本检测

（1）配液：取出试剂盒放置室温下平衡 30 分钟，按试剂盒说明书要求将浓缩洗涤液稀释为应用洗涤液。

（2）稀释：待测血清用生理盐水按 1∶30 稀释。

（3）编号：每项检测均应设相应的阴性、阳性和空白对照孔，阴性和阳性对照孔建议做复孔。在反应板上将样品及各个对照相对应的微孔按序编号。

（4）加样：检测 HBcAb 的微孔内加 1∶30 稀释后的待测血清 50μl，检测其余四项的微孔内均加入待测血清 50μl。对照孔分别加入相应的阴性、阳性对照各 50μl。

（5）温育：用封板膜封板后，放置 37℃温育 30 分钟（有些试剂盒可同时加样、加酶只温育一次，按照试剂盒要求进行）。

（6）加酶：除空白对照外，每个孔加相应的酶标试剂 50μl。在振荡器上振荡 1 分钟混匀。

（7）温育：用封板膜封板后，放置 37℃温育 30 分钟。

（8）洗涤：揭掉封板膜，甩去孔内液体，用稀释后的洗涤液注满各孔，静置 5 秒，甩干，重复 5 次后在吸水纸上拍干。或利用自动洗板机洗板（见后附 1 洗板机操作），共 5 次。洗涤液应注满每孔，并保证每次洗净无残留，最后在吸水纸上拍干。

（9）显色：每孔加显色剂 A、B 液各 50μl，振荡混匀后，置 37℃避光显色 30 分钟。

（10）终止：每孔加入 50μl 终止液，振荡混匀。

（11）测定：直接用肉眼观察或用酶标仪检测各孔吸收值（A 值）。

3. 结果判断

（1）目测法（手工定性）

1）结果观察终止反应后，立即在白色背景上用肉眼观察判断结果，观察颜色变化。前三项（检测 HBsAg、HBsAb 和 HBeAg）：阳性对照血清孔呈现明显黄色，阴性对照血清孔应接近无色；如上述对照成立，凡待测血清孔中溶液的色泽深于阴性对照孔，即可判断阳性。后两项（检测 HBeAb 和 HBcAb）：阳性对照血清孔应接近无色，阴性对照血清孔呈现明显黄色，如上述对照成立，凡待测血清孔中溶液无色为阳性、有色为阴性。

2）报告方式：HBsAg　阳性（+）或阴性（−）参考区间：阴性（−）

　　　　　　　HBsAb　阳性（+）或阴性（−）参考区间：阴性（−）

　　　　　　　HBeAg　阳性（+）或阴性（−）参考区间：阴性（−）

　　　　　　　HBeAb　阳性（+）或阴性（−）参考区间：阴性（−）

　　　　　　　HBcAb　阳性（+）或阴性（−）参考区间：阴性（−）

（2）酶标仪测定法（仪器定量）

1）结果观察：以单波长 450nm（以空白孔较零）或 450nm/630nm 双波长在酶标仪上测定各孔的 A 值（见后附 2 酶标仪的操作）。前三项（HBsAg、HBsAb 和 HBeAg）：临界值（Cutoff 值）= 阴性对照 A 值 ×2.1，标本孔 A 值≥临界值为阳性，标本孔 A 值<临界值为阴性。后两项（HBeAb 和 HBcAb）：临界值（Cutoff 值）= 阴性对照 A 值 ×0.5，标本孔 A 值≤临界值为阳性，标本孔 A 值>临界值为阴性。

2）报告方式：HBsAg　阳性（+）或阴性（−）参考区间：阴性（−）

　　　　　　　HBsAb　阳性（+）或阴性（−）参考区间：阴性（−）

　　　　　　　HBeAg　阳性（+）或阴性（−）参考区间：阴性（−）

　　　　　　　HBeAb　阳性（+）或阴性（−）参考区间：阴性（−）

　　　　　　　HBcAb　阳性（+）或阴性（−）参考区间：阴性（−）

4. 废物处理　废弃血液标本、反应用微孔板等需消毒后处理，一次性 Tip 头、一次性手套、吸水纸等须丢入医疗废物桶中，集中销毁。

【注意事项】

1. 各种体液、分泌物、排泄物等均可用做 ELISA 测定标本，只是有些标本在测定前需经预处理。血清是最常用的标本,应保证新鲜、无溶血、无污染。若置 4℃冰箱保存,则要求在 1 周内进行测定。

2. 试剂盒应放低温保存,并在有效期内使用。使用时应提前恢复至室温(18~25℃)。

3. 洗涤过程是本试验的重要环节,洗涤的是否彻底决定该试验成败,尤其是在加酶标记抗体后,要求作彻底洗涤。洗涤时必须保证各孔均加满并洗涤干净,以免影响实验结果。

4. 封板膜不能重复使用。不同厂家、不同批次试剂不能混用。

5. 不同厂家试剂盒可有不同的要求,在试验前应仔细阅读试剂使用说明书。按说明书要求配制所需试剂和进行实验操作。

【实训结果】

在表中记录各测试孔显色情况(目测填写颜色改变,仪器测填写对应 OD 值)。

测试项目	阳性对照孔	阴性对照孔	空白对照孔	测定孔
HBsAg				
HBsAb				
HBeAg				
HBeAb				
HBcAb				

【填写检验报告单】

××××医院检验报告单

住院号_____门诊号_____

病室床号_____科别_____

病人姓名_____

性别_____年龄_____

临床诊断_____

检查目的_____

标本_____

送检日期_____

送检医师_____

检验者_____ 复核者_____ 报告日期_____

【实训结果分析】

_____
_____
_____
_____
_____
_____

实训日期_____ 成绩_____ 批阅教师_____

【考核要点与评分标准】

序号	考核项目	考核内容	分值	扣分标准		得分
1	实验前准备工作	1）个人防护 2）试剂选择 3）仪器准备 4）耗材准备 5）洗涤液配制 6）试剂准备	20	个人未防护	2	
				试剂、试剂盒选择不正确	4	
				仪器设备未准备（离心机、洗板机、水浴箱、酶标仪等）	6	
				实验所需耗材未准备（加样器、一次性手套等）	2	
				浓缩洗涤液未稀释	2	
				试剂盒未平衡至室温	4	
2	标本准备	1）标本准备 2）标本离心 3）标本编号 4）对照孔编号	15	标本未准备（核对标本是否正确、是否符合要求）	2	
				标本分离操作不规范	2	
				标本未正确稀释	2	
				未正确安排微孔反应板，未编写标本检测号	5	
				阴性、阳性及空白对照未正确安排	4	
3	ELISA 实验操作	1）标本对照加样 2）酶标试剂加样 3）混匀封板温育 4）洗涤 5）显色	35	标本及对照品加样不正确	8	
				相应酶标试剂加样不正确	8	
				振荡混匀、封板、温育不规范	5	
				洗涤不规范	6	
				显色剂加样、终止反应不规范	4	
				无生物安全观念（实验前、中、后）	4	
4	结果报告	实验结果读取及报告	20	结果观察、测定及读取不规范	6	
				结果判断错误	6	
				结果报告错误（报告格式不完整、不正确）	4	
				结果分析错误（不能正确解读结果临床意义）	4	
5	清理工作	1）标本处理 2）试剂储存 3）器具还原 4）台面清洁	10	多余试剂、耗材未正确储存	2	
				用过的一次性物品未放入废物桶	2	
				操作完成后台面未处理和清洁	2	
				仪器的使用未登记	2	
				标本及反应板等污染物未处理	2	
	合计		100		100	

考核时间_____ 评分结果_____ 考核教师_____

附 1：洗板机的使用

全自动酶标洗板机的研制成功，给临床大批量进行标本检测提供了便利，使 ELISA 的洗板简便、快速。目前临床上的使用洗板机类型较多，操作方法各异，但基本原理、基本功能类似。这里以 PW—960 型洗板机的操作为例进行介绍：

【操作目的】

1. 掌握洗板机的基本操作方法及使用注意事项。

2. 熟悉洗板的程序设定及参数调节。

3. 了解洗板机的基本原理。

【操作原理】

由清洗头的上下运动，配合酶标板托盘经洗板机内部驱动系统相连的磁力装置引导的左右平移，通过压力泵将洗液从洗液瓶中压到清洗头放液，再由真空泵将清洗后的废液吸入废液瓶，如此反复动作，达到对酶标板的有效清洗。

自动洗板机主要由外壳、清洗头升降单元、微孔板驱动单元、压力和真空单元、开/关电源、处理器及外设组成。

【操作步骤】

一般洗涤微孔板的步骤设定程序依次为：吸干反应液，洗涤液注满微孔、浸泡一段时间、吸干孔内洗液、重复上述步骤几次。

1. 开机前准备工作

（1）检查废液瓶中液体是否倒空；检查蒸馏水瓶、洗液瓶中液体是否足够，是否是待测项目的专用洗涤液。

（2）检查电源线是否接好；检查各连接管和清洗头是否接好。

（3）将96孔标准酶标板放入A托盘内。

2. 开机　打开仪器电源开关，仪器进行初始化，并用蒸馏水冲洗管路，完毕后进入正常工作状态，屏幕进入主界面如图3-4-1所示，处于待命状态。

```
          通用洗板模式：双板
洗    洗板次数：5
板    加液量：350µl
程    吸液时间：0.8s
序    清洗方式：浸泡20s
      板型：平底
 01 洗液：手动
```

图3-4-1　开机主界面

3. 程序参数设置

（1）光标默认在洗板程序代号上，通过▲或▼选择程序参数项，再按＋或－两个键修改参数项的值，仪器可设置不同的洗板程序。各程序可选参数如下：

1）洗板程序可设置1～99个程序。

2）洗板模式：有单板、双板、多板三种。

3）洗板次数：可设置1～99次。

4）加液量：可设置50～950µl，50µl间隔。

5）吸液时间：可设置0.1～9.9秒，0.1秒间隔。

6）清洗方式：有浸泡、振动两种。

7）清洗时间：可设置1～999秒。

8）板型：有平底、圆底、V型和U型四种。

9）洗液：有手动、A液和B液三种。

10）项目名称：有通用、甲肝、乙肝、丙肝、艾滋、梅毒等10种选择，用于标识对应项目。

（2）按 位置调节 键，屏幕显示如图3-4-2所示。根据不同厂家的微孔板，校正六个位置参数是否合适。参数调整合适后储存在相应的洗板程序代号下，下一次使用同一规格酶标板时可直接调用该程序。之后按 返回 键返回主菜单。

```
           通用位置调节菜单
    洗水平：孔端面2.0mm
    板左边：距零点0.0mm
    程中心：距零点1.5mm
    序右边：距零点3.0mm
    触底：孔底面12.6mm
    01 板距：距零点107.8mm
```

图3-4-2　位置参数主界面

4. 洗板操作

（1）根据实际标本数量设置洗板条数。

（2）根据需要手动按键盘上的 洗液A 键或 洗液B 键或由程序默认选择所需的清洗液。

（3）将酶标板放入相应的托盘内，按键盘上的 洗板/暂停 键则开始洗板工作或暂停洗板工作，洗板过程中可按 返回 键取消洗板。洗板时屏幕显示如图3-4-3所示。

```
         通用洗板头位置A板
    洗    正在清洗第1次
    板    还剩4次
    程    浸泡时间剩20s
    序
    按暂停键暂停洗板
    01 按返回键取消洗板
```

图3-4-3　洗板时主界面

5. 冲洗管路、关机

（1）洗板结束后，按 冲洗管路 键用当前洗液对管路进行冲洗，按 + 或 − 两个键设定好时间，冲洗管路时间1~240秒可调，再按 冲洗管路 键，即可冲洗管路。

（2）按 关机程序 键执行关机程序，使用蒸馏水或专用清洗保养液冲洗管路。冲洗完毕后提示"请关闭电源"，关掉仪器后侧电源开关。

6. 仪器保养

（1）日常保养可在执行关机程序时，在冲洗完毕后提示"请关闭电源"时按 返回 键回到主菜单，执行多次管路冲洗干净。

（2）每月对管路进行一次彻底保养，将洗液瓶和蒸馏水瓶中液体更换为1%次氯酸钠

131

350ml,执行开机冲洗程序,仪器进入正常工作状态,等待浸泡5分钟后清洁洗液瓶、蒸馏水瓶和废液瓶,装回原液体。

【注意事项】

1. 严禁液体进入泵中,以免损坏真空压力泵。

2. 每次开机前检查废液桶是否排空,使用过程中废液不得超过瓶上警戒线,每次洗板后排空废液桶。

3. 每次使用前后用蒸馏水冲洗管路,防止洗液结晶堵塞洗头。

4. 酶标板放置要正确,反应孔不能高出酶标板,否则易损坏冲洗头。

5. 更换不同微孔板时,应及时调整洗板机的位置参数,洗板次数、浸泡时间、吸液时间、加液量是否足够,板型是否正确。

6. 各瓶盖必须拧紧防止漏气。

附2: 酶标仪的使用

酶标仪的研究应用,使 ELISA 的结果判断更加快捷、准确、可靠,给临床大批量标本检测提供了便利,同时酶标仪的应用为 ELISA 的定量分析开拓了广阔前景。目前临床上使用的酶标仪类型较多,操作方法各异。这里以 680 型酶标仪的操作为例进行介绍:

【操作目的】

1. 掌握酶标仪的基本操作方法及使用注意事项。

2. 熟悉酶标仪的程序设定。

3. 了解酶标仪的结构,基本原理。

【操作原理】

酶标仪即酶联免疫分析仪,是 ELISA 的专用仪器,是基于 ELISA 检测原理而设计的自动分析系统,即用比色法来分析抗原或抗体的含量,是通过选择滤光片获得特定波长的光线,透过待测溶液自动连续读取 96 孔板上各样品孔的吸光度值,从而判断待测标本中抗原或抗体的含量。

【操作步骤】

1. 开机前准备工作

(1) 打开后仓门检查所用滤光片是否正确,然后关闭后仓门。

(2) 将打印机开关打开,打印机自检,放置打印纸。

2. 开机 打开仪器电源开关,系统会自检 15 秒,然后预热 3 分钟。过程如图 3-4-4 所示。

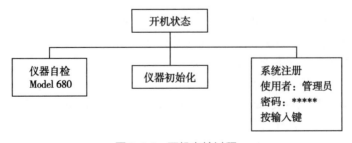

图 3-4-4 开机自检过程

（1）自检开机后系统会进行自检，显示时间和日期。

（2）初始化自检后，系统会对所有的硬件进行初始化。

（3）使用权限系统会要求操作者输入密码，按 ◀ 键或 ▶ 键选择使用者或管理员。原始密码"00000"，操作者可以通过编辑菜单，权限设定来更改密码。

（4）系统待机进入主界面，如图 3-4-5 所示，主菜单有三种程序：终点法，动力法，确认程序。选择终点法。

01 ：表示当前程序的序号； 终点法分析 01 ：表示当前程序所用试剂盒名称； M405（1）：表示检测波长； R605（6） ：表示参考波长； 振动：9 秒, Mid ：表示振板参数（包括：振板时间，振板速度等）； 38.2/40.2 ：表示实际温度 / 设定温度； 18/04/15 ：表示日期。

3. 系统设置

（1）编辑菜单如果试验地程序已编好，则可直接调出在储存检索菜单里的程序，直接读板。如果试验的程序需要重新编辑，则按编辑菜单里面的程序设置，对终点法程序的参数以及设置模式进行编辑，进行新的试验程序的编辑。在主菜单上按 编辑 键，即进入程序的编辑界面，如图 3-4-6 所示。

```
01：终点法分析01

M405（1）R605（6）

振动：9s，Mid

孵育：38.2/40.2   18/04/15
```

图 3-4-5　终点法程序

```
》■程序设置 实验室名称

·权限设定

·滤光片设置

·日期设定
```

图 3-4-6　程序编辑

（2）选择编辑菜单中的权限设定，按 输入 键进入可更改密码、更改使用者和程序锁定的操作。

（3）分别选择编辑菜单中的滤光片设置、日期设定、实验室名称，按 输入 键进入可分别更改波长、日期和实验室名称。

（4）选择编辑菜单中的程序设置，按 输入 键可进入终点法程序设置菜单，可用上下箭头键选择不同设置，按 输入 键进入即可更改相应的设置。可以分别进入阈值设置界面、报告种类设置界面、限值界面、模式设定界面及酶标板布局界面进行不同程序设定。

4. 读板操作

（1）按"主菜单"键显示主菜单。将微孔板放入板槽内，关闭仓门，按 开始 / 停止 键开始读板。

（2）读完后自动打印读板结果。

（3）检测完毕后，关闭打印机电源开关及酶标仪电源开关，并记录酶标仪使用记录。

5. 仪器日常保养

（1）保持光学系统的清洁，以确保正常功能和结果的准确，避免任何液体流入仪器内部。应防尘、防止其他外源性物质，不用手指触摸透镜表面、滤光片、光电检测器。

（2）关掉仪器开关应拉掉电源插头。

（3）使用后清洁仪器外部、导轨和板架。

133

（4）使用后盖好防尘罩。

【注意事项】

1. 比色时,酶标板要放置正确。严格按照操作程序进行操作。

2. 严格按照试剂盒的说明书设置程序参数。

3. 请勿将样品或试剂洒到仪器表面或内部,操作完成注意做好清洁工作。

4. 为保证酶标仪持续的稳定性和准确性,应避免干扰光学系统的任何部件。

5. 严格遵守操作规程,如仪器出现故障,应马上退出检测状态,查明原因,及时处理,并做好使用和故障情况登记及实验记录。

（陈晓玲）

实训五　术前四项检测

【案例导入】

患者,女,35 岁,因右下腹痛伴呕吐入院。入院后疼痛转移至右下腹并固定,呈持续性胀痛,阵发性加剧,伴发热,体温 38.2℃,诊断为急性阑尾炎。急诊拟行"阑尾切除术"。术前要求进一步完善各项相关检查,其中包括术前四项(艾滋病病毒抗体、梅毒 TURST、抗丙肝抗体、HBsAg 检测)等。

一、艾滋病病毒抗体检测

【实训内容】

采用酶联免疫吸附试验双抗原夹心法定性检测人血清(或血浆)中的 HIV 抗体,用于临床检测和献血者筛选。

【实训目的】

1. 熟练掌握酶联免疫吸附试验(ELISA)法检测 HIV 的基本操作原理、操作方法、注意事项、结果判断和报告。

2. 掌握抗 -HIV 抗体检测筛查流程。

3. 理解 HIV 抗体检测的临床意义。

【实训原理】

采用双抗原夹心两步法检测血清或血浆样品中人类免疫缺陷病毒 HIV（1+2 型）抗体。微孔板预包被高纯度基因重组 HIV（1+2 型）抗原,当加入的待测血清中存在抗 HIV抗体,将与包被抗原反应,再加入与酶标记 HIV（1+2 型）抗原结合,形成固相 HIV 抗原 -HIV 抗体 - 酶标记 HIV 抗原复合物,加底物(TMB)后显色,根据显色判定有无 HIV抗体的存在。

【实训准备】

1. 器材　微量加样器、微量振荡器、水浴箱、离心机、酶标仪、洗板机、吸水纸、加样 Tip 头、记号笔、一次性乳胶手套等。

2. 试剂盒　说明书、HIV 抗原包被微孔板、HIV 酶标抗原、浓缩洗涤液、HIV-1 型抗体阳性对照、HIV-2 型抗体阳性对照、HIV 抗体阴性对照、底物液 A、底物液 B、终止液、封板膜、自封袋。

3. 其他试剂　质控血清、蒸馏水、5% 次氯酸钠或消毒液等。

【实训流程】

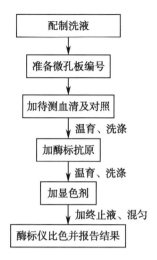

【实训步骤】

1. 标本收集与处理

(1) 标本收集:检查待测标本与申请报告单是否对应,是否符合检测要求。

(2) 标本处理:可采用血清或血浆标本,血浆标本可使用 EDTA、枸橼酸钠或者肝素抗凝。血标本抽取后尽快以 3000r/min 离心 10～20 分钟分离血清或血浆。

2. 标本检测

(1) 配液:取出试剂盒放置室温下平衡 30 分钟,按试剂盒说明书要求将浓缩洗涤液稀释为应用洗涤液。

(2) 编号:每项检测均应设相应的质控孔和阴性、阳性、空白对照孔(不加样品和酶结合物,只加底物和终止液),阴性和阳性对照孔做复孔。在反应板上将样品、质控品及对照相对应的微孔按序编号。

(3) 加样:分别在相应微孔内加入待测血清 50μl。对照孔分别加入相应的阴性、阳性对照各 50μl。

(4) 温育:用封板膜封板后,放置 37℃温育 60 分钟。

(5) 洗涤:揭掉封板膜,甩去孔内液体,用稀释后的洗涤液注满各孔,静置 5 秒,甩干,重复 5 次后在吸水纸上拍干(或使用自动洗板机洗板)。

(6) 加酶:除了空白对照孔外,每个孔加相应的酶标抗原 50μl。

(7) 温育:用封板膜封板后,放置 37℃温育 30 分钟。

(8) 洗涤:同上步骤 5。

(9) 显色:每孔加显色剂 A、B 液各 50μl,振荡混匀后,置 37℃避光显色 30 分钟。

(10) 终止:每孔加入 50μl 终止液,振荡混匀。

(11) 测定:使用酶标仪,以 450nm/630nm 双波长测定各孔的吸收值(A 值)。

(12) 结果判断:阳性对照 OD 值有效范围≥0.50,阴性对照 OD 值有效范围≤0.10。临界值(Cutoff 值)= 阴性对照 OD 均值 +0.10。

3. 报告结果 如图 3-5-1 所示。

样品 OD 值≤临界值者为 HIV 抗体反应阴性;样品 OD 值≥临界值者为 HIV 抗体阳性,

初试阳性应重新取样双孔复试,复试阳性者应按照《全国艾滋病检测工作规范》送"HIV 确认实验室"进行确认实验。

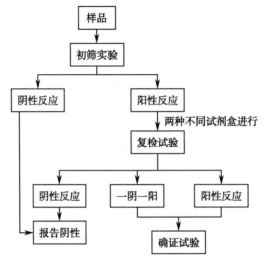

图 3-5-1 HIV 抗体筛查简易流程

报告方式为抗 HIV 抗体:阴性(−)参考区间:阴性(−)。

如为阳性反应报告为:HIV 抗体待复检。

注意:阳性者不能发报告,必须复检送"HIV 确认实验室"进行确认实验。

检测艾滋病病毒抗体是常规使用的艾滋病(HIV)病原学诊断方法,为了使检测结果达到尽可能高的准确性,HIV 检测使用特殊的策略,即先用敏感性高的方法进行初筛,初筛阳性的标本再用特异性强的方法进行确认。酶联免疫吸附试验是常用的初筛试验,免疫印迹试验(WB)是首选的 HIV 抗体的确认试验。

4.废物处理　废弃血液标本、反应用微孔板等需消毒后处理;一次性 Tip 头、一次性手套、吸水纸等须丢入医疗废物桶中,并集中销毁。

【注意事项】

1.进行本实验的单位必须是经当地卫生部门批准的"HIV 初筛实验室"。每次实验必须做外部质控。

2.整个检测必须符合 HIV 实验室管理规范和生物安全守则规定,严格防止交叉感染。

3.初筛实验检测阳性者不能发报告,必须复检,由"HIV 确认实验室"进行确认实验。

4.标本和酶结合物均应加样器加注,并经常校对其准确性。

5.所有样品、试剂、洗弃液和各种废弃物都应按传染物处理。

6.封板膜不能反复使用。

7.HIV 检测结果判定必须以酶标仪的读数为准。建议用双波长 450nm/630nm 检测。

【实训结果】

记录 HIV 抗体各测试孔检测结果(填写对应 OD 值)

测试项目	阳性对照孔 1	阳性对照孔 2	阴性对照孔 1	阴性对照孔 2	空白对照孔	质控孔	测定孔
HIV 抗体							

【填写检验报告单】

××××医院检验报告单

住院号_____门诊号_____
病室床号_____科别_____
病人姓名_____
性别_____年龄_____
临床诊断_____
检查目的_____
标本_____
送检日期_____
送检医师_____

检验者_____ 复核者_____ 报告日期_____

【实训结果分析】

要求：说出为什么要对入院患者和献血者做 HIV 抗体的初筛试验？

_____

_____

_____

_____

_____

_____

实训日期_____ 成绩_____ 批阅教师_____

【考核要点及评分标准】

序号	考核项目	考核内容	分值	扣分标准		得分
1	实验前准备工作	1）个人防护 2）试剂选择 3）仪器准备 4）耗材准备 5）洗涤液配制 6）试剂准备	20	个人未防护	2	
				试剂、试剂盒选择不正确	4	
				仪器设备未准备（离心机、洗板机、水浴箱、酶标仪等）	6	
				实验所需耗材未准备（加样器、一次性手套等）	2	
				浓缩洗涤液未稀释	2	
				试剂盒未平衡至室温	4	
2	标本准备	1）标本准备 2）标本离心 3）标本编号 4）对照孔编号	15	标本未准备（核对标本是否正确、是否符合要求）	2	
				标本分离操作不规范	2	
				未正确安排微孔反应板，未编写标本检测号	5	
				质控孔及阴性、阳性及空白对照的未正确安排	6	

续表

序号	考核项目	考核内容	分值	扣分标准		得分
3	ELISA 实验操作	1) 标本对照加样 2) 酶标试剂加样 3) 混匀、封板、温育 4) 洗涤 5) 显色	35	标本、质控及对照品加样不正确	8	
				相应酶标试剂加样不正确	8	
				振荡混匀、封板、温育不规范	5	
				洗涤不规范	6	
				显色剂加样、终止反应不规范	4	
				无生物安全观念(实验前、中、后)	4	
4	结果报告	1) 酶标仪操作 2) 实验结果读取 3) 实验报告	20	酶标仪未提前开机预热	2	
				酶标仪程序选择不当	6	
				酶标仪测定数值读取不准确	2	
				结果观察、测定及读取不规范	2	
				结果判断错误	4	
				结果报告错误(报告格式不完整、不正确)	2	
				结果分析错误(不能正确解读结果临床意义)	2	
5	清理工作	1) 标本处理 2) 试剂储存 3) 器具还原 4) 台面清洁	10	多余试剂、耗材未正确储存	2	
				用过的一次性物品未放入废物桶	2	
				操作完成后台面未处理和清洁	2	
				仪器的使用未登记	2	
				标本及反应板等污染物未处理	2	
	合计		100		100	

考核时间_____ 评分结果_____ 考核教师_____

二、梅毒 TURST 检测

【实训内容】

诊断梅毒的 TURST 检测。甲苯胺红不加热血清试验(toluidine red unheated serum test,TRUST)是一种非梅毒螺旋体抗原血清试验,主要用于梅毒的筛选和疗效观察。

【实训目的】

1. 掌握 TURST 实验的原理、操作方法、结果观察和报告。

2. 熟悉 TURST 检测的临床意义。

【实训原理】

TURST 是临床筛选梅毒的检测方法,不是用螺旋体作为抗原,而是用 VDRL 抗原(性病研究实验室抗原是从牛心中提取出来的心磷脂、卵磷脂及胆固醇,通常称这种抗原为心拟脂抗原)吸附于特制甲苯胺红上制成致敏粒子。当致敏粒子与待测血清反应时,若血清中含有抗心磷脂抗体(反应素)则与其结合,形成肉眼可见的红色凝集反应现象,结果容易判断。肉眼观察,不需用显微镜,因而更易掌握和推广。

【实训准备】

1. 器材　微量加样器、试管、试管架、加样 Tip 头、记号笔、一次性手套等。

2. 试剂盒　包括说明书、TURST 抗原悬液、阳性对照血清、阴性对照血清、试验专用卡、专用滴管和针头。

3. 其他试剂　生理盐水。

【实训流程】

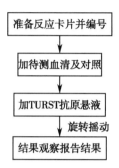

【实训步骤】

1. 标本收集与处理

（1）标本收集：检查待测标本与申请报告单是否对应，是否符合检测要求。

（2）标本处理：血液抽取后应尽快分离血清，以 3000r/min 离心 10 分钟分离血清备用。

2. 标本检测

（1）定性实验

1）选取实验用卡片，编号。

2）待测血清 50μl，均匀铺加入卡片圆圈内，使布满整个圆圈。

3）吸取阳性、阴性对照血清 50μl，分别均匀铺加入卡片圆圈内，使布满整个圆圈。

4）用专用滴管及针头分别垂直滴加 TURST 试剂一滴于上述各血清中。

5）旋转摇动 8 分钟，约 100r/min，肉眼观察结果。

（2）半定量实验：将待测血清用生理盐水作倍比稀释（原血清、1∶2、1∶4、1∶8、1∶16、1∶32），之后对每个稀释度按上述定性方法进行实验，以呈现明显凝集反应的最高稀释度作为该血清凝集效价。

（3）结果判断：阴性对照血清可见均匀的抗原颗粒无凝集现象，阳性对照血清阳性可见中等或较大的红色凝集物，如上述对照成立，根据有无凝集和凝集颗粒的大小，则可判断结果见图 3-5-2：①阴性反应（−）可见均匀的抗原颗粒无凝集现象。②阳性反应（+++～++++）可见中等或较大的红色凝集物。③弱阳性反应（+～++）可见较小的红色凝集物。

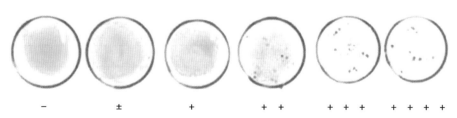

图 3-5-2　梅毒的 TURST 检测结果判断

报告方式如下：

梅毒 TURST 试验 1：阴性（－）或阳性（＋～＋＋＋＋）

参考区间：阴性（－）

3．废物处理　废弃血液标本、反应用卡片等需消毒后处理；一次性 Tip 头、一次性手套等须丢入医疗废物桶中，并集中销毁。

【注意事项】

1．实验在温度 23～29℃条件下进行。

2．TURST 试剂使用前应充分摇匀。

3．为避免干扰结果，高血脂、溶血或污染血清不能用于检测。

4．本法是非特异性血清学过筛试验，需结合临床进行综合分析，阳性结果需进一步作特异性抗体的确认试验，常用 TPPA 法。

【实训结果】

填入梅毒 TURST 检测结果（凝集程度以"＋"、"＋＋"、"＋＋＋"、"＋＋＋＋"表示）。

测试项目	阳性对照	阴性对照	测定孔对应稀释血清度					
			原血清	1∶2	1∶4	1∶8	1∶16	1∶32
TURST 检测								

【填写检验报告单】

×××× 医院检验报告单

住院号＿＿＿＿＿＿门诊号＿＿＿＿＿＿

病室床号＿＿＿＿＿科别＿＿＿＿＿＿＿

病人姓名＿＿＿＿＿＿＿＿＿＿＿＿＿

性别＿＿＿＿＿＿＿年龄＿＿＿＿＿＿＿

临床诊断＿＿＿＿＿＿＿＿＿＿＿＿＿＿

检查目的＿＿＿＿＿＿＿＿＿＿＿＿＿＿

标本＿＿＿＿＿＿＿＿＿＿＿＿＿＿＿＿

送检日期＿＿＿＿＿＿＿＿＿＿＿＿＿＿

送检医师＿＿＿＿＿＿＿＿＿＿＿＿＿＿

检验者＿＿＿＿＿＿　复核者＿＿＿＿＿＿　报告日期＿＿＿＿＿＿

【实训结果分析】

＿＿＿

＿＿＿

＿＿＿

＿＿＿

＿＿＿

＿＿＿

实训日期＿＿＿＿＿＿　成绩＿＿＿＿＿＿　批阅教师＿＿＿＿＿＿

【考核要点及评分标准】

序号	考核项目	考核内容	分值	扣分标准		得分
1	实验前准备工作	1）个人防护 2）试剂选择 3）器材准备 4）耗材准备 5）用品摆放	20	个人未防护	2	
				试剂、试剂盒选择不正确	4	
				器材未准备（试管、试管架等）	4	
				实验所需耗材未准备（加样器、一次性手套等）	4	
				实验用品摆放不齐	4	
				试剂盒未平衡至室温	2	
2	标本准备	1）标本准备 2）标本离心 3）标本编号 4）对照孔编号	15	标本未准备（核对标本是否正确、是否符合要求）	2	
				标本分离操作不规范	2	
				未正确安排反应卡片，未编写标本检测号	5	
				阴性、阳性及空白对照未正确安排	6	
3	ELISA实验操作	1）标本对照加样 2）抗原加样 3）混匀封板温育 4）洗涤 5）显色	35	标本未稀释（半定量）	6	
				标本及对照品加样不正确	8	
				抗原悬液加样不正确	6	
				摇动混匀不规范	5	
				实验操作注意事项提问不能回答	6	
				无生物安全观念（实验前、中、后）	4	
4	结果报告	1）实验结果读取 2）实验报告	20	结果观察、测定及读取不规范	6	
				结果判断错误	6	
				结果报告错误（报告格式不完整、不正确）	4	
				结果分析错误（不能正确解读结果临床意义）	4	
5	清理工作	1）标本处理 2）试剂储存 3）台面清洁	10	多余试剂、耗材未正确储存	2	
				用过的一次性物品未放入废物桶	2	
				操作完成后台面未处理和清洁	2	
				标本及反应卡片等污染物未处理	4	
合计			100		100	

考核时间_____ 评分结果_____ 考核教师_____

三、抗丙肝抗体检测

【实训内容】

采用酶联免疫吸附实验间接法定性检测人血清（或血浆）中的丙肝（HCV）抗体，用于临床检测和献血者筛选。

【实训目的】

1. 掌握间接法测 HCV 抗体的基本操作原理、操作方法、注意事项、结果判断和报告。

2. 熟悉 HCV 抗体的临床意义。

【实训原理】

HCV 的测定利用间接法酶联免疫吸附实验（ELISA）。在微孔板上包被特异性抗原，与待测血清中 HCV 抗体结合，再与酶标抗人 -IgG-HRP 结合，形成 HCVAg 抗 -HCV 酶标抗人 -IgG 复合物，经以 TMP 作用显色。根据颜色反应判定待测标本中是否存在抗 -HCV。

【实训准备】

1. 器材　酶标仪、洗板机、微量振荡器、离心机、水浴箱、微量加样器、加样 Tip 头、吸水纸、记号笔、一次性手套等。

2. 试剂盒　说明书、HCVAg 包被微孔板、标本稀释液、抗 HCV 酶标抗体、阴性对照血清、阳性对照血清、浓缩洗涤液、显色剂 A、显色剂 B、终止液、封板膜、自封袋。

3. 其他试剂　蒸馏水、生理盐水等。

【实训流程】

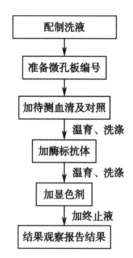

【实训步骤】

1. 标本收集与处理

（1）标本收集：检查待测标本与申请报告单是否对应，是否符合检测要求。

（2）标本处理：可采用血清或血浆标本，血浆标本可使用常规用量的 EDTA、枸橼酸钠或者肝素抗凝。血标本抽取后尽快以 3000r/min 离心 10~20 分钟分离血清或血浆。

2. 标本检测

（1）配液：取出试剂盒放置室温下平衡 30 分钟，按试剂盒说明书要求将浓缩洗涤液稀释为应用洗涤液。

（2）编号：每项检测均应设相应的阴性、阳性和空白对照孔。阴性和阳性对照孔建议做复孔。在反应板上将样品及对照相对应的微孔按序编号。

（3）加样：先每孔加入 100μl 标本稀释液。之后相应孔内均加入待测血清 10μl。对照孔分别加入相应的阴性、阳性对照各 10μl。在振荡器上振荡 1 分钟，混匀。

（4）温育：用封板膜封板后，放置 37℃温育 60 分钟（不同试剂盒可能温育时间及加样有所不同，按照试剂盒要求进行）。

（5）洗涤：揭掉封板膜，甩去孔内液体，用稀释后的洗涤液注满各孔，静置 5 秒，甩干，重复 5 次后在吸水纸上拍干（或利用自动洗板机洗板）。

（6）加酶：每个孔加相应的酶标抗体 100μl。

（7）温育：用封板膜封板后，放置 37℃温育 30 分钟。

（8）洗涤：操作同上，拍干。

（9）显色：每孔加显色剂 A、B 液各 50μl，振荡混匀后，37℃暗置 30 分钟。

（10）终止：每孔加入 50μl 终止液，振荡混匀。

（11）测定：直接用肉眼观察或用酶标仪检测各孔吸收值（A 值）。

（12）结果判断

1）目测法（定性）：终止反应后，立即在白色背景上用肉眼观察判断结果。观察颜色变化。阳性对照血清孔呈现明显黄色，阴性对照血清孔应接近无色；如上述对照成立，凡待测血清孔中溶液的色泽深于阴性对照孔，即可判断阳性。

报告方式：抗 HCV 抗体：阳性（+）或阴性（-）参考区间：阴性（-）

2）酶标仪测定法（定量）：以单波长 450nm（以空白孔较零）或 450nm/630nm 双波长在酶标仪上测定各孔的 A 值。临界值（Cutoff 值）＝阴性对照 A 值均值 ×2.8。标本孔 A 值≥临界值为阳性，标本孔 A 值<临界值为阴性。

报告方式：抗 HCV 抗体：阳性（+）或阴性（-）

参考区间：阴性（-）

3. 废物处理　废弃血液标本、反应用微孔板等需消毒后处理；一次性 Tip 头、一次性手套、吸水纸等须丢入医疗废物桶中，并集中销毁。

【注意事项】

1. 血清是最常用的标本，应保证新鲜、无溶血、无污染，尽量不要使用高血脂血。如果血清中含大量颗粒，检测前应先离心或过滤。

2. 试剂盒使用时应提前置室温（18～25℃）平衡 20 分钟再做测试。

3. 洗涤过程是本试验的重要环节，洗涤的是否彻底决定该试验成败。尤其是在加酶标记抗体后，要求作彻底洗涤。洗涤时必须保证各孔均加满并洗涤干净，以免影响实验结果。

4. 封板膜不能重复使用。不同厂家、不同批次试剂不能混用。

5. 不同试剂盒可有不同的要求，在试验前应仔细阅读试剂使用说明书。按说明书要求配制所需试剂和进行试验操作。

6. 检测结果呈阴性的标本，不能完全排除 HCV 感染的可能。

7. 重组免疫印迹试验为确诊试验，主要用于 ELISA 检测可疑者，能帮助区别特异性 HCV 和非特异性抗体反应。

【实训结果】

记录各测试孔显色情况（目测填写对应颜色改变，仪器测填写对应 OD 值）。

测试项目	阳性对照孔 1	阳性对照孔 2	阴性对照孔 1	阴性对照孔 2	空白对照孔	测定孔
HCV 抗体						

【填写检验报告单】

×××× 医院检验报告单

住院号_____门诊号_____

病室床号_____科别_____

病人姓名_____

性别_____年龄_____

临床诊断_____

检查目的_____

标本_____

送检日期_____

送检医师_____

检验者_____ 复核者_____ 报告日期_____

【实训结果分析】

_____

_____

_____

_____

_____

_____

实训日期_____ 成绩_____ 批阅教师_____

【考核要点及评分标准】

序号	考核项目	考核内容	分值	扣分标准		得分
1	实验前准备工作	1）个人防护 2）试剂选择 3）仪器准备 4）耗材准备 5）洗涤液配制 6）试剂准备	20	个人未防护	2	
				试剂、试剂盒选择不正确	4	
				仪器设备未准备（离心机、洗板机、水浴箱、酶标仪等）	6	
				实验所需耗材未准备（加样器、一次性手套等）	2	
				浓缩洗涤液未稀释	2	
				试剂盒未平衡至室温	4	
2	标本准备	1）标本准备 2）标本离心 3）标本编号 4）对照孔编号	15	标本未准备（核对标本是否正确、是否符合要求）	2	
				标本分离操作不规范	2	
				未正确安排微孔反应板，未编写标本检测号	4	
				标本稀释液加样不正确	2	
				质控孔及阴性、阳性及空白对照安排不正确	5	

续表

序号	考核项目	考核内容	分值	扣分标准		得分
3	ELISA实验操作	1）标本对照加样 2）酶标试剂加样 3）混匀、封板、温育 4）洗涤 5）显色	35	标本、质控及对照品加样不正确	8	
				相应酶标试剂加样不正确	8	
				振荡混匀、封板、温育不规范	5	
				洗涤不规范	6	
				显色剂加样、终止反应不规范	4	
				无生物安全观念（实验前、中、后）	4	
4	结果报告	1）酶标仪操作 2）实验结果读取 3）实验报告	20	酶标仪未提前开机预热	2	
				酶标仪程序选择不正确	6	
				酶标仪测定数值读取不准确	2	
				结果观察、测定及读取不规范	2	
				结果判断错误	4	
				结果报告错误（报告格式不完整、不正确）	2	
				结果分析错误（不能正确解读结果临床意义）	2	
5	清理工作	1）标本处理 2）试剂储存 3）器具还原 4）台面清洁	10	多余试剂、耗材未正确储存	2	
				用过的一次性物品未放入废物桶	2	
				操作完成后台面未处理和清洁	2	
				仪器的使用未登记	2	
				标本及反应板等污染物未处理	2	
合计			100		100	

考核时间_____ 评分结果_____ 考核教师_____

四、HBsAg 检测

ELISA 双抗体夹心法对人类血清或血浆的乙型肝炎表面抗原进行检测，也可使用胶体金法进行快速诊断。见实训四乙肝五项检测。

（陈晓玲）

实训六　支原体检测

【案例导入】

患者，女，10 岁，受凉后间断发热 1 周，伴咳嗽 3 天，为阵发性刺激性咳嗽，少痰，不易咳出。查体：咽部稍红，双侧扁桃体无明显肿大，右肺呼吸音减低，左肺部呼吸音清晰，未闻及干湿啰音。查血常规正常。X 线胸片：双肺纹理增粗，右上肺片影。根据上述情况医生初步疑为支原体肺炎，为进一步确诊要求检查肺炎支原体抗体。

【实训内容】

采用被动凝集法半定量检测血清中的肺炎支原体抗体。

【实训目的】

1. 掌握被动凝集法测肺炎支原体抗体的基本操作原理、操作方法、注意事项、结果判断和报告。

2.了解支原体抗体检测的临床意义。

【实训原理】

用肺炎支原体细胞膜成分致敏人工明胶粒子形成致敏粒子,致敏粒子的表面即吸附有肺炎支原体的抗原。将致敏粒子与待测血清混合,若待测血清中有肺炎支原体抗体,既可使其发生凝集反应。

【实训准备】

1.仪器 U形微量反应板、微量加样器、振荡混匀器、微量滴管、刻度吸管、小试管、洗耳球、加样Tip头、记号笔、一次性乳胶手套等。

2.试剂盒 说明书、血清稀释液(用于溶解致敏粒子和非致敏粒子及待测血清的稀释)、致敏粒子(冻干粉,是包被有肺炎支原体抗原的明胶粒子)、未致敏粒子(冻干粉,鞣化的明胶粒子)、阳性对照、滴管(25μl/滴):2个(分别用于致敏粒子和未致敏粒子的吸取)。

3.其他试剂 蒸馏水、5%次氯酸钠或其他认可消毒液等。

【实训流程】

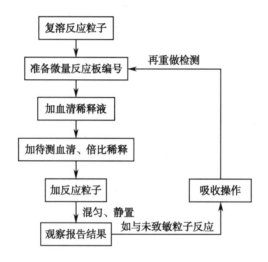

【实训步骤】

1.标本收集与处理

(1)标本收集:检查待测标本与申请报告单是否对应,是否符合检测要求。

(2)标本处理:血标本抽取后尽快以3000r/min离心10～20分钟分离血清。

2.标本检测

(1)复溶:取出试剂盒放置室温下平衡30分钟,按试剂盒说明书要求用规定的血清稀释液复溶致敏粒子和未致敏粒子。

(2)编号:每项检测均应设相应的阳性对照和试剂对照孔。在微量反应板上将待测血清及阳性对照相对应的微孔按序编号。

(3)加稀释液:先用经校准的滴管吸取血清稀释液,向对应的待测血清编号的第1孔中滴加100μl(每滴25μl×4),向第2～12孔中各滴加25μl。

(4)加样:向对应的待测血清编号的第1孔中滴加25μl待测血清,混匀后自孔1吸25μl至孔2,混匀后吸25μl至孔3……如此稀释至孔11弃去25μl;第12孔为试剂对照,不加待测血清。

(5)加粒子:用专用滴管向第2孔中滴加25μl未致敏粒子;用另一支专用滴管向第3～12孔中各滴加25μl致敏粒子(加样稀释剂加粒子操作见表3-6-1,见图3-6-1)。

表 3-6-1　血清稀释及加样操作程序

孔序	1	2	3	4	5	6	7	8	9	10	11	12
血清稀释液（μl）	100	25	25	25	25	25	25	25	25	25	25	25
血清标本（μl）	25→	25→	25→	25→	25→	25→	25→	25→	25→	25→	25→	25μl弃去
血清稀释度	1:5	1:10	1:20	1:40	1:80	1:160	1:320	1:640	1:1280	1:2560	1:5120	
未致敏粒子（μl）		25										
致敏粒子（μl）			25	25	25	25	25	25	25	25	25	
血清最终稀释度				1:40	1:80	1:160	1:320	1:640	1:1280	1:2560	1:5120	1:10 240

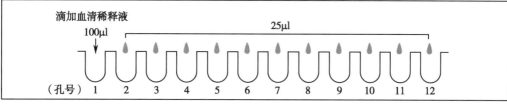

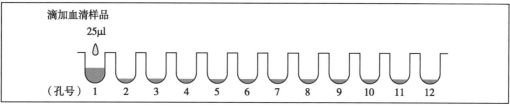

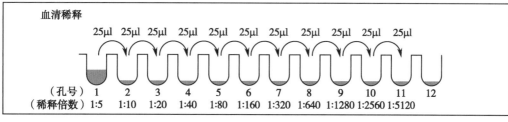

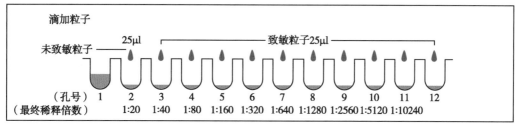

图 3-6-1　血清稀释及加样操作程序

（6）混匀静置：在振荡器上振荡约 30 秒，充分混匀。给微量反应板加盖，室温（15～30℃）静置 3 小时后，观察结果。

（7）判断结果：肉眼读取凝集反应图像。

（8）吸收操作：如孔内标本与未致敏粒子均产生凝集，则此标本需作吸收操作后再做试验。操作过程如下：①加 450μl 未致敏粒子溶液于小试管内。②加入 50μl 血清，充分混匀，置室温吸收 30 分钟以上。③离心 2000r/min，5 分钟，吸取上清液 50μl 加入孔 3。④自孔 4 至 12 各加血清稀释液 25μl。⑤自孔 3 吸 25μl 至孔 4。混匀后吸 25μl 至孔 5……如此稀释至孔 12 弃去 25μl。⑥加入未致敏粒子和致敏粒子，振荡 1 分钟后加盖，室温静置 2 小时，观察结果。

（9）结果判断

1）凝集结果判断标准见图 3-6-2：①不凝集（−）：颗粒集中在孔中央呈钮扣状，边缘光滑；②可疑（±）：颗粒浓集呈边缘光滑的圆环；③凝集（＋）：颗粒形成多形性粗糙环状；④强凝集（＋＋）：颗粒覆盖于整个孔底，呈多形性膜状，边缘粗糙。

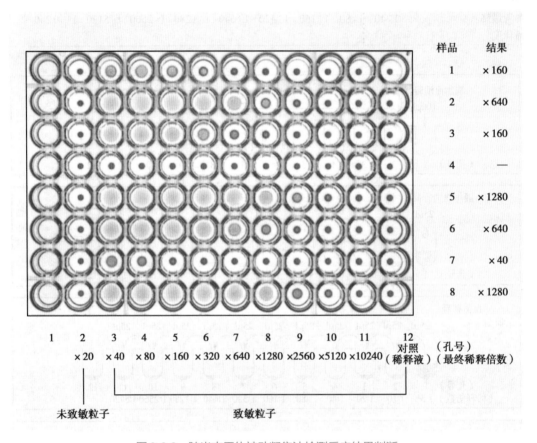

图 3-6-2　肺炎支原体被动凝集法检测反应结果判断

2）根据各孔中的反应情况报告结果：①阴性（−）：与未致敏粒子不凝集；与致敏粒子（1∶80 最终稀释度）不凝集。②可疑（±）：与未致敏粒子不凝集；与致敏粒子（1∶80 最终稀释度）呈可疑反应。③阳性（＋）：与未致敏粒子不凝集；与致敏粒子（1∶80 或更高最终稀释度）凝集，报告时以发生凝集的最高稀释度作为抗体滴度。

报告方式：肺炎支原体抗体（被动凝集法）：阴性（−）或阳性（＋）

参考区间：阴性（−）

3．废物处理　废弃血液标本、微量反应板等需消毒后处理；一次性 Tip 头、一次性手套等须丢入医疗废物桶中,并集中销毁。

【注意事项】

1. 每次用前试剂盒应恢复室温。本试剂盒内配有专用滴管,应严格标明致敏粒子和未致敏粒子不能混用,不能挪作他用。此滴管每滴为25μl。该滴管不能用来稀释血清。

2. 使用前未致敏粒子与致敏粒子必须要充分混匀。

3. 实验中加入致敏粒子和未致敏粒子后,应用振荡混匀器混匀,不能用旋转式振荡器旋摇。

4. 红细胞及其他血液有形成分会影响结果,应离心分离血清标本,血清标本无需灭活。

5. 疾病早期,抗体滴度较低,可出现阴性结果。而当抗体滴度很高时,在低稀释度孔中也可出现不凝集(前带现象)。当病人用过血液制品(如免疫球蛋白)时,可出现假阳性结果。无论何时,实验结果均应与临床症状、体征相结合。

6. 静置过夜不会使反应图像产生显著变化。

【实训结果】

填入肺炎支原体被动凝集法检测结果(凝集程度以"+"、"++"、"+++"、"++++"表示)。

测试项目	阳性对照	阴性对照	测定孔对应稀释血清度								
			1:40	1:80	1:160	1:320	1:640	1:1280	1:2560	1:5120	1:10 240
肺炎支原体抗体											

【填写检验报告】

××××医院检验报告单

住院号_____门诊号_____

病室床号_____科别_____

病人姓名_____

性别_____年龄_____

临床诊断_____

检查目的_____

标本_____

送检日期_____

送检医师_____

检验者_____ 复核者_____ 报告日期_____

【实训结果分析】

_____

_____

_____

_____

_____

_____

实训日期_____ 成绩_____ 批阅教师_____

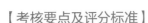

【考核要点及评分标准】

序号	考核项目	考核内容	分值	扣分标准		得分
1	实验前准备工作	1）个人防护 2）试剂选择 3）仪器准备 4）耗材准备 5）洗涤液配制 6）试剂准备	20	个人未防护	2	
				试剂、试剂盒选择不正确	4	
				仪器设备未准备（离心机、振荡器、水浴箱等）	4	
				实验所需耗材未准备（加样器、一次性手套等）	2	
				致敏粒子和未致敏粒子未复溶	4	
				试剂盒未平衡至室温	4	
2	标本准备	1）标本准备 2）标本离心 3）标本编号 4）对照孔编号 5）稀释液加样	15	标本未准备（核对标本是否正确、是否符合要求）	2	
				标本分离操作不规范	2	
				未正确安排微孔反应板，未编写标本检测号	4	
				血清稀释液加样不正确	2	
				阳性及试剂对照安排不正确	5	
3	ELISA实验操作	1）标本对照加样 2）反应粒子 3）混匀静置	35	标本、对照品加样稀释不正确	18	
				相应致敏粒子和未致敏粒子加样不正确	8	
				振荡混匀、静置操作不规范	5	
				无生物安全观念（实验前、中、后）	4	
4	结果报告	1）实验结果读取 2）实验报告	20	结果观察、测定及读取不规范	6	
				结果判断错误	6	
				结果报告错误（报告格式不完整、不正确）	4	
				结果分析错误（不能正确解读结果临床意义）	4	
5	清理工作	1）标本处理 2）试剂储存 3）器具还原 4）台面清洁	10	多余试剂、耗材未正确储存	4	
				用过的一次性物品未放入废物桶	2	
				标本及反应板等污染物未处理	2	
				操作完成后台面未处理和清洁	2	
	合计		100		100	

考核时间＿＿＿＿＿ 评分结果＿＿＿＿＿ 考核教师＿＿＿＿＿

（陈晓玲）

实训七 尿绒毛膜促性腺激素检验（早孕诊断）

【案例导入】

王女士，女，27岁，已婚，停经40天，常发生在早晨起床后，有恶心、反酸、食欲减退、挑食等现象。常规妇科检查：外阴、阴道无异常，子宫后倾，饱满感，质软，双侧附件未及异常。根据上述情况临床医师初步诊断为早孕，为进一步确诊建议做尿 HCG 检查。

【实训内容】

检测尿中绒毛膜促性腺激素（HCG）（免疫胶体金法）。

【实训目的】

1. 熟练掌握斑点金免疫层析技术的操作方法、结果判断。

2. 学会准确规范地填写检验报告单。

3. 熟悉尿 HCG 检测的临床意义。

【实训原理】

以硝酸纤维素（NC）膜为载体，利用微孔膜的毛细管作用，使膜条测试端的待测尿液慢慢向另一端渗移，在移动过程中，待检标本内的 HCG 与膜上包被的金标抗 HCG 结合形成抗原抗体复合物，从而出现阳性反应现象。

【实训准备】

1. 试剂　绒毛膜促性腺激素测试条。

2. 器材　小塑料杯。

3. 标本　待检尿液（或待检血液）。

【实训流程】

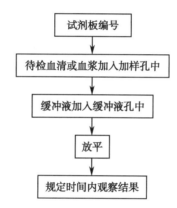

【实训步骤】

1. 标本收集与处理　留取随机尿液，盛于小塑料杯中立即送检。

2. 标本检测　取测试条（图 3-7-1），将测试端插入待检尿液中一定时间（至少 5 秒），取出放平，在规定时间内观察结果。

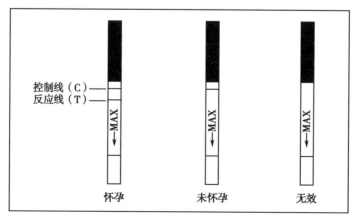

图 3-7-1　早早孕试剂条结构

3. 实验结果判断

（1）阳性：测试条的对照线和检测线均呈红色，表明怀孕。

（2）阴性：测试条仅对照线呈红色，表明未怀孕。

（3）无效：测试条的对照线、检测线均无红色反应线出现，表明试验失败或试剂条失效。

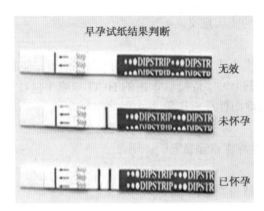

图 3-7-2　早早孕试验结果判断

4. 废物处理　使用后一次性尿杯、一次性手套、试剂条等须丢入医疗废物桶，并集中销毁。

【注意事项】

1. 测试条应避光、低温保存，使用前取出冰箱恢复至室温。

2. 测试后规定时间内观察结果。

3. 测试条插入尿液位置要注意，不能插入过深。

4. 测试前不宜大量喝水。

【实训结果】

项目	实训结果（+/-）
尿 HCG	

【填写检验报告单】

××××医院检验报告单

住院号＿＿＿＿＿＿门诊号＿＿＿＿＿＿

病室床号＿＿＿＿＿科别＿＿＿＿＿＿

病人姓名＿＿＿＿＿＿＿＿＿＿＿

性别＿＿＿＿＿＿年龄＿＿＿＿＿＿

临床诊断＿＿＿＿＿＿＿＿＿＿＿

检查目的＿＿＿＿＿＿＿＿＿＿＿

标本＿＿＿＿＿＿＿＿＿＿＿＿＿

送检日期＿＿＿＿＿＿＿＿＿＿＿

送检医师＿＿＿＿＿＿＿＿＿＿＿

检验者＿＿＿＿　　复核者＿＿＿＿　　报告日期＿＿＿＿＿

【实训结果分析】

_____

_____

_____

_____

_____

_____

实训日期_____ 成绩_____ 批阅教师_____

【考核要求及评分标准】

序号	项目	考核内容	分值	扣分标准		得分
1	实验前准备工作	1）个人防护 2）仪容仪表 3）试剂选择 4）耗材准备 5）试剂准备	20	个人未防护	3	
				仪容、着装不整齐及漏缺某一项	3	
				试剂盒选择不正确	8	
				试剂盒未平衡室温	3	
				实验所需耗材未准备（一次性尿杯、一次性手套等）	3	
2	标本准备	1）标本准备 2）标本编号	15	标本未准备（核对标本是否正确、是否符合要求）	8	
				未编写标本检测号	7	
3	尿HCG检测实验操作	1）试剂条使用 2）插入时间 3）取出放平	35	试剂条插入标本位置不正确	8	
				试剂条插入标本时间不准	8	
				试纸条手抓不规范	7	
				试剂条取出未放平	8	
				生物安全观念（实验前、中、后）	4	
4	结果报告	1）实验结果读取 2）实验结果分析 3）实验结果报告	20	结果观察及读取不规范	6	
				结果判断错误方法	6	
				结果报告有误（报告格式不完整、不正确）	4	
				结果分析错误（不能正确解读结果及临床意义）	4	
5	清理工作	1）标本处理 2）试剂储存 3）器具还原 4）台面清洁	10	多余试剂、耗材未正确储存	2	
				用过的一次性物品未放入废物桶	2	
				仪器的使用未登记	2	
				标本、试管等污染物未处理	2	
				操作完成后台面未处理和清洁	2	
	合计		100			100

（木开代斯·努尔买买提）

模块四　常用生物化学检验技能

实训一　血清葡萄糖检验

【案例导入】

患者，男，48 岁，1 年前无明显诱因出现口渴，饮水量逐渐增加，尿量多，感乏力。食欲佳，睡眠尚可，体重减轻 5kg。查体：未见异常。为明确诊断，临床医生要求做空腹血糖检查。

一、葡萄糖氧化酶法（手工法）

【实训内容】

利用分光光度计进行空腹血清葡萄糖的检测。

【实训目的】

1. 掌握葡萄糖氧化酶法检测血糖的基本原理和操作步骤。

2. 熟练操作分光光度计。

3. 学会正确分析检测结果，并能够准确规范地填写检验报告单。

【实训原理】

葡萄糖氧化酶（GOD）催化葡萄糖氧化生成葡萄糖酸和 H_2O_2，H_2O_2 在过氧化物酶（POD）催化下，将无色的色原 4- 氨基安替比林和苯酚氧化缩合生成红色的醌类化合物。其颜色深浅在一定范围内与葡萄糖的含量成正比，与同样处理的标准管比较，即可求得标本中葡萄糖浓度。其反应式如下：

$$\text{葡萄糖} + O_2 + H_2O \xrightarrow{\text{GOD}} \text{葡萄糖酸} + H_2O_2$$

$$H_2O_2 + 4\text{-氨基安替比林} + \text{苯酚} \xrightarrow{\text{POD}} \text{红色醌类化合物}$$

【实训准备】

1. 器材　离心机、水浴箱、分光光度计、试管、试管架、微量加样器、加样 Tip 头、洗耳球、吸量管、记号笔、废物桶等。

2. 试剂盒　说明书、磷酸盐酸缓冲液（pH 7.0）0.1mol/L、酶试剂、酚溶液。根据试剂盒说明书配制成酶酚混合试剂，置棕色瓶中保存于 4℃冰箱，可存放 1 个月（上述各试剂及操作步骤随不同的试剂盒可能有所不同）。

3. 其他试剂　待测血清、蒸馏水、葡萄糖标准液（5mmol/L）、质控血清。

【实训流程】

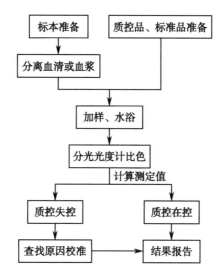

【实训步骤】

1. 标本收集与处理

（1）标本收集：测定空腹血糖时，病人需禁食 8 小时以上。如测定随机血糖，病人无特殊要求（建议使用带分离胶的真空采血管，并及时分离血清，可防止血细胞对葡萄糖的酵解）。若用血浆标本，推荐用草酸钾 - 氟化钠抗凝较好，可抑制血细胞（主要是白细胞）对葡萄糖的酵解。

（2）标本处理：以 3000r/min 离心 10 分钟分离血清（浆）备用。采血后应立即（一般要求在 1 小时内）分离出血清（或血浆）进行检测。如不能及时检测可置冰箱在 2~8℃下可稳定 3 天以上。

2. 标本检测

（1）加样：取试管编号，按表 4-1-1 进行操作。

表 4-1-1　加样操作

加入物（ml）	测定管	标准管	质控管	空白管
待测血清	0.02	—	—	—
葡萄糖标准液	—	0.02	—	—
质控血清	—	—	0.02	—
蒸馏水	—	—	—	0.02
酶酚工作液	3.0	3.0	3.0	3.0

（2）水浴：混匀，置 37℃水浴 1 分钟。

（3）比色：用分光光度计（见分光光度计的使用）进行比色，选择波长 505nm，以空白管调零，分别读取测定管、标准管和质控管的吸光度（A）值。

（4）计算：血清葡萄糖 mmol/L= $A_{测}/A_{标} \times C_{标}$

$A_{测}$、$A_{标}$、$A_{质}$分别为各管所测吸光度值；$C_{标}$为葡萄糖标准液的浓度。

报告方式：血糖：***** mmol/L　　　参考区间：空腹血糖 3.9~6.1mmol/L

3. 废物处理　废弃血液标本等需消毒后处理；一次性 Tip 头、一次性试管、一次性手套等须丢入医疗废物桶中，并集中销毁。

【注意事项】

1. 测定结果如超过 20mmol/L，应将标本用生理盐水稀释后再测定，结果乘以稀释倍数。

2. 因标本和标准液用量少，加量准确度对测定结果影响较大，加量必须准确。

3. 待测血清放置于室温下每小时葡萄糖约会降低 5%，采血后应及时检测。

4. 新配制的葡萄糖标准液主要为 α 型，须放置 2 小时以上，最好是过夜，待 α 型葡萄糖变旋为 β 型，达到平衡后即可使用。

5. 葡萄糖氧化酶法易受标本中尿酸、维生素 C、谷胱甘肽、胆红素等还原物的干扰，这些物质与色素原竞争 H_2O_2，使测定结果偏低。

6. 轻度溶血、黄疸、脂血、维生素 C、EDTA、草酸盐、肝素和氟化钠等不干扰己糖激酶法测定。

7. 脑脊液葡萄糖测定同血液，但其含量较低，可将标本用量加倍，结果再除以 2。

【实训结果】

测试项目	标准管（A）	质控管（A）	测定管（A）	血糖测定结果（mmol/L）
血糖				

【填写检验报告单】

××××医院检验报告单

住院号_____门诊号_____
病室床号_____科别_____
病人姓名_____
性别_____年龄_____
临床诊断_____
检查目的_____
标本_____
送检日期_____
送检医师_____

检验者_____　　复核者_____　　报告日期_____

【实训结果分析】

_____

_____

_____

_____

_____

_____

实训日期_____　　成绩_____　　批阅教师_____

【考核要点与评分标准】

序号	考核项目	考核内容	分值	扣分标准		得分
1	实验前准备工作	1）个人防护 2）试剂选择 3）仪器准备 4）耗材准备 5）用品摆放	20	个人防护未做	2	
				试剂、试剂盒选择不正确选择	4	
				仪器设备未准备	6	
				实验所需耗材未准备	4	
				实验台用品摆放不齐	4	
2	标本准备	1）标本准备 2）标本离心 3）标本编号 4）质控、标准编号	15	标本未核对	2	
				离心分离不规范	2	
				未正确安排编写标本检测号	5	
				未正确安排质控品及标准品	6	
3	ELISA实验操作	1）标本对照加样 2）试剂加样 3）水浴 4）比色、读值	35	标本（待测管、空白管、标准管、质控管）加样错误	6	
				相应试剂加样不正确	5	
				水浴（温度、时间）操作不规范	4	
				分光光度计操作不正确（比色、读取测定值）	16	
				无生物安全观念（实验前、中、后）	4	
4	结果报告	1）实验结果读取 2）实验报告	20	结果测定、读取及记录不规范	6	
				结果计算方法不正确	6	
				结果报告错误（报告格式不完整、不正确）	4	
				结果分析错误（不能正确解读结果临床意义）	4	
5	清理工作	1）试剂储存 2）台面清洁 3）器具还原 4）污物处理	10	多余试剂、耗材的未储存	2	
				用过的一次性物品未放入废物桶	2	
				操作完成后台面未处理和清洁	2	
				仪器的使用未登记	2	
				标本及试管等污染物未处理	2	
合计			100		100	

考核时间_____　　评分结果_____　　考核教师_____

附：722s型分光光度计的使用

分光光度计，又称光谱仪，目前常见型号为722s型分光光度计，是一种简洁易用的分光光度法通用仪器。广泛应用于医疗卫生、临床检验、生物化学、质量控制等部门作定性定量分析用。

【操作目的】

1. 掌握722s型分光光度计的操作步骤。

2. 了解722s型分光光度计的基本原理及性能。

【操作原理】

分光光度计由光源室、单色器、试样室、光电管暗盒、电子系统及数字显示器等部件组

157

成。分光光度计可从混合光中将每一单色光分离出来,并测量其强度。722s型分光光度计能在从340~1000nm波长范围内执行透射比,吸光度和浓度直读测定。能在近紫外可见光谱内对样品进行分析,根据被测物质在可见光区范围内(360~800nm)吸收特性及吸光的程度(吸光定律:A=-lgT=εbc)对物质进行定性和定量测定的仪器。

【操作流程】

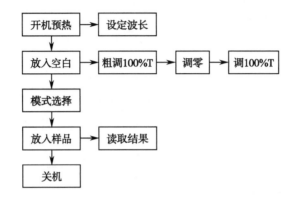

【操作步骤】

1. 开机预热打开电源开关,使仪器预热30分钟后才能进行测定操作。

2. 调整波长转动波长旋钮,调至仪器当前测试所需波长,具体波长由旋钮左侧的显示窗显示。

3. 放入空白玻璃比色皿盛蒸馏水或试剂空白做参比,并置入试样室比色皿架上。用仪器前面的试样槽拉杆来改变,打开试样室盖以确定比色皿进入测量光路。

4. 粗调100%T 盖下试样盖(同时打开光门)按下 ↑100% 调整键即能自动调整100%T,如有误差,可重复按该键,至数据显示窗显示100.0±0.1%(τ)止。

5. 调零打开样品室盖,按下 ↓0% 调整键,仪器自动调整0%。如未至0可加按数次至数据显示窗显示0.0±0.1%(τ)止。

6. 调100%T 闭合样品室盖,如发现100%有漂移,按下 ↑100% 调整键,使数据显示窗恢复100.0±0.1%(τ)止。

7. 模式选择按测定 模式 切换键使 吸光度 功能指示灯亮,运行吸光度测定模式。

8. 放入样品打开试样室盖,用玻璃比色皿盛所需测定样品溶液,分别用试镜纸将四壁擦净,并置入试样室的比色皿架上。拉动试样室4联架移档拉杆,使待测样品对准光路,闭合样品室盖,由数据显示窗读出仪器测得的样品吸光度值,并记录。继续测定完所有待测样品,并记录。

9. 关机,实验完毕,切断电源,将比色皿取出洗净,并将比色皿座架用软纸擦净。

【注意事项】

1. 每台仪器所配套的比色皿不可与其他仪器上的表面皿单个调换。

2. 清洁仪器外表时,请勿使用乙醇、乙醚等有机溶剂,不使用时请加防尘罩。

3. 取拿比色皿时,手指只能捏住比色皿的毛玻璃面,而不能碰比色皿的光学表面。比色皿每次使用后应用石油醚清洗,不能用强酸强碱清洗,并用镜头纸轻拭干净,存于比色皿盒中备用。

4. 如果大幅度改变测试波长时,须等数分钟后才能正常工作。

5. 为了防止光电管疲劳,不测定时必须将试样室盖打开,使光路切断,以延长光电管的使用寿命。为了防止光电管疲劳,不要连续光照,预热仪器时和不测定时应将试样室盖打开,使光路切断。

二、己糖激酶法(仪器法)

【实训内容】

利用半自动分析仪进行空腹血清葡萄糖的检测。

【实训目的】

1. 掌握己糖激酶法检测血糖的基本原理和操作步骤。

2. 熟练操作半自动生化分析仪。

3. 学会正确分析检测结果。

【实训原理】

葡萄糖和 ATP 在己糖激酶(HK)催化下发生磷酸化反应,生成葡萄糖 -6- 磷酸(G-6-P)与 ADP。G-6-P 在葡萄糖 -6- 磷酸脱氢酶(G-6-PD)的催化下脱氢,生成6- 磷酸葡萄糖酸(6-PGA),同时使 $NADP^+$ 还原成 $NADPH+H^+$,还原型 NADPH 的生成速率与葡萄糖浓度成正比,在波长 340nm 监测吸光度升高速率,可计算血清中葡萄糖浓度。其反应式如下。

$$葡萄糖 + ATP \xrightarrow{HK} 葡萄糖{-}6{-}磷酸 + ADP$$

$$葡萄糖{-}6{-}磷酸 + NADP^+ \xrightarrow{G{-}6{-}PD} 6{-}磷酸葡萄糖酸 + NADPH + H^+$$

【实训准备】

1. 器材 离心机、水浴箱、半自动生化分析仪、试管、试管架、微量加样器、加样 Tip 头、记号笔等。

2. 试剂盒 三乙醇胺盐酸缓冲液(pH 7.5)50mmol/L、$MgSO_4$ 2mmol/L、ATP 2mmol/L、$NADP^+$ 2mmol/L、HK≥1500U/L、G-6-PD 2500U/L。根据试剂盒说明书复溶后,配制成酶试剂,置棕色瓶中保存于 4℃冰箱,大约稳定 7 天(上述各试剂及操作步骤随不同的试剂盒可能有所不同)。

3. 其他试剂 葡萄糖标准液(5mmol/L)、蒸馏水、质控血清。

4. 标本 待测血清。

【实训流程】

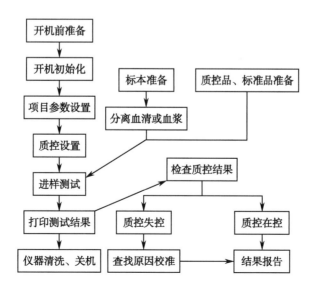

【实训步骤】

1. 标本收集与处理（同葡萄糖氧化酶法）。

2. 标本检测速率法（以半自动分析仪为例）。

（1）开机半自动分析仪开机、清洗。

（2）设置主要参数为系数 8.2、延迟时间 30 秒、监测时间 60 秒、波长 340nm、吸样量 0.5ml、温度 37℃。

（3）加样：37℃预温酶混合试剂 100μl，加血清 20μl，立即吸入半自动分析仪（见附半自动生化分析仪的使用），监测吸光度升高速率（ΔA/min）。

（4）结果

$$葡萄糖（mmol/L）=\frac{测定管\Delta A/min-空白管\Delta A/min}{标准管\Delta A/min-空白管\Delta A/min}\times 系数$$

3. 废物处理 废弃血液标本等需消毒后处理；一次性 Tip 头、一次性试管、一次性手套等须丢入医疗废物桶中，集中销毁。

【实训结果】

··················粘贴检验报告单··················

【实训结果分析】

_____

_____

_____

_____

_____

_____

实训日期_____ 成绩_____ 批阅教师_____

【考核要点与评分标准】

序号	考核项目	考核内容	分值	扣分标准		得分
1	实验前准备工作	1）个人防护 2）试剂选择 3）仪器准备 4）耗材准备 5）用品摆放	20	个人未防护	2	
				试剂、试剂盒选择不正确	4	
				仪器设备未准备（试管架、离心机、半自动生化分析仪等）	6	
				实验所需耗材未准备（试管、加样器、一次性手套等）	4	
				实验台用品摆放不齐	4	
2	标本准备	1）标本准备 2）标本离心 3）标本编号 4）质控、标准编号	15	标本未准备（核对标本是否正确、是否符合要求）	2	
				离心分离不规范（平衡、转速、时间等）	2	
				未正确安排编写标本检测号	5	
				未正确安排质控品及标准品	6	

续表

序号	考核项目	考核内容	分值	扣分标准		得分
3	ELISA 实验操作	1) 仪器开机 2) 程序选择 3) 标本加样 4) 清洗 5) 报告关机	35	半自动分析仪开机、自检操作不当	8	
				系统参数编程有误	8	
				标本(待测管、空白管、标准管、质控管)加样错误	5	
				测试结束未清洗	5	
				打印报告,关机操作有误	5	
				无生物安全观念(实验前、中、后)	4	
4	结果报告	1) 结果读取 2) 实验报告	20	结果测定、读取及记录不规范	6	
				结果计算方法不正确	6	
				结果报告错误(报告格式不完整、不正确)	4	
				结果分析错误(不能正确解读结果临床意义)	4	
5	清理工作	1) 试剂储存 2) 台面清洁 3) 器具还原 4) 污物处理	10	多余试剂、耗材未储存	2	
				用过的一次性物品未放入废物桶	2	
				操作完成后台面未处理和清洁	2	
				仪器的使用未登记	2	
				标本及试管等污染物未处理	2	
合计			100			100

考核时间_____ 评分结果_____ 考核教师_____

附: 半自动生化分析仪的使用

半自动生化分析仪是用于临床化学分析的计算机程序控制的分析仪,适用于血清、血浆和体液定性或定量的体外诊断分析。该仪器用途广泛,可用于碳水化合物、酶类以及药物监测等分析,仪器吸入反应液,处理数据并以图形或数字方式显示最终结果。可以满足几乎所有临床实验室的要求,它设计灵活,可以完成急查或常规分析。

【操作目的】

1. 掌握半自动生化分析仪的使用。

2. 了解半自动生化分析仪维护与保养。

【操作原理】

分析原理同分光光度法。仪器由液路机构、光学检测机构等组成,在计算机内置专用程序控制下,通过自动吸样、检测、计算,报告检测结果。

【操作步骤】

1. 开机前准备工作

(1) 检查仪器情况:仪器是否连接好。

161

（2）正确处理废液：废液瓶是否清空并接好、正确放置。

（3）检查打印机。

（4）准备相关试剂标本：清洁液、蒸馏水、试剂、定标液、质控品、待测标本。

2．开机

（1）开机：打开位于本仪器后面板上的电源开关，按照界面提示吸入蒸馏水，仪器完成开机初始化后进入主界面。

（2）清洗：完成初始化后，分析仪进行必要的维护，准备清洗液冲洗管路，然后吸入水冲洗比色池6次，如不做按"跳过"。

3．系统参数编程

（1）编程设置：在主菜单下，用光标键选定"编程"按 ENTER 。选择 实验1 键，密码为空，直接按 ENTER 进入，按 新建 键，屏幕显示编程界面如图4-1-1所示：

| 1．实验 |
| 2．系统设定 |
| 3．质控 |
| 4．下载 |

图4-1-1　编程界面

（2）实验参数设置选择实验后显示如图4-1-2所示，按照所做的项目选择合适的设置。

1．实验	通用参数	名称 单位
	设置	方式 波长 吸入量 温度因数 延迟时间
	限度	吸光度高值 吸光度低值 参考值低值 参考值高值 小数
	校正	方法 名称 因数 重复次数
	标准	填入标准值

图4-1-2　参数设置界面

4．质控物编程在主菜单下选择"编程"并按 ENTER ，按软键 新建 将会进入一个新的质控物，按 编辑 键即可对编程进行修改。

5．项目测试

（1）测试在系统主界面点击 测试 键，进入测试单元，选择待测定项目名称。

（2）水空白点击 水空白 键，在进样管处放置蒸馏水，点击 吸液 键，进行水空白测定。

（3）试剂空白点击 试剂空白 键，在进样管处放置试剂空白，点击 吸液 键（如果项目设置中没有选择试剂空白，跳过这一步）。

（4）定标点击 定标 键，在标准品对应的组合框中选择 S1～S8，在进样管处放置相应的待测定标反应液，点击 吸液 键。（若定标信息中直接输入了 K 因子，跳过这一步）。

（5）质控基本与定标相同。

（6）样本空白选择样本号，点击 样本空白 键，在进样管处放置样本空白管，点击 吸液 键。（根据需要选择，如果是溶血、脂血标本建议测试样本空白，仅适合于终点法项目）。

（7）样本测试选择样本号，点击 样本 键，在进样管处放置样本反应液，点击 吸液 键。按照这个方法依次完成其他样本测试。

（8）质控测试方法同样本测试。

（9）测试完毕后，点击 清洗 键，吸入蒸馏水清洗管路后再进行下一个项目测试。

6. 输出报告点击 结果 键，再点击 增加 键，输入病人姓名、样本号、年龄、性别、住院号，选择所属科室、送检医生、检验医生，点击 确定 进行保存。在"结果"界面，选择一条或多条测试结果，点击 打印 键，输出病人的综合报告单。

7. 关机点击 关机 键，仪器保存项目信息、病人信息、测试结果等数据之后，关闭仪器后面板上的电源开关。关闭打印机电源开关。

（陈晓玲）

实训二　口服葡萄糖耐量试验

【案例导入】

患者，男，40 岁，2 月份单位体检，发现血糖高（6.7mmol/L），之后到医院就诊。建议控制饮食，并两次复查空腹血糖，分别为 6.3mmol/L 和 6.5mmol/L。医生建议做口服葡萄糖耐量试验。

【实训内容】

口服葡萄糖耐量试验操作过程及结果判断。

【实训目的】

1. 掌握口服葡萄糖耐量试验（OGTT）的基本原理、方法及结果判定。

2. 了解 OGTT 的临床诊断意义。

【实训原理】

正常人体内具有完善、精确的调节血糖浓度的机制，即使一次食入一定量的葡萄糖（75～100g），其血糖浓度也仅暂时性升高，且两小时内即可恢复到正常水平，这种现象称为正常的耐糖现象。若内分泌失调或神经系统功能紊乱，则调节血糖功能失常，在食入大量糖后，血糖浓度可急剧上升，短时间不能恢复正常水平，或血糖无明显升高，甚至不升高，称耐糖现象失常。口服葡萄糖耐量试验（OGTT）是一种葡萄糖负荷试验，即口服一定量葡萄糖后，间隔一定时间测定血糖和尿糖，观察血糖水平及有无尿糖出现，以了解受试者耐糖现象是否正常。

【实训准备】

试剂与仪器准备同血清葡萄糖定量检测。

【实训流程】

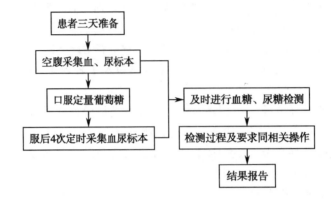

【实训步骤】

1. 标本收集与处理

（1）受试者试验前三天正常饮食，停止使用胰岛素及影响血糖浓度的各种药物。试验前一天晚餐后即不再进食（试验前应空腹 10～16 小时），并应避免有明显的食欲减退，或影响胃肠道吸收的其他因素。

（2）次晨空腹静脉取血 2ml，并同时收集尿液，分别作血糖定量检测和尿糖定性检测（血糖测定与尿糖测定具体操作方法见相应生化检测实验）。

（3）将 75 克葡萄糖溶于 250ml 水中，让受试者 5 分钟内服下。儿童葡萄糖用量可按 1.75g/kg 计算，总量不超过 75g。

（4）从口服糖水开始计时，服后 30 分钟、60 分钟、90 分钟、120 分钟（历时 2 小时）各取血一次，同时收集尿液标本，分别做血糖定量测定及尿糖定性测定。整个试验过程中不可进食、喝茶、吸烟、或喝咖啡。

2. 标本检测

（1）对收集的标本进行血糖定量和尿糖定性测定（测定方法同血糖，尿糖测定）。

（2）将 5 次血糖测定结果，以测定血糖的时间为横坐标，对应的血糖浓度为纵坐标，绘制成糖耐量曲线图，以便进行结果分析。

3. 废物处理　废弃血液标本等需消毒后处理，一次性 Tip 头、一次性试管、一次性手套等须丢入医疗废物桶中，集中销毁。

【注意事项】

1. 空腹血糖已明显增高的重症病人，或已经确诊的糖尿病病人，不需再做此试验，以免一次食入大量葡萄糖加重病人的症状。

2. 如果测定结果呈不规则曲线，除考虑临床病人情况外，应检查采集时间及标本编号有无错误。

3. 世界卫生组织推荐的标准化 OGTT 口服葡萄糖的剂量用 75g。

4. 不能口服或患有影响葡萄糖吸收的患者可改用静脉葡萄糖耐量试验（IGTT）。注射葡萄糖量按每千克体重 0.5g 计算，并折算成 20% 或 50% 葡萄糖注射液的毫升数，于 5 分钟内注入，于注射后半小时、1 小时、2 小时、3 小时分别采血一次，测其葡萄糖含量。

5. 临床诊断首先推荐空腹血糖，OGTT 并非必需，不作为常规项目。

6. 整个实验过程中不可进食、喝茶、吸烟、喝咖啡，应安静地坐在椅子上。

【实训结果】

1. 计算每个对应时间点的血糖测定结果,并填入下表中。

	1	2	3	4	5
时间(min)	0	30	60	90	120
测定值(mmol/L)					

2. 根据血糖测定结果,在下表中绘制糖耐量曲线。

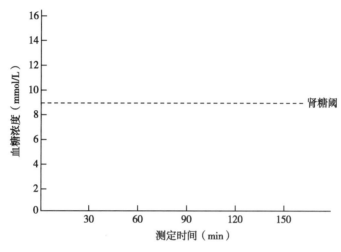

报告方式(各时间段血糖测定值):****min,****mmol/L

【填写检验报告单】

××××医院检验报告单

住院号_____门诊号_____
病室床号_____科别_____
病人姓名_____
性别_____年龄_____
临床诊断_____
检查目的_____
标本_____
送检日期_____
送检医师_____

检验者_____ 复核者_____ 报告日期_____

【实训结果分析】

_____

_____

_____

_____

_____

_____

实训日期_____ 成绩_____ 批阅教师_____

【考核要点及评分标准】

序号	考核项目	考核内容	分值	扣分标准		得分
1	实验前准备工作	1）个人防护 2）试剂选择 3）仪器准备 4）耗材准备 5）用品摆放	20	个人未防护	2	
				试剂、试剂盒选择不正确	4	
				仪器设备未准备（试管架、离心机、水浴箱、半自动生化分析仪等）	6	
				实验所需耗材未准备（试管、加样器、一次性手套等）	4	
				实验台用品摆放不齐	4	
2	标本准备	1）标本准备 2）标本离心 3）标本编号 4）质控、标准编号	15	标本未准备（核对标本是否正确、是否符合要求）	2	
				离心分离不规范（平衡、转速、时间等）	2	
				未正确安排编写标本检测号	5	
				未正确安排质控品及标准品	6	
3	ELISA 实验操作	1）仪器开机 2）程序选择 3）标本加样 4）清洗 5）报告关机	35	标本加样不正确	6	
				试剂加样错误	6	
				水浴操作不规范	3	
				比色、读取测定值不正确（或生化仪上机测试不正确）	8	
				尿糖定性检测错误	8	
				无生物安全观念（实验前、中、后）	4	
4	结果报告	1）结果读取 2）实验报告	20	结果测定、读取及记录不规范	6	
				结果计算方法不正确	6	
				未能正确绘制耐量曲线		
				结果报告错误（报告格式不完整、不正确）	4	
				结果分析错误（不能正确解读结果临床意义）	4	
5	清理工作	1）试剂储存 2）台面清洁 3）器具还原 4）污物处理	10	多余试剂、耗材未储存	2	
				用过的一次性物品未放入废物桶	2	
				操作完成后台面未处理和清洁	2	
				仪器的使用未登记	2	
				标本及试管等污染物未处理	2	
	合计		100		100	

考核时间_____   评分结果_____   考核教师_____

（陈晓玲）

实训三　糖化血清蛋白检验

【案例导入】

患者，女，64 岁，糖尿病史 5 年，服用降糖药控制血糖。最近身体日渐消瘦，感觉劳累。

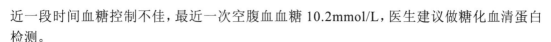

近一段时间血糖控制不佳，最近一次空腹血血糖 10.2mmol/L，医生建议做糖化血清蛋白检测。

【实训内容】

用果糖胺法测定糖化血清蛋白。

【实训目的】

1. 掌握果糖胺法测糖化血清蛋白的基本原理。

2. 熟悉果糖胺法测糖化血清蛋白的操作步骤及注意事项。

3. 了解糖化血清蛋白检测的临床意义。

【实训原理】

血清葡萄糖能与白蛋白在碱性条件下发生非酶促糖化反应，形成高分子酮胺结构。此酮胺结构能在碱性环境中与硝基四氮唑蓝（NBT）发生还原反应，生成紫红色甲臜，生成量与血糖浓度成正比。以 1- 脱氧 -1- 吗啉果糖（DMF）为标准参照物，制作校正曲线，进行比色测定结果后，可从曲线上查出对应的血清糖化血清蛋白浓度。

【实训准备】

1. 器材　离心机、水浴箱、722 分光光度计、试管、试管架、微量加样器、加样 Tip 头、记号笔、废物桶等。

2. 试剂

（1）0.1mol/L 碳酸盐缓冲液（pH 10.8）：无水碳酸钠 9.54g，碳酸氢钠 0.84g，溶于蒸馏水并稀释至 1L。

（2）0.1mmol/L NBT 试剂：称取氯化硝基四氮唑蓝 100mg，用上述缓冲液溶解并稀释至1L，置冰箱保存，至少可稳定 3 个月。

（3）40g/L 牛血清白蛋白溶液。

（4）4mmol/L DMF 标准液：称取 DMF99.6mg，溶于 40g/L 牛血清白蛋白溶液 100ml 中。

3. 其他试剂与标本　待测血清、蒸馏水、质控血清。

【实训流程】

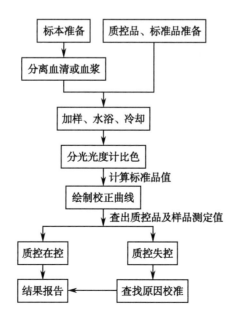

【实训步骤】

1. 标本收集与处理(同血糖检测)。

2. 校正曲线制备 取 4mmol/L DMF 标准液用牛血清白蛋白溶液(40g/L)分别稀释成 1mmol/L、2mmol/L、3mmol/L、4mmol/L,并以牛血清白蛋白(40g/L)为空白,与测定管同样操作,读得各浓度 DMF 相应的吸光度。以 DMF 浓度为横坐标,吸光度为纵坐标,制成校正曲线。糖化血清蛋白浓度在 4mmol/L 内与吸光度呈线性关系。

3. 标本检测

(1)加样取试管编号,按下表进行操作。

加入物(ml)	测定管	标准管	质控管	空白管
待测血清	0.1	—	—	—
标准液	—	0.1	—	—
质控血清	—	—	0.1	—
蒸馏水	—	—	—	0.1
NBT(37℃预温)	4.0		4.0	4.0

(2)水浴及冷却混匀,置 37℃水浴 15 分钟,立即取出,流水冷却(低于 25℃)。

(3)测定冷却后 15 分钟内于 722 分光光度计波长 550nm 比色,以空白管调零,读取测定管吸光度。

(4)结果在线性范围内,根据测定管吸光度值,可直接在标准曲线上查出对应浓度值。

报告方式:糖化血清蛋白(果糖胺法):**** mmol/L

参考区间:1.9±0.25mmol/L

4. 废物处理 废弃血液标本等需消毒后处理;一次性 Tip 头、一次性试管、一次性手套等须丢入医疗废物桶中,集中销毁。

【注意事项】

1. DMF 可以自己合成,方法是:称取无水 D- 葡萄糖 90g(0.5mol),吗啡啉 58g(0.67mol),加蒸馏水 1L,溶解后在 60~70℃水浴上搅拌,开始为黄色糊状物,后颜色逐渐加深。20 分钟后,移去水浴,缓慢地加入丙二酸 18g(0.17mol)。整个加入过程需在 10 分钟以上。再置水浴并使温度上升至 80℃,不断搅拌,颜色逐渐由黄绿色转变为琥珀色。10 分钟后,加入无水乙醇 70ml,维持 75℃30 分钟,再加入丙酮 70ml。此时可见到结晶析出,此即为 DMF。放 4℃冰箱过夜,收集结晶,并用无水乙醇重结晶 3 次,使产物脱色纯化,干燥备用。熔点 146~147℃,分子式 $C_{10}H_{19}O_6N$,分子量 249。

2. pH、反应温度、反应时间对本试验影响较大,必须严格控制。

3. 用定值冻干糖化血清蛋白作标准,测定结果更稳定。因为用不同标准物时所测得结果不完全一致,最好建立实验室的参考值。

4. DMF 在适当的 pH 及温度条件下,经过结构重排可由氧环式结构形成 1- 脱氧 -1- 氨基 -2- 酮基的酮胺结构。血清蛋白经非酶促糖化反应也形成酮胺结构。因此,用 DMF 作为标准参照物,以 mmol/L 报告结果较为理想。

【实训结果】

1. 在下表中记录糖化血清蛋白各管吸光度比色结果。

测试项目标准管 1	标准管 2	标准管 3	标准管 4	质控管测定管
糖化血清蛋白				

2. 以 DMF 浓度为横坐标,吸光度为纵坐标,在下表中绘制校正曲线。

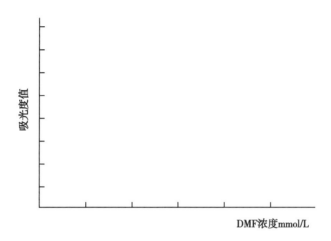

【填写检验报告单】

××××医院检验报告单
住院号_____门诊号_____ 病室床号_____科别_____ 病人姓名_____ 性别_____年龄_____ 临床诊断_____ 检查目的_____ 标本_____ 送检日期_____ 送检医师_____ <div align="right">检验者_____ 复核者_____ 报告日期_____</div>

【实训结果分析】

_____

_____

_____

_____

_____

_____

实训日期_____ 成绩_____ 批阅教师_____

【考核要点及评分标准】

序号	考核项目	考核内容	分值	扣分标准		得分
1	实验前准备工作	1）个人防护 2）试剂选择 3）仪器准备 4）耗材准备 5）用品摆放	20	个人未防护	2	
				试剂、试剂盒选择不正确	4	
				仪器设备未准备（试管架、离心机、水浴箱、半自动生化分析仪等）	6	
				实验耗材未准备（试管、加样器、一次性手套等）	4	
				实验台用品摆放不齐	4	
2	标本准备	1）标本准备 2）标本离心 3）标本编号 4）质控、标准编号	15	标本未准备（核对标本是否正确、是否符合要求）	2	
				离心分离不规范（平衡、转速、时间等）	2	
				标准液未稀释	5	
				未正确安排编写标本检测号	3	
				未正确安排质控品及标准品	3	
3	ELISA实验操作	1）仪器开机 2）程序选择 3）标本加样 4）清洗 5）报告关机	35	标本加样不正确	6	
				试剂加样错误	6	
				水浴、冷却操作不规范	4	
				使用分光光度计不规范	10	
				比色、读取测定值不正确	5	
				无生物安全观念（实验前、中、后）	4	
4	结果报告	1）结果读取 2）实验报告	20	结果测定、读取及记录不规范	4	
				未正确绘制校正曲线	6	
				结果计算方法不正确	2	
				结果报告错误（报告格式不完整、不正确）	4	
				结果分析错误（不能正确解读结果临床意义）	4	
5	清理工作	1）试剂储存 2）台面清洁 3）器具还原 4）污物处理	10	多余试剂、耗材未储存	2	
				用过的一次性物品未放入废物桶	2	
				操作完成后台面未处理和清洁	2	
				仪器使用未登记	2	
				标本及试管等污染物未处理	2	
合计			100			100

考核时间_____ 评分结果_____ 考核教师_____

（陈晓玲）

实训四　肝功能检验

【案例导入】

患者，男，35岁，一周前出现短暂发热，无鼻塞、流涕、咳嗽、皮疹等，近3天前无明显诱因出现恶心、欲吐伴有全身乏力、食欲下降、皮肤发黄，尿色逐渐加深，右胁痛的症状。查体：巩膜及皮肤明显黄染，肝肋下 2cm，剑突下 2.5cm。初步考虑为急性黄疸型肝炎。为明确诊断，临床医生要求进一步做"肝功"检查。

【实训内容】

总蛋白（TP）、清蛋白测定（ALB）、清／球蛋白比值蛋白（A/G）、丙氨酸氨基转移酶（ALT）、血清 γ-GT、血清总胆红素（TBIL）、结合胆红素（DBIL）的测定。

【实训目的】

1. 熟练掌握标本的采集与处理；半自动生化分析仪（或分光光度计）的使用。

2. 能够正确分析检测结果，并准确规范地填写检验报告单。

3. 清楚检测废弃物的处理过程。

【实训准备】

1. 器材　消毒棉签、一次性采血针、生化类真空采血管、离心机。

2. 试剂　各测定项目所用的工作试剂及相应标准液。

3. 其他器材　水浴箱、半自动生化分析仪或分光光度计、离心机等。

4. 标本　待测血清。

【实训流程】

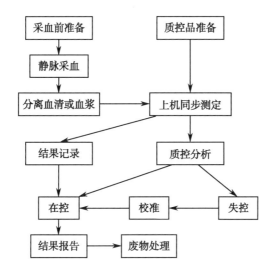

【实训步骤】

1. 采血前准备

（1）病人准备

1）采血时采用坐姿，以减少体位对测定结果的影响。

2）采血前 24 小时内不饮酒、不做剧烈运动。

3）停用影响某些酶活性的药物如苯巴比妥，苯妥英钠、安替比利、避孕药等，否则应记录有关用药情况。

4）采血前应保持清晨空腹状态。

（2）采血工作者准备：仔细核对病人信息如姓名、性别、年龄、床号、标本类型、检品联号，条形码的正副联应张贴准确，避免信息编号与标本号出现张冠李戴。

2. 标本采集与处理

（1）标本采集：使用常规方法采集病人肘正中静脉血 3ml，盛放于生化真空采血管中。

（2）标本处理：将血液标本以 3000r/min 的速度离心 10 分钟，分离血清（浆）备用。

3. 样本的检测

（1）血清总蛋白（TP）测定：双缩脲比色法

1）原理：蛋白质的肽键与二价铜离子在碱性条件下反应生成紫红色络合物，该络合物在波长 540nm 处有吸收峰，其颜色深浅在一定范围内与蛋白质含量成正比，因此与同样处理的蛋白标准液比较，可计算得到血清总蛋白的含量。

2）操作步骤：按表 4-4-1 操作。

表 4-4-1　血清总蛋白测定操作步骤

加入物（ml）	测定管	标准管	空白管
待测血清	0.1	—	—
蛋白标准液	—	0.1	—
蒸馏水	0.4	0.4	0.5
双缩脲试剂	3.0	3.0	3.0

混匀，置 37℃水浴保温 10 分钟，使用分光光度计，以空白管调零，在波长 340nm 条件下，测定各管吸光度，根据标准液浓度计算结果。

3）比色结果：将各测定管的分光光度计比色结果填入表 4-4-2 中。

表 4-4-2　血清总蛋白比色分析结果

测试项目	标准管	质控管	测定管
血清总蛋白			

4）计算：血清总蛋白（TP）（g/L）$= \dfrac{A_{测}}{A_{标}} \times C_{标}$

$A_{测}$、$A_{标}$、$A_{质}$分别为各管所测吸光度值；$C_{标}$为血清总蛋白标准液浓度。

5）结果报告

报告方式：血清总蛋白：*****（g/L）

参考区间：正常成人血清总蛋白：60～80（g/L）

（2）血清清蛋白（ALB）测定——溴甲酚绿染色法（手工法）

1）原理：清蛋白与溴甲酚绿在 pH 为 4.2 的条件下反应生成蓝绿色复合物，该复合物在波长 630nm 处有吸收峰，其颜色深浅在一定范围内与清蛋白含量成正比，因此与同样处理的清蛋白标准液比较，可计算得到血清总蛋白的含量。

2）操作步骤：按表 4-4-3 操作。

表 4-4-3　血清清蛋白测定操作步骤

加入物（ml）	测定管	标准管	空白管
待测血清	0.02	—	—
清蛋白标准	—	0.02	—
蒸馏水	—	—	0.02
BCG 试剂	4.0	4.0	4.0

混匀,室温静置 10 分钟,使用分光光度计,以空白管调零,在波长 630nm 条件下,测定各管吸光度,根据标准液浓度计算结果。

3)比色结果:将各测定管的分光光度计比色结果填入表 4-4-4 中。

表 4-4-4 血清清蛋白比色分析结果

测试项目	标准管	质控管	测定管
血清清蛋白			

4)计算:

$$血清清蛋白(g/L) = \frac{A_{测}}{A_{标}} \times C_{标}$$

$A_{测}$、$A_{标}$、$A_{质}$ 分别为各管所测吸光度值;$C_{标}$ 为血清清蛋白标准液浓度。

血清球蛋白(g/L)= 血清总蛋白 − 血清清蛋白

血清清蛋白 / 球蛋白(A/G)= 血清清蛋白 / 血清球蛋白

5)结果报告

报告方式:血清清蛋白:*****(g/L);血清球蛋白:*****(g/L)

血清清 / 球比:*****

参考区间:血清清蛋白:35～55(g/L);血清球蛋白:20～29(g/L)。

血清清蛋白 / 球蛋白(A/G):1.5～2.5∶1

(3)血清丙氨酸氨基转移酶(ALT)测定——速率法(手工法)

1)原理:丙氨酸与 α- 酮戊二酸在 ALT 的催化下生成谷氨酸与丙酮酸,丙酮酸继续与 NADH 反应,在 LDH 催化下生成乳酸和 NAD^+,其中 NADH 在 340nm 处有特征性吸收峰,其氧化速率与 ALT 酶活性成正比,因此检测 NADH 吸光度的下降速率,即可求出 ALT 的酶活性单位。

2)操作步骤:①半自动生化分析仪的使用。②项目参数设置:系数 -1768;孵育时间 90 秒;检测时间 60 秒;光径 1cm;吸样量 700μl;温度 37℃;波长 340nm。③ 配制反应液:取标本 50μl,加入酶工作液 1ml,混匀,立即上机操作,读取结果并记录。④ 结果报告方式:血清 ALT:***** U/L。参考区间:正常成人 ALT:5～40U/L(37℃)。

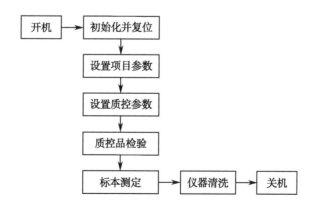

(4)血清 γ- 谷氨酰基转移酶(γ-GT)测定——酶速率法(手工法)

1)原理:以 L-γ 谷氨酰 -3- 羧基对硝基苯胺作为底物,双甘肽为 γ- 谷氨酰基的受体,在

γ-GT 的催化下,谷氨酰基转移到双甘肽分子上,同时生成黄色的 2- 硝基 -5- 氨基苯甲酸,从而引起 405~410nm 处吸光度增加,其增加的速率与 γ-GT 活性成正比,因此通过检测吸光度的增加速率,即可求出 γ-GT 的酶活性单位。

2)操作步骤:①半自动生化分析仪的使用:(同前面实验内容)。②项目参数设置:系数 1159;孵育时间 30 秒;检测时间 60 秒;光径 1cm;吸样量 700μl;温度 37℃;波长 405nm。③配制反应液:取标本 100μl,加入酶工作液 1ml,混匀,立即上机操作,读取结果并记录。④结果报告方式:血清 γ-GT:*****(U/L)。参考区间:正常人血清 γ-GT:男性:11~50U/L(37℃),女性:7~32(U/L)(37℃)。

(5)血清总胆红素(TBIL)、直接胆红素(DBIL)——D 酶法(手工法)

1)总胆红素测定:①原理:在胆红素氧化酶的催化下,血清总胆红素与氧气反应生成胆绿素,胆绿素进一步氧化成淡紫色化合物。其中胆红素在 405nm 处,有特征性吸收峰,随着胆红素被氧化,反应液吸光度不断下降,其中吸光度下降幅度与血清总胆红素成正比,因此,根据检测反应液吸光度的变化速率,即可求出总胆红素的浓度。②操作步骤:按表4-4-5 操作。

表4-4-5　血清总胆红素测定操作步骤

加入物 (ml)	测定管 (U)	测定对照管 (UB)	标准管 (S)	标准对照管 (SB)
待测血清	0.05	0.05	—	—
标准液	—	—	0.05	0.05
磷酸盐缓冲液 (pH=8.2)	1.0	1.0	1.0	1.0
蒸馏水	—	0.05	—	0.05
BOD 酶	0.05	—	0.05	—

混匀,置 37℃水浴保温 15 分钟,使用分光光度计,以蒸馏水调零,在波长 460nm 条件下,测定各管吸光度,根据标准液浓度计算结果。

③比色结果:将各测定管的分光光度计比色结果填入表 4-4-6 中。

表4-4-6　血清总胆红素比色分析结果

测试项目	标准管	标准对照管	质控管	测定管	测定对照管
血清总胆红素					

④计算:血清总胆红素(μmol/L)$= \dfrac{A_{UB} - A_U}{A_{SB} - A_S} \times C_{总}$

A_{UB}、A_U、A_{SB}、A_S 分别为各管所测吸光度值;$C_{总}$ 为血清总胆红素标准液浓度。

⑤结果报告:

报告方式:血清总胆红素:*****(μmol/L)

参考区间:正常人血清总胆红素:3.4~17.1(μmol/L)

2)结合胆红素测定——酶法(手工法)

①原理:在 pH 为 3.7~4.5 的缓冲液中,胆红素氧化酶(BOD)催化结合胆红素氧化生

成淡紫色化合物,而未结合胆红素在此条件下不被氧化,氧化后的产物及测定与总胆红素测定原理一致。工作试剂包含 R1 磷酸盐缓冲液(pH 调整为 3.7)、DTB 结合胆红素标准液,其余试剂及操作步骤与总胆红素测定相同。

② 比色结果:将各测定管的分光光度计比色结果填入表 4-4-7 中。

表 4-4-7　血清结合胆红素比色分析结果

测试项目	标准管	标准对照管	质控管	测定管	测定对照管
血清结合胆红素					

③ 计算:血清结合胆红素$(\mu mol/L) = \dfrac{A_{UB} - A_U}{A_{SB} - A_S} \times C_{DTB}$

A_{UB}、A_U、A_{SB}、A_S 分别为各管所测吸光度值;C_{DTB} 为血清结合胆红素标准液浓度。

④ 结果报告:

报告方式:血清结合胆红素:*****($\mu mol/L$)

参考区间:正常人血清结合胆红素:0~3.4($\mu mol/L$)

【实训结果】

项目\参考值\标本号	TP (g/L)	ALB (g/L)	A/G	ALT (U/L) 37℃	γ-GT (U/L) 37℃	TBIL (μmol/L)	DBIL (μmol/L)
	60~80	35~55	1.5~2.5	5~40	男性:11~50 女性:7~32	3.4~17.1	0~3.4

【废物处理】

消毒棉签、一次性采血针、废弃血清等须丢入医疗废物桶,并集中销毁,病人原始血清标本需留存一周以上以备复核,最后集中销毁。

【注意事项】

1. 血清标本以新鲜无溶血为宜,冰箱保存不应超过 3 天,且以无浑浊为宜。

2. 标准液须澄清,如果产生浑浊应及时更换或另作标准空白管,以消除浊度的影响。

3. 试管、刻度吸管等使用的器具应清洁,无酸、碱及还原性物质污染。

4. 微量加样器、刻度吸量管须校准,取液量务必准确。

5. 若结果超出线性范围,可用生理盐水作适当稀释后重测,结果乘以稀释倍数。

【填写检验报告单】

××××医院检验报告单

住院号_____门诊号_____
病室床号_____科别_____
病人姓名_____
性别_____年龄_____
临床诊断_____
检查目的_____
标本_____
送检日期_____
送检医师_____

检验者_____ 复核者_____ 报告日期_____

【实训结果分析】

_____

_____

_____

_____

_____

_____

实训日期_____ 成绩_____ 批阅教师_____

【考核要求及评分标准】

序号	项目	考核内容	分值	扣分标准		得分
1	准备工作	1）穿白大衣 2）准备器材及试剂 3）核对患者信息	10	未穿白大衣	2	
				无准备或准备不全	5	
				接收信息不完整	3	
2	样本采集	1）选择采血管 2）扎压脉带和选择静脉 3）常规消毒 4）静脉穿刺 5）采血量	10	采血管、静脉选择错误	2	
				扎压脉带及穿刺有误	2	
				缺乏无菌意识	2	
				针刺深度、角度不合适	2	
				未采集到血液或采血量不准确	2	
3	样本处理	1）标本核对 2）离心分离血清（血浆） 3）编写标本检测号	10	标本未准确核对	2	
				离心管没有平衡	2	
				调节转速不准确	2	
				时间不准确	1	
				分离不规范	2	
				标本检测号有误	1	

续表

序号	项目	考核内容	分值	扣分标准		得分
4	制备反应液	1）使用加样枪 2）使用刻度吸管 3）试管编号 4）血清（浆）及试剂加量 5）混匀及水浴时间	20	左手用枪	2	
				枪头混用	1	
				枪头液体未排尽	2	
				用完未调至最大量程	2	
				刻度吸管取液未使用食指	2	
				液体误入洗耳球	2	
				视线未与凹液面平行	2	
				刻度吸管有气泡	2	
				血清（浆）及试剂加量不准	2	
				试管无编号	1	
				未规范混匀	1	
				水浴时间不准确	1	
5	比色分析	半自动生化分析仪的规范使用	20	开机前准备不充分	3	
				项目参数设置有误或不完整	4	
				质控参数设置有误或不完整	4	
				质控品检测不规范	2	
				质控校准有误	5	
				样本检测有误	2	
6	结果分析与报告	1）结果读取、记录 2）计算及报告 3）结果分析	20	读取不准确	2	
				记录不规范	2	
				计算有误	2	
				报告不完整	2	
				结果分析不准确	12	
7	实验结束后整理	1）废物处理 2）标本的处理 3）清洁操作台面 4）仪器的维护	10	剩余试剂、耗材未正确储存	2	
				使用过的一次性物品未放入废物桶	2	
				操作台面未进行清理及消毒	2	
				仪器的使用未进行登记	2	
				标本未正确处理	2	
合计			100		100	

考核时间_____ 评分结果_____ 考核教师_____

（李晨燕）

实训五 血脂检验

【案例导入】

患者，女性，55 岁，偶尔头晕，活动时有心悸、气促的症状。查体：肥胖，双侧眼睑可见米粒大小的黄疣，其他无明显异常。辅助检查：肝功、肾功及心电图均正常。为明确诊断，临床医生要求做"血脂"检查。

【实训内容】

包括总胆固醇(TC)、甘油三酯(TG)、高密度脂蛋白胆固醇(HDL-C)、载脂蛋白A1的测定。

【实训目的】

1.熟练掌握标本的采集与处理；半自动生化分析仪(或分光光度计)的使用。

2.能够正确分析检测结果，并准确规范地填写检验报告单。

3.清楚检测废弃物的处理过程。

【实训准备】

1.器材 消毒棉签、一次性采血针、生化类真空采血管、离心机。

2.试剂 各测定项目所用的工作试剂及相应标准液等。

3.其他器材 水浴箱、半自动生化分析仪或分光光度计、离心机、医用废物桶等。

4.标本 待测血清。

【实训流程】

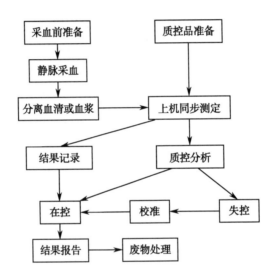

【实训步骤】

1.采血前准备

(1)病人准备

1)受检者应保持平常规律的生活和饮食习惯。

2)采血前24小时内不饮酒、不做剧烈运动。

3)停用影响血脂结果的药物，否则应记录有关用药情况。

4)采血前应保持清晨空腹状态。

(2)采血工作者准备：仔细核对病人信息如姓名、性别、年龄、床号、标本类型、检品联号，条形码的正副联应张贴准确，避免信息编号与标本号出现张冠李戴。

2.标本采集与处理

(1)标本采集：使用常规方法采集病人肘正中静脉血3ml，盛放于生化类真空采血管中。

(2)标本处理：将血液标本以3000r/min的速度离心10分钟，分离血清(浆)备用。

3.标本检测

(1)血清总胆固醇(TC)测定(酶法)

1)原理：血清中的胆固醇约1/3为游离胆固醇，2/3为与脂肪酸结合的胆固醇酯。胆固醇酯被胆固醇酯水解酶(CEH)水解成游离胆固醇,后者被胆固醇氧化酶(COD)氧化成胆烷-4-烯-3-酮并产生过氧化氢,其中过氧化氢与色原物质如4-氨基安替比林和酚反应(三者合称PAP),经过氧化物酶催化生成红色醌亚胺(Trinder反应)。红色醌亚胺的最大吸收峰在500nm处,其吸光度与标本中的胆固醇含量成正比,因此在该波长处比色分析,与同样处理的标准液比较,即可求得血清总胆固醇的含量。

2)操作步骤:按表4-5-1操作。

表4-5-1 胆固醇酶法测定操作步骤

加入物(ml)	测定管	标准管	空白管
血清	0.02	—	—
标准液	—	0.02	—
蒸馏水	—	—	0.02
酶工作液	2.0	2.0	2.0

混匀,置37℃水浴保温15分钟,使用分光光度计,以空白管调零,在波长500nm条件下,测定各管吸光度,根据标准液浓度计算结果。

3)比色结果:将各测定管的分光光度计比色结果填入表4-5-2中。

表4-5-2 血清总胆固醇比色分析结果

测试项目	标准管	质控管	测定管
血清总固醇			

4)计算:血清 $TC(mmol/L) = \dfrac{A_{测}}{A_{标}} \times C_{标}$

$A_{测}$、$A_{标}$、$A_{质}$分别为各管所测吸光度值;$C_{标}$为血清胆固醇标准液浓度。

5)结果报告:

报告方式:血清总胆固醇:*****(mmol/L)

参考区间:正常人血清总胆固醇:3.10~5.70(mmol/L)

(2)血清甘油三酯(TG)测定(酶法)

1)原理:血清中甘油三酯经脂蛋白酯酶(LPL)催化水解成甘油与脂肪酸,甘油与三磷酸腺苷(ATP)反应经甘油激酶(GK)催化生成3-磷酸甘油和过氧化氢。其中过氧化氢与色原物质如4-氨基安替比林和酚反应(三者合称PAP),经过氧化物酶催化生成红色醌亚胺(Trinder反应)。红色醌亚胺的最大吸收峰在500nm处,其吸光度与标本中的甘油三酯含量成正比,因此在该波长处比色分析,与同样处理的标准液进行比较,即可求得血清甘油三酯的含量。

2)操作步骤:按表4-5-3操作。

表4-5-3 甘油三酯酶法测定操作步骤

加入物(ml)	测定管	标准管	空白管
血清	0.03	—	—
标准液	—	0.03	—
蒸馏水			0.03
酶试剂	3.00	3.00	3.00

混匀,置 37℃水浴保温 15 分钟,使用分光光度计,以空白管调零,在波长 500nm 条件下,测定各管吸光度,根据标准液浓度计算结果。

3)比色结果:将各测定管的分光光度计比色结果填入表 4-5-4 中。

表 4-5-4　血清甘油三酯比色分析结果

测试项目	标准管	质控管	测定管
血清甘油三酯			

4)计算:血清 TG(mmol/L)$= \dfrac{A_{测}}{A_{标}} \times C_{标}$

$A_{测}$、$A_{标}$、$A_{质}$分别为各管所测吸光度值;$C_{标}$为血清甘油三酯标准液浓度。

5)结果报告:

报告方式:血清甘油三酯:*****(mmol/L)

参考区间:正常人血清甘油三酯:0.56~1.71(mmol/L)

(3)血清高密度脂蛋白胆固醇(HDL-C)测定(磷钨酸 - 镁法)

1)原理:用磷钨酸与镁离子作为沉淀剂,可选择性沉淀 LDL 和 VLDL,而上清液中只含有 HDL,然后用酶法测定上清液的胆固醇含量(同 TC 酶法测定),与同样处理的标准液进行比较,即可计算得到血清 HDL-C 的浓度。

2)操作步骤

①HDL 的提取:取小离心管加入血清 200μl 和沉淀剂 200μl,混匀,室温(20℃,不得高于 30℃)静置 15 分钟,然后 3000rpm/min,离心 15 分钟,分离得到上清液。

②HDL-C 测定:按表 4-5-5 操作。

表 4-5-5　酶法测定 HDL-C 操作步骤

加入物(ml)	测定管	标准管	空白管
上清液	30	—	—
定值血清	—	30	—
蒸馏水	—	—	30
酶工作液	2.0	2.0	2.0

混匀,置 37℃水浴保温 15 分钟,使用分光光度计,以空白管调零,在波长 500nm 条件下,测定各管吸光度,根据标准液浓度计算结果。

3)比色结果:将各测定管的分光光度计比色结果填入表 4-5-6 中。

表 4-5-6　血清 HDL-C 比色分析结果

测试项目	标准管	质控管	测定管
血清 HDL-C			

4)计算:血清 HDL-C(mmol/L)$= \dfrac{A_{测}}{A_{标}} \times C_{标}$

$A_{测}$、$A_{标}$、$A_{质}$分别为各管所测吸光度值;$C_{标}$为血清 HDL-C 标准液浓度。

5)结果报告

报告方式:血清 HDL-C:*****(mmol/L)

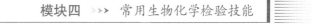

参考区间：成人男性：1.16～1.42（mmol/L）

成人女性：1.29～1.55（mmol）/L

（4）血清低密度脂蛋白胆固醇（LDL-C）测定（聚乙烯硫酸法）

1）原理：用聚乙烯硫酸盐-聚乙二醇甲醚选择性的沉淀 LDL，离心后上清液体中含有 HDL、VLDL。测出上清液中胆固醇的含量即 HDL-C 和 VLD-C 之和，同时测定血清总胆固醇，用总胆固醇减去上清液中胆固醇含量就是 LDL-C。胆固醇测定同前述酶法测定 TC 含量。

2）操作步骤

① LDL 的提取：于小离心管中加入血清 200μl 和沉淀剂 100μl，混匀，室温静置 15 分钟，取上清液与血清同时测定胆固醇。

② HDL-C 测定：按表4-5-7操作。

表4-5-7　酶法测定 LDL-C 操作步骤

加入物（ml）	测定管1	测定管2	标准管	空白管
上清液	0.03	—	—	—
血清	—	0.03	0.03	—
标准液体	—	—	0.03	—
蒸馏水	—	—	—	0.03
酶工作液	2.0	2.0	2.0	2.0

混匀，置 37℃ 水浴保温 5 分钟，使用分光光度计，以空白管调零，在波长 500nm 条件下，测定各管吸光度，根据标准液浓度计算结果。

3）比色结果：将各测定管的分光光度计比色结果填入表4-5-8中。

表4-5-8　血清 LDL-C 比色分析结果

测试项目	标准管	质控管	测定管1	测定管2
血清 LDL-C				

4）计算

$$上清液胆固醇浓度（mmol/L）= \frac{A_{测1}}{A_{标}} \times C_{标}$$

$$血清总胆固醇浓度（mmol/L）= \frac{A_{测2}}{A_{标}} \times C_{标}$$

血清 LDL-C（mmol/L）= TC - 上清液胆固醇浓度 ×1.5

$A_{测1}$、$A_{测2}$、$A_{标}$、$A_{质}$ 分别为各管所测吸光度值；$C_{标}$ 为血清 LDL-C 标准液浓度。

5）结果报告

报告方式：血清 LDL-C：*****（mmol/L）

参考区间：40 岁以上成人：2.7～3.10（mmol/L）

合适水平：3.36mmol/L 以下

危险水平：4.41mmol/L 以上

（5）血清载脂蛋白 A1 测定——免疫比浊法（手工法）

1）原理：血清载脂蛋白 A1 可与试剂中的特异性抗体结合成不溶性免疫复合物而产生浊度，浊度的高低与标本中载脂蛋白 A1 的浓度呈正比。因此与同样处理的标准液进行比较，在波长 340nm 处进行比色分析，即可计算出血清载脂蛋白 A1 的浓度。

2）操作步骤：按表 4-5-9 操作。

表 4-5-9　ApoA1 免疫比浊法测定操作步骤

加入物（ml）	测定管	标准管	空白管
血清	20	—	—
标准	—	20	—
蒸馏水	—	—	20
酶工作液	3.0	3.0	3.0

混匀，37℃水浴保温 10 分钟，使用分光光度计，以空白管调零，在波长 340nm 条件下，测定各管吸光度，根据标准液浓度计算结果。

3）比色结果：将各测定管的分光光度计比色结果填入表 4-5-10 中。

表 4-5-10　血清 ApoA1 比色分析结果

测试项目	标准管	质控管	测定管
血清 ApoA1			

4）计算：血清 ApoA1（g/L）$= \dfrac{A_{测}}{A_{标}} \times C_{标}$

$A_{测}$、$A_{标}$、$A_{质}$ 分别为各管所测吸光度值；$C_{标}$ 为血清 ApoA1 标准液浓度。

5）结果报告

报告方式：血清 ApoA1：＊＊＊＊＊（g/L）

参考区间：正常人 ApoA1：1.010～1.320（g/L）

【实训结果】

项目 参考值 标本号	TC （mmol/L） 3.10～5.70	TG （mmol/L） 0.56～1.71	HDL-C （mmol/L） 男性：1.16～1.42 女性：1.29～1.55	LDL-C （mmol/L） 2.7～3.10	ApoA1 （g/L） 1.010～1.320
1					
2					
3					
4					
5					
6					

【废物处理】

消毒棉签、一次性采血针、废弃血清等须丢入医疗废物桶，并集中销毁，病人原始血清标本需留存一周以上以备复核，最后集中销毁。

【注意事项】

1. 血清标本以新鲜为宜，冰箱保存不应超过 3 天，且以无浑浊为宜。

2. 标准液须澄清,如果产生浑浊应及时更换或另作标准空白管,以消除浊度的影响。

3. 试管、刻度吸管等使用的器具应清洁,无酸、碱及还原性物质污染。

4. 微量加样器、刻度吸吸量管须校准,取液量务必准确。

5. 若结果超出线性范围,可用生理盐水作适当稀释后重测,结果乘以稀释倍数。

【填写检验报告单】

××××医院检验报告单

住院号_____门诊号_____

病室床号_____科别_____

病人姓名_____

性别_____年龄_____

临床诊断_____

检查目的_____

标本_____

送检日期_____

送检医师_____

检验者_____ 复核者_____ 报告日期_____

【实训结果分析】

_____

_____

_____

_____

_____

_____

_____

实训日期_____ 成绩_____ 批阅教师_____

【考核要求及评分标准】

序号	项目	考核内容	分值	扣分标准		得分
1	准备工作	1)穿白大衣 2)准备器材及试剂 3)核对患者信息	10	未穿白大衣	2	
				无准备或准备不全	5	
				接收信息不完整	3	
2	样本采集	1)选择采血管 2)扎压脉带和选择静脉 3)常规消毒 4)静脉穿刺 5)采血量	10	采血管、静脉选择错误	2	
				扎压脉带有误	2	
				缺乏无菌意识	2	
				针刺深度、角度不合适	2	
				未采集到血液或采血量不准确	2	
3	样本处理	1)标本核对 2)离心分离血清(血浆) 3)编写标本检测号	10	标本未准确核对	2	
				离心管没有平衡	2	
				调节转速不准确	2	
				时间不准确	1	
				分离不规范	2	
				标本检测号有误	1	

续表

序号	项目	考核内容	分值	扣分标准		得分
4	制备反应液	1）使用加样枪 2）使用刻度吸管 3）试管编号 4）血清（浆）及试剂加量 5）混匀及水浴时间	20	左手用枪	2	
				枪头混用	1	
				枪头液体未排尽	2	
				用完未调至最大量程	2	
				刻度吸管取液未使用食指	2	
				液体误入洗耳球	2	
				视线未与凹液面平行	2	
				刻度吸管有气泡	2	
				血清或试剂加量有误	2	
				试管无编号	1	
				未规范混匀	1	
				水浴时间不准确	1	
5	比色分析	分光光度计使用	20	无调波长或调波长不准	2	
				无调T0	2	
				无调T100%	2	
				分光光度计闭盖预热	2	
				双手碰触比色杯光滑面	2	
				倒液后未用擦拭比色杯外壁	2	
				比色杯未正确放比色槽	2	
				比色液体未达杯高一半	2	
				反应液无倒回原试管	1	
				试管反应液未倒入废液桶	1	
				比色结束后未切断光路	2	
6	结果分析与报告	1）结果读取、记录 2）计算及报告 3）结果分析	20	读取不准确	2	
				记录不规范	2	
				计算有误	2	
				报告不完整	2	
				结果分析不准确	12	
7	实验结束后整理	1）废物处理 2）标本的处理 3）清洁操作台面 4）仪器的维护	10	剩余试剂、耗材未正确储存	2	
				使用过的一次性物品未放入废物桶	2	
				操作台面未进行清理及消毒	2	
				仪器的使用未进行登记	2	
				标本未正确处理	2	
	合计		100			100

考核时间_____ 评分结果_____ 考核教师_____

（李晨燕）

实训六　肾功能检验

【案例导入】

患者，女，44 岁，近 2 年无明显诱因间断出现双下肢水肿，夜尿 2～3 次；半年前间断出现乏力，头晕、恶心、食欲减退。既往：幼时患"肾炎"，有风湿性关节炎史。查体：BP 160/96mmHg，贫血貌、双踝部呈凹性水肿。临床初步考虑为慢性肾炎，为明确诊断，临床医生要求做"肾功能"检查。

【实训内容】

尿素测定（BU）、肌酐测定（Cr）、尿酸测定（UA）。

【实训目的】

1. 熟练进行标本的采集与处理。

2. 熟练操作半自动生化分析仪（或分光光度计）。

3. 能够正确分析检测结果，并准确规范地填写检验报告单。

4. 知道检测废弃物处理过程。

【实训准备】

1. 器材　消毒棉签、一次性采血针、生化类真空采血管、离心机。

2. 试剂　各测定项目所用的工作试剂及相应标准液。

3. 其他器材　水浴箱、半自动生化分析仪或分光光度计、离心机等。

4. 标本　待测血清。

【实训流程】

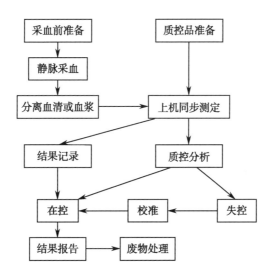

【实训步骤】

1. 采血前准备

（1）病人准备

1）采血时采用坐姿，以减少体位对测定结果的影响。

2）采血前 24 小时内不饮酒、不做剧烈运动。

3）停用影响某些酶活性的药物如苯巴比妥，苯妥英钠、安替比利、避孕药等，否则应记录有关用药情况。

4）采血前应保持清晨空腹状态。

（2）采血工作者准备：仔细核对病人信息如姓名、性别、年龄、床号、标本类型、检品联号，条形码的正副联应张贴准确，避免信息编号与标本号出现张冠李戴。

2．标本采集与处理

（1）标本采集：使用常规方法采集病人肘正中静脉血3ml，盛放于生化真空采血管中。

（2）标本处理：将血液标本以3000r/min的速度离心10分钟，分离血清（浆）备用。

3．样本的检测

（1）血清尿素（BU）测定（二乙酰一肟法）

1）原理：

二乙酰一肟 +H_2O－－－→二乙酰 + 羟胺

二乙酰 + 尿素－－－→二嗪化合物（红色）+$2H_2O$

颜色强度与尿素含量成正比。

2）操作步骤：取试管3支，按表4-6-1操作。

表4-6-1 二乙酰一肟法测定血清尿素操作步骤

加入物（ml）	测定管	标准管	空白管
血清	0.02	—	—
尿素标准应用液（5mmol/L）	—	0.02	—
蒸馏水	—	—	0.02
二乙酰一肟溶液	0.5	0.5	0.5
酸性试剂	5	5	5

混匀，置100℃12分钟取出，置冷水中冷却5分钟后于分光光度计波长540nm，空白管调零，读取标准管及测定管的吸光度A值。

3）计算：血清BU（mmol/L）=$A_测/A_标 \times C_标$

4）结果报告

报告方式：血清尿素：*****（mmol/L）

参考区间：1.78～7.14mmol/L

（2）血清肌酐测定（Cr）测定（苦味酸显色法）

1）原理：

肌酐 + 碱性苦味酸→苦味酸肌酐（橙黄色）

颜色深浅与肌酐浓度成正比。

2）操作步骤：①制备无蛋白血滤液：血清0.5ml + 钨酸蛋白沉淀4.5ml，混匀，离心（3000r/min）10分钟，取上清液即为血清无蛋白滤液备用。②显色反应：按表4-6-2操作。

表4-6-2　苦味酸显色法测定肌酐操作步骤

加入物（ml）	测定管	标准管	空白管
血清无蛋白滤液 （或稀释尿液1∶200）	3.0	—	—
肌酐标准应用液（10μmol/l）	—	3.0	—
蒸馏水	—	—	3.0
碱性苦味酸盐试剂	1.0	1.0	1.0
0.75mol/L NaOH	1.0	1.0	1.0

混匀，置室温15分钟，比色波长λ=510nm，以空白管调零，读取各管吸光度A值。

3）计算：血清肌酐（μmol/l）=$A_测/A_标$×100

尿液肌酐（μmol/24h）=$A_测/A_标$×100×200×24小时尿量（L）

4）结果报告：

报告方式：血清肌酐：*****（μmol/l）

参考区间：男：44～133μmol/l；女：70～106μmol/L

（3）血清尿酸（UA）测定（磷钨酸还原法）

1）原理：

$$尿酸 + 磷钨酸 \rightarrow 鸟囊素 + 钨蓝 + CO_2$$

钨蓝的生成量与反应液中尿酸含量呈正比。

2）操作步骤：按表4-6-3操作。

表4-6-3　磷钨酸还原法测定血清尿酸操作步骤

加入物（ml）	测定管R	标准管S	空白管B
UA标准液（300μmol/L）	–	0.5	–
血清	0.5	–	–
蒸馏水		–	0.5
钨酸试剂	4.5	4.5	4.5
充分混匀，静置数分钟，离心沉淀， 另取3支试管编号			
R管上清液	2.5	–	–
S管上清液	–	2.5	–
B管上清液	–	–	2.5
碳酸钠溶液	0.5	0.5	0.5
混匀，室温下放置10分钟			
磷钨酸应用液	0.5	0.5	0.5

各管混匀后，室温下放置20分钟，用721或722分光光度计比色，波长660nm，比色杯光径1.0cm，以空白管调零，读取各管吸光度A值。

3）计算：血清尿酸（μmol/L）=$A_测/A_标$×300μmol/L。

4）结果报告：

报告方式：血清尿酸：*****（μmol/L）

参考区间：用磷钨酸还原法

健康成年人，男性：149～416μmol/L；女性：89～357μmol/L

【实训结果】

项目 参 考 值 标本号	BU （mmol/L） 1.78～7.14mmol/L	Cr （μmol/L） 男性：149～416μmol/L 女性：89～357μmol/L	UA 男性：149～416μmol/L 女性：89～357μmol/L

【废物处理】

消毒棉签、一次性采血针、废弃血清等须丢入医疗废物桶，并集中销毁，病人原始血清标本需留存一周以上以备复核，最后集中销毁。

【注意事项】

1. 血清标本以新鲜为宜，但在冰箱保存而不浑浊的标本也可应用。

2. 标准液要澄清，如果浑浊应更换，否则需作标准空白管，以消除浊度的影响。

3. 试管、刻度吸管等使用的器具应清洁，无酸、碱污染。

4. 使用加样器、吸量管必须校准，加量务必准确。

5. 若结果超出线性范围，用生理盐水作适当的稀释后重测，结果乘以稀释倍数。

【填写检验报告单】

××××医院检验报告单

住院号_____门诊号_____

病室床号_____科别_____

病人姓名_____

性别_____年龄_____

临床诊断_____

检查目的_____

标本_____

送检日期_____

送检医师_____

检验者_____ 复核者_____ 报告日期_____

【实验结果分析】

_____

_____

_____

_____

_____

_____

实训日期_____ 成绩_____ 批阅教师_____

【考核要求及评分标准】

序号	项目	考核内容	分值	扣分标准		得分
1	准备工作	1）穿白大衣 2）准备器材及试剂 3）核对患者信息	10	未穿白大衣	2	
				无准备或准备不全	5	
				接收信息不完整	3	
2	样本采集	1）选择采血管 2）扎压脉带和选择静脉 3）常规消毒 4）静脉穿刺 5）采血量	10	采血管、静脉选择错误	2	
				扎压脉带有误	2	
				缺乏无菌意识	2	
				针刺深度、角度不合适	2	
				未采集到血液或采血量不准确	2	
3	样本处理	1）标本核对 2）离心分离血清（血浆） 3）编写标本检测号	10	标本未准确核对	2	
				离心管没有平衡	2	
				调节转速不准确	2	
				时间不准确	1	
				分离不规范	2	
				标本检测号有误	1	
4	制备反应液	1）使用加样枪 2）使用刻度吸管 3）试管编号 4）血清（浆）及试剂加量 5）混匀及水浴时间	20	左手用枪	2	
				枪头混用	1	
				枪头液体未排尽	2	
				用完未调至最大量程	2	
				刻度吸管取液未使用食指	2	
				液体误入洗耳球	2	
				视线未与凹液面平行	2	
				刻度吸管有气泡	2	
				血清或试剂加量有误	2	
				试管无编号	1	
				未规范混匀	1	
				水浴时间不准确	1	
5	比色分析	分光光度计使用	20	无调波长或调波长不准	2	
				无调 T0	2	
				无调 T100%	2	
				分光光度计闭盖预热	2	
				双手碰触比色杯光滑面	2	
				倒液后未用擦拭比色杯外壁	2	
				比色杯未正确放比色槽	2	
				比色液体未达杯高一半	2	
				反应液无倒回原试管	1	
				试管反应液未倒入废液桶	1	
				比色结束后未切断光路	2	

续表

序号	项目	考核内容	分值	扣分标准		得分
6	结果分析与报告	1）结果读取、记录 2）计算及报告 3）结果分析	20	读取不准确	2	
				记录不规范	2	
				计算有误	2	
				报告不完整	2	
				结果分析不准确	12	
7	实验结束后整理	1）废物处理 2）标本的处理 3）清洁操作台面 4）仪器的维护	10	剩余试剂、耗材未正确储存	2	
				使用过的一次性物品未放入废物桶	2	
				操作台面未进行清理及消毒	2	
				仪器的使用未进行登记	2	
				标本未正确处理	2	
合计			100		100	

考核时间_____ 评分结果_____ 考核教师_____

（赵红霞）

实训七 心肌酶检验

【案例导入】

患者，男，56 岁，因胸闷痛三天入院。急诊查心电图示急性下壁心肌梗死。查体：BP 130/80mmhg，P 90 次 / 分，精神差，急性重病容，无发绀，心音低，心尖区可闻及全心动周期杂音，高调，3/6 级。双下肢无水肿。为明确诊断指导临床用药，临床医生要求做"心肌酶五项"检查。

【实训内容】

肌酸激酶测定（CK）、肌酸激酶同工酶测定（CK-MB）、乳酸脱氢酶测定（LDH）、天门冬氨酸氨基转移酶测定（AST）、α-羟丁酸脱氢酶（α-HBD）

【实训目的】

1. 熟练掌握标本的采集与处理。

2. 熟练操作半自动生化分析仪。

3. 能够正确分析检测结果，并准确规范地填写检验报告单。

4. 清楚检测废弃物处理过程。

【实训准备】

1. 器材 消毒棉签、一次性采血针、生化类真空采血管、离心机。

2. 试剂 各测定项目所用的工作试剂及相应标准液。

3. 其他器材 水浴箱、半自动生化分析仪、离心机、医用废物桶等。

4. 标本 待测血清。

【实训流程】

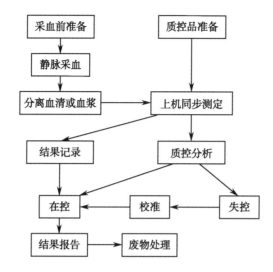

【实训步骤】

1.采血前准备

（1）病人准备

1）受检者应保持平常规律的生活和饮食习惯。

2）采血前 24 小时内不饮酒、不做剧烈运动。

3）停用影响血脂结果的药物，否则应记录有关用药情况。

4）采血前应保持清晨空腹状态。

（2）采血工作者准备：仔细核对病人信息如姓名、性别、年龄、床号、标本类型、检品联号，条形码的正副联应张贴准确，避免信息编号与标本号出现张冠李戴。

2.标本采集与处理

（1）标本采集：使用常规方法采集病人肘正中静脉血 3ml，盛放于生化类真空采血管中。

（2）标本处理：将血液标本以 3000r/min 的速度离心 10 分钟，分离血清（浆）备用。

3.标本的检测

（1）血清肌酸激酶（CK）测定（速率法）

1）原理：肌酸激酶催化磷酸肌酸（CP）与二磷酸腺苷（ADP）反应生成三磷酸腺苷（ATP）与肌酸并偶联己糖激酶（HK）及葡萄糖 -6- 磷酸脱氢酶的催化反应。HK 催化葡萄糖（GLu）与 ATP 反应，形成葡萄糖 -6- 磷酸（G6P），G6PD 催化 G6P 氧化，形成 6- 磷酸葡萄糖内酯及 NADPH。NADPH 生成的速率代表 CK 活力。

2）操作步骤：先将 R1 和 R2 按照 2:1 的比例配制成工作液。按表 4-7-1 操作。

表 4-7-1　肌酸激酶（CK）测定步骤

加入物（ml）	空白管	测定管
血清	—	0.1
生理盐水	0.1	—
工作液	3.0	3.0

混匀，37℃保温2分钟后，波长为340nm，立即放入半自动分析仪中进行测定。37℃孵育60秒后，以纯化水调零，读取初始吸光度（A_0），同时开始计时，在精确1分钟，2分钟，3分钟时，分别读取吸光度A_1、A_2、A_3，确定每分钟平均吸光度变化值 $\Delta A/min$。

3）半自动分析仪主要参数为：

项目名称：CK

测定方法：速率法

波长：340nm

温度：37℃

保温时间：120秒

测定时间：60秒

K：4921

4）计算：CK-MB（U/L）＝ $\Delta A/min \times K$

注：$\Delta A/min = \Delta A/min_{样品} - \Delta A/min_{空白}$

$K = V_{总} \times 1000 / V_{血清} \times 6.3$

式中6.3为NADPH在340nm的摩尔吸光系数

5）结果报告：

报告方式：血清肌酸激酶：*****（U/L）

参考区间：男性：38～174U/L；女性：26～140U/L

（2）血清肌酸激酶同工酶（CK-MB）测定（速率法）

1）试剂准备：一定量R2（参看R1瓶签）复溶一瓶R1，配制成工作液后方可使用；质控品使用2.0ml纯化水复溶后方可使用。

2）操作步骤：按表4-7-2操作。

表4-7-2 肌酸激酶同工酶（CK-MB）测定步骤

加入物（ml）	空白管	测定管
血清	—	0.1
生理盐水	0.1	—
工作液	2.5	2.5

混匀，37℃保温10分钟后，波长为340nm，立即入半自动分析仪中进行测定。37℃孵育60秒后，以纯化水调零，读取初始吸光度（A_0），同时开始计时，在精确1分钟，2分钟，3分钟时，分别读取吸光度A_1、A_2、A_3，确定每分钟平均吸光度变化值 $\Delta A/min$。

3）半自动分析仪主要参数为：

项目名称：CK-MB

测定方法：速率法

波长：340nm

温度：37℃

保温时间：10分钟

测定时间：60秒

K：8255

4）计算：CK-MB（U/L）= ΔA/min×K

注：ΔA/min = ΔA/min$_{样品}$−ΔA/min$_{空白}$

K= V$_{测定总}$×1000×2/ V$_{血清}$ ×6.3

式中 6.3 为 NADPH 在 340nm 的摩尔吸光系数。

5）结果报告：

报告方式：血清肌酸激酶同工酶（CK-MB）：*****（U/L）

参考区间：CK-MB　小于 24U/L

　　　　　CK-MB/CK 总活性　小于 5%

（3）血清乳酸脱氢酶（LDH）测定

1）比色法：按表 4-7-3 操作。

表 4-7-3　比色法测定血清乳酸脱氢酶（LDH）操作步骤

加入物（ml）	测定管	对照管
血清	0.01	0.01
底物缓冲液	0.5	0.5
	37℃水浴 5 分钟	
NAD$^+$ 溶液	0.1	－
	37℃水浴 15 分钟	
2, 4- 二硝基苯肼溶液	0.5	0.5
NAD$^+$ 溶液	－	0.1
	37℃水浴 15 分钟	
NaOH 溶液	5.0	5.0

室温放置 5 分钟，用 721 或 722 分光光度计比色，波长 440nm，比色杯光径 1.0cm，用蒸馏水调零，读取各管吸光度 A 值。以测定管与对照管之差值查标准曲线，求出酶活性单位。

2）标准曲线绘制法：按表 4-7-4 操作。

表 4-7-4　标准曲线绘制法测定血清乳酸脱氢酶（LDH）操作步骤

加入物（ml）	0	1	2	3	4	5
丙酮酸标准液	－	0.025	0.05	0.10	0.15	0.20
底物缓冲液	0.50	0.475	0.45	0.40	0.35	0.30
蒸馏水	0.11	0.11	0.11	0.11	0.11	0.11
2, 4- 二硝基苯肼溶液	0.5	0.5	0.5	0.5	0.5	0.5
			37℃水浴 5 分钟			
NaOH 溶液	5.0	5.0	5.0	5.0	5.0	5.0
相当 LDH 活性（金氏）单位	－	125	250	500	750	1000

室温放置 5 分钟后比色，波长 440nm，比色杯光径 1.0cm，用"0"管调零，读取各管吸光度，并与各管相应的酶活性单位数绘制标准曲线。

3）单位：100ml 血清在 37℃，与底物作用 15 分钟，产生 1μmol 丙酮酸为 1 个金氏单位。

4）结果报告：

报告方式：血清乳酸脱氢酶（LDH）：*****（金氏单位）

参考区间：190～437金氏单位

（4）血清天门冬氨酸氨基转移酶（AST）测定（赖氏比色法）

1）同肝功检验中ALT比色测定法，但酶促反应作用时间改为60分钟，查AST标准曲线求得AST活性单位。

2）标准曲线绘制：按表4-7-5加入试剂，其余步骤同ALT标准曲线的绘制。

表4-7-5　标准曲线绘制法测定AST操作步骤

加入物（ml）	0	1	2	3	4
0.1mol/L 磷酸盐缓冲液	0.10	0.10	0.10	0.10	0.10
2mmol/L 丙酮酸标准液	—	0.05	0.10	0.15	0.20
AST 底物溶液	0.50	0.45	0.40	0.35	0.30
相当于酶活性（卡门单位）	0	24	61	114	190

3）结果报告：

报告方式：血清AST：*****（卡门单位）

参考范围：8～28卡门单位（反应温度37℃）

（5）血清α-羟丁酸脱氢酶（α-HBD）测定（速率法）

1）试剂准备：先将R1和R2按照4：1的比例配制成工作液备用。

2）操作步骤：按表4-7-6进行操作。

表4-7-6　血清α-羟丁酸脱氢酶（α-HBD）测定操作步骤

加入物（ml）	空白管	测定管
血清	—	0.1
纯化水	0.1	—
工作液	3.0	3.0

混匀，37℃保温1分钟后，波长为340nm，立即入半自动分析仪中进行测定。37℃孵育60秒后，以纯化水调零，读取初始吸光度（A_0），同时开始计时，在精确1分钟，2分钟，3分钟时，分别读取吸光度 A_1、A_2、A_3，确定每分钟平均吸光度变化值 ΔA/min。

3）以半自动分析仪为例，主要参数为：

项目名称：α-HBD

测定方法：速率法

波长：340nm

温度：37℃

保温时间：60秒

测定时间：60秒

K：4984

4）计算：CK-MB（U/L）= ΔA/min$_{样品}$×K

注：ΔA/min = ΔA/min$_{样品}$ − ΔA/min$_{空白}$

　　K= V$_{总}$×1000 / V$_{血清}$×6.22

194

式中 6.22 为 NADPH 在 340nm 的摩尔吸光系数。

5）结果报告：

报告方式：血清 α-羟丁酸脱氢酶（α-HBD）：*****（U/L）

参考区间：72～182U/L

【实训结果】

项目 参考 值 标本号	CK （U/L） 男性：38～174 女性：26～140	CK-MB （U/L） CK-MB<24	LDH （金氏单位） 190～437	AST （卡门单位） 8～28	α-HBD（U/L） 72～182

【废物处理】

消毒棉签、一次性采血针、废弃血清等须丢入医疗废物桶，集中销毁，病人原始血清标本需留存一周以上以备复核，最后集中销毁。

【注意事项】

1. 血清标本以新鲜为宜。红细胞内 LDH 活性较血清约高 100 倍，故不宜用溶血标本测定 LDH。

2. CK、CK-MB、α-HBD 测定时，试剂容易失效，故最好在每次实验前临时配制。

3. 标准液要澄清，如果浑浊应更换，否则需作标准空白管，以消除浊度的影响。

4. 试管、刻度吸管等使用的器具应清洁，无酸、碱污染。

5. 使用加样器、吸量管必须校准，加量务必准确。

6. 若结果超出线性范围，用生理盐水作适当的稀释后重测，结果乘以稀释倍数。

【填写检验报告单】

××××医院检验报告单

住院号_____门诊号_____

病室床号_____科别_____

病人姓名_____

性别_____年龄_____

临床诊断_____

检查目的_____

标本_____

送检日期_____

送检医师_____

检验者_____ 复核者_____ 报告日期_____

【实训结果分析】

_____

_____

_____

_____

_____

实训日期_____ 成绩_____ 批阅教师_____

【考核要求及评分标准】

序号	项目	考核内容	分值	扣分标准		得分
1	准备工作	1) 穿白大衣 2) 准备器材及试剂 3) 核对患者信息	10	未穿白大衣	2	
				无准备或准备不全	5	
				接收信息不完整	3	
2	样本采集	1) 选择采血管 2) 扎压脉带和选择静脉 3) 常规消毒 4) 静脉穿刺 5) 采血量	10	采血管、静脉选择错误	2	
				扎压脉带及穿刺有误	2	
				缺乏无菌意识	2	
				针刺深度、角度不合适	2	
				未采集到血液或采血量不准确	2	
3	样本处理	1) 标本核对 2) 离心分离血清（血浆） 3) 编写标本检测号	10	标本未准确核对	2	
				离心管没有平衡	2	
				调节转速不准确	2	
				时间不准确	1	
				分离不规范	2	
				标本检测号有误	1	
4	制备反应液	1) 使用加样枪 2) 使用刻度吸管 3) 试管编号 4) 血清（浆）及试剂加量 5) 混匀及水浴时间	20	左手用枪	2	
				枪头混用	1	
				枪头液体未排尽	2	
				用完未调至最大量程	2	
				刻度吸管取液未使用食指	2	
				液体误入洗耳球	2	
				视线未与凹液面平行	2	
				刻度吸管有气泡	2	
				血清（浆）及试剂加量不准	2	
				试管无编号	1	
				未规范混匀	1	
				水浴时间不准确	1	

续表

序号	项目	考核内容	分值	扣分标准		得分
5	比色分析	半自动生化分析仪的规范使用	20	开机前准备不充分	3	
				项目参数设置有误或不完整	4	
				质控参数设置有误或不完整	4	
				质控品检测不规范	2	
				质控校准有误	5	
				样本检测有误	2	
6	结果分析与报告	1）结果读取、记录 2）计算及报告 3）结果分析	20	读取不准确	2	
				记录不规范	2	
				计算有误	2	
				报告不完整	2	
				结果分析不准确	12	
7	实验结束后整理	1）废物处理 2）标本的处理 3）清洁操作台面 4）仪器的维护	10	剩余试剂、耗材未正确储存	2	
				使用过的一次性物品未放入废物桶	2	
				操作台面未进行清理及消毒	2	
				仪器的使用未进行登记	2	
				标本未正确处理	2	
合计			100		100	

考核时间_____ 评分结果_____ 考核教师_____

（赵红霞）

实训八 电解质检测

【案例导入】

某男，42岁，腹泻伴呕吐三天，伴口渴，尿少入院。体格检查：体温38.2℃，血压110/80mmHg，汗少，皮肤黏膜干燥。实验室检查：尿比重>1.020，其余血尿常规项目基本正常。医生根据情况考虑患者为脱水，建议检查血清电解质。

【实训内容】

离子选择电极法测定血清钾、钠、氯、钙离子及TCO_2。

【实训目的】

1. 掌握离子选择电极法测定血清钾、钠、氯、钙离子及TCO_2的操作步骤和注意事项。

2. 熟练操作电解质分析仪的使用。

3. 了解离子选择电极法的基本原理和临床意义。

【实训原理】

离子选择性电极（ISE）电位法是以测定电池的电位为基础的定量分析方法。将离子选择性电极和一个参比电极连接起来，置于待测的电解质溶液中，形成一个测量电池。此电池的电位随样品的离子浓度的改变而改变，电位的变化与离子活度的对数符合能斯特（Nernst）方程。测量电极和参比电极同时接触被测溶液时，在两极之间产生电极电位，样本中的离子浓度不同，产生的电位信号大小不同，通过测量电位信号的大小，即可根据方程计算出样本中的离子浓度。

【实训准备】

1. 器材 电解质分析仪、离心机、试管、试管架、记号笔等。

2. 试剂 一般都有各种校正液、清洁液、活化液和电极内充液等。各厂家生产的仪器所需试剂都是配套供应的,最好使用原厂家提供的配套试剂。

3. 其他试剂 质控血清、标准品。

【实训流程】

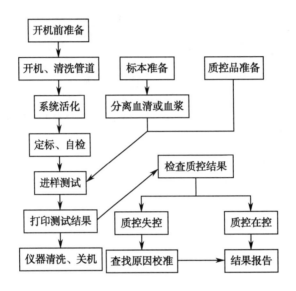

【实训步骤】

1. 标本收集与处理

(1)标本收集检查待测标本与申请报告单是否对应,是否符合检测要求。

(2)标本处理为避免抗凝剂干扰电解质的测定,一般采用血清标本,血标本抽取后尽快以 3000r/min 离心 10～20 分钟分离血清。

2. 标本检测电解质分析仪的种类非常多,各种型号电解质分析仪的试剂配方、试剂用量、操作方法有所不同,应该严格按仪器说明书进行操作(见后附电解质分析仪的使用)。

一般简要的操作程序是:

(1)开启仪器,清洗管道。

(2)进样前先用高、低斜率液进行两点定标。

(3)待定标通过稳定后,进行质控品和样品的测定。

(4)测定结果由微处理机处理后打印数值。

(5)完毕,清洗电极和管道后再关机。

(6)如用于急诊可 24 小时不关机,仪器会自动进行清洗和校准,随时可以使用。

3. 废物处理 废弃血液标本等需消毒后处理;一次性试管、一次性手套等须丢入医疗废物桶中,集中销毁。

【注意事项】

1. 仪器吸入样品的过程中不能吸入气泡,否则将引起测定结果的不可靠。吸入样品时,注意不要吸入凝血块,以免堵塞管道。

2.每个工作日后,必须清洗电极和管道,以防蛋白质沉积。并按厂家规定的程序对仪器进行定期的维护保养。

3.标定后长时间(2小时以上)未测量,要重新标定一次。如果环境温度的变化大于10℃,也须重新校正一次。

4.电极长期不使用时,须清洗后密封保存。

【实训结果】

·························粘贴检验报告单·························

【实训结果分析】

_____

_____

_____

_____

_____

实训日期_____　成绩_____　批阅教师_____

【考核要点与评分标准】

序号	考核项目	考核内容	分值	扣分标准		得分
1	实验前准备工作	1)个人防护 2)试剂选择 3)仪器准备 4)耗材准备 5)用品摆放	20	个人未防护	2	
				试剂、试剂盒选择不正确	4	
				仪器设备未准备(试管架、离心机、电解质分析仪等)	6	
				实验耗材未准备(试管、加样器、一次性手套等)	4	
				实验台用品摆放不齐	4	
2	标本准备	1)标本准备 2)标本离心 3)标本编号 4)质控、标准编号	15	标本未准备(核对标本是否正确、是否符合要求)	4	
				离心分离不规范(平衡、转速、时间等)	4	
				未正确安排编写标本检测号	4	
				未正确安排质控品及标准品	3	
3	ELISA实验操作	1)仪器开机 2)程序定标 3)标本进样 4)仪器清洗	35	电解质分析仪开机、自检操作不当	8	
				电解质分析仪定标不当	6	
				电解质分析仪进样不当(测质控和标本)	5	
				电解质分析仪未清洗	12	
				无生物安全观念(实验前、中、后)	4	

续表

序号	考核项目	考核内容	分值	扣分标准		得分
4	结果报告	1) 结果读取 2) 实验报告	20	结果测定、读取及记录不规范	4	
				结果报告错误(报告格式不完整、不正确)	6	
				结果分析错误(不能正确解读结果临床意义)	10	
5	清理工作	1) 试剂检查 2) 台面清洁 3) 器具还原 4) 污物处理	10	仪器使用试剂未检查	2	
				用过的一次性物品未放入废物桶	2	
				操作完成后台面未处理和清洁	2	
				仪器的使用未登记	2	
				标本及试管等污染物未处理	2	
合计			100		100	

考核时间＿＿＿＿　　评分结果＿＿＿＿　　考核教师＿＿＿＿

附：电解质分析仪的使用

电解质分析仪通过微电脑实现分析控制的自动化分析仪器,是一种快速、准确、方便、实用的临床检验设备,能够更好地满足临床诊疗的需要。目前临床上使用的电解质分析仪类型较多,但基本原理、基本功能类似。以 IMS-972 系列电解质分析仪的操作为例,介绍其使用:

【操作目的】

1. 掌握电解质分析仪的操作步骤

2. 了解电解质分析仪的基本原理、维护与保养

【操作原理】

电解质分析仪一般由微处理机、自动进样系统、离子检测电极、二氧化碳检测系统和全自动进样盘(选配)等组成。离子选择电极中之"选择",是指某种传感器只对某种特定离子敏感。例如:Na 电极只对溶液中的 Na 离子敏感,对其他离子则不敏感。依此类推,将各种电极组合,即可同时测定某一样品的各种离子浓度。离子选择性电极是一种电化学传感器(又称电极),它可以将溶液中特定离子的活度变化转换成电极电位的变化,其关系符合能斯特(Nernst)方程。测量电极和参比电极同时接触被测溶液时,在两极之间产生电极电位,样本中的离子浓度不同,产生的电位信号大小不同,通过测量电位信号的大小即可测知样本中的离子浓度。

【操作步骤】

1. 开机

(1) 开机:打开电源开关,仪器前面板右上方的电源指示灯亮,如果屏幕不显示,则是打印机换纸时打印机电源或排线插错。

(2) 系统冲洗:开机约 1 分钟后仪器进行工作状态检查,并冲洗管道,仪器依次吸入 B 斜率校正液、A 漂移校正液对各自流路进行清洗。

2. 系统活化、标定及自检

(1) 活化:系统冲洗结束后,仪器转入活化程序。仪器的默认活化时间为 30 分钟,30 分钟过后自动进入下一步系统标定。活化时间控制在 15 分钟左右即可,操作者也可按 YES 或 NO 键提前进入下一步系统标定和自检。

（2）标定：冲洗结束，仪器进行 mv 值检查、定标。仪器通过标定，可以求出各个电极的响应斜率数据储存在机内。并自动打印输出各电极的 mv 值、斜率，提示可以进行样品的测试。

（3）自检：标定完毕后，仪器将自动吸入 A 漂移校正液进行自检。屏幕显示"自检"，如果自检正常，则仪器自动转入下一步测量程序。如自检通过后，则仪器进入下一步，如需对 CO_2 进行定标，请按 $\boxed{YES}$ 键开始，如不需要请按 $\boxed{NO}$ 键退出。含 CO_2 的机型操作者在分析血样前请用"标定 CO_2 程序"对 CO_2 传感器进行标定（用户可根据标本量的多少 2～3 天定标一次）。

3. 检测操作

（1）标本测定：系统自诊断通过后，系统自动进行清洗，屏幕显示："分析样品？"问用户是否要测定血样？如不需要测定血样，按 $\boxed{NO}$ 键，程序进入下一个选择。如需测定血清样品，按 $\boxed{YES}$ 键。屏幕显示："等待"这时泵头在蠕动请不要插入标本，约几秒钟后屏幕显示："插入测试液"当吸样针插入血样中后，注意不要插到凝血里，按 YES 键，仪器自动吸取试样，吸样结束后，仪器会发出蜂鸣声，提醒移去样品，此时屏幕显示："移去测试液"然后仪器会自动把已进入吸样针中的血样吸入各电极内进行测量。

（2）显示：大约 30 秒钟后，仪器显示钾、钠、氯、钙等离子的浓度和 pH，屏幕显示测试结果见图 4-8-1：

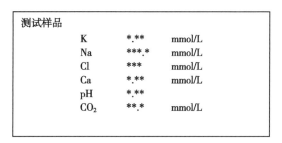

```
测试样品
        K       *.**     mmol/L
        Na      ***.*    mmol/L
        Cl      ***      mmol/L
        Ca      *.**     mmol/L
        pH      *.**
        CO₂     **.*     mmol/L
```

图 4-8-1　测试结果界面

（3）打印：打印机在自动清洗的同时，自动打印出此次的钾、钠、氯、钙、pH、TCO₂、AG）测量结果。打印格式见图 4-8-2：

```
Date        yy-mm-dd
Time        hh: mm: ss
PAT-ID      1                          Normal（mM）
K           *.**     mmol/L            （3.5——5.5）
Na          ***.*    mmol/L            （135——150）
Cl          ***      mmol/L            （98——109）
iCa         *.**     mmol/L
nCa         *.**     mmol/L            （1.09——1.35）
TCa         *.**     mmol/L
TCO₂        **.*     mmol/L            Adult（20-33）
                                       Children（12-23）
pH          **.*
AG          **       mmol/L            （7——16）
```

图 4-8-2　打印格式

201

Date：表示测试年、月、日；Time：表示测试时、分、秒；PAT-ID 1：表示测得第一个样品的浓度值；K、Na、Cl、iCa、nCa、TCa、TCO$_2$、pH、AG：分别表示对应离子的测定浓度值及对应的参考区间。

打印完成的同时，程序自动进行清洗，然后准备测量下一个血样，如果用户想退出测定，按一下 NO 键退出。

4. 保养程序

（1）每天关机后将泵管卸下，避免泵管粘住；24 小时开机则不用卸下泵管；

（2）检查定标液、清洁液等是否够用，如有需要进行更换。

（3）检查管道及液流系统，确保其通畅。

（4）进样针、废液管每天消毒，在进样和倒废液时有可能接触到手指皮肤，请佩戴有效的防护手套进行防护。废液按《医疗废弃物管理办法》进行处理。

（5）如果样品一天超过 20 个最好每天做一次去蛋白保养。

（6）如发现 Na 电极或 pH 电极响应慢、不稳定或测试有偏差，应用电极活化剂活化玻璃电极。

（陈晓玲）

实训九 生物化学检验质量控制

绘制 Levey-Jennings 质控图及应用

【案例导入】

某临床实验室，某日，常规生化检测中发现当日 ALP（碱性磷酸酶）结果整体偏低，检查质控发现 ALP 质控值达到 2$_{2s}$ 规则。经检查更换试剂后，重新测试质控在控，当天 ALP 检测重新测试后，基本正常，检测报告顺利发出。

【实训内容】

1. 用同一方法（葡萄糖氧化酶法）和检测条件每天检测同一质控血清，连续检测 20 天。根据 20 个测定值求均值 $\overline{X}$ 和标准差 S。以均值为中心线，以 $\overline{X} \pm 2S$ 为控制线，绘制临时质控图。

2. 根据累积的检测数据计算质控结果的均值和标准差、绘制常规质控图、判断质控结果、分析失控类型。

【实训目的】

1. 了解室内质控的具体操作步骤及方法。

2. 掌握均值 $\overline{X}$、标准差 S 的计算；L-J 临时质控图和常规质控图的绘制方法及使用。

3. 根据质控规则判断失控的类型、了解失控处理的原则。

【实训原理】

在重复性条件下，对同一质控品进行多次检测时，由于存在随机误差，每次检测结果不可能完全相同。当测定次数无限多时，以测定值为横坐标，以测定值出现频率为纵坐标，可以得到一条近似正态分布的曲线。用此曲线转化可得 Levey-Jennings 质控图。当检验条件发生改变时，各测定值分布会偏离均值，可在质控图中表现出来。

用同一方法（葡萄糖氧化酶法）和检测条件每天检测同一质控血清，将 3 个月所有的质控数据经过统计学处理后绘制成常规质控图。掌握 Westgard 六个质控规则的应用。

【实训准备】

1. 质控品高值浓度、低值浓度质控品。

2. 试剂和仪器同葡萄糖氧化酶法。

【实训流程】

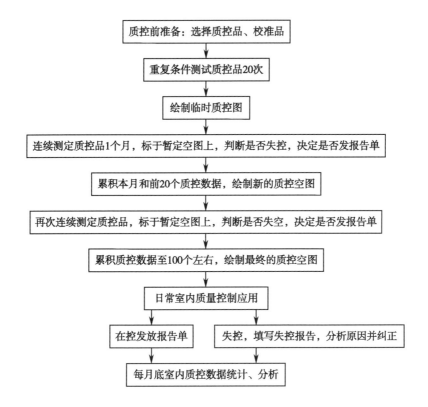

【实训步骤】

1. 临时质控图绘制

（1）检测：至少 20 天由受控制的分析方法检测质控样本。每天将高、低两个浓度的质控品各打开一瓶，随机插入患者标本中用葡萄糖氧化酶法检测质控品葡萄糖浓度。20 天后分别获得高、低两组各 20 个质控品检测值（由实验老师提供数据）。

（2）计算：计算质控品结果的均值和标准差。$S = \sqrt{\dfrac{(X - \bar{X})^2}{n-1}}$

（3）绘制临时质控图：日期应标记在 x 轴上，质控值应标记在 y 轴上，设置的浓度范围应包括 $\bar{X} \pm 4S$。绘制 $\bar{X}$、$\bar{X} \pm 2S$、$\bar{X} \pm 3S$ 的标志线，并标明具体数值表在纵坐标上。用黑笔画出 $\bar{X}$ 均值（靶值），用红笔画出 $\bar{X} \pm 2S$（警告线）、用蓝笔画出 $\bar{X} \pm 3S$（失控线）。

2. 常规质控图的绘制

（1）连续三个月左右由受控制的分析方法检测质控样本，计算质控品结果的平均数和标准差。（由实验老师提供数据，学生完成平均数和标准差的计算。）

（2）建立质控品的质控图。质控结果应标记在 y 轴上，设置的浓度范围应包括 $\bar{X} \pm 4S$。

绘制 $\overline{X}$、$\overline{X}\pm1S$、$\overline{X}\pm2S$、$\overline{X}\pm3S$ 的水平线。1 秒、2 秒、3 秒分别用绿色、黄色、红色表示。y 轴应标明日期。

（3）在每一分析批中检测质控品（即随同临床标本同时检测质控品），由实验教师提供 20 天高低两种质控品的检测值，记录结果，并将结果绘制在质控图上。用直线将该点与前一天的点连接。

3. 判断质控结果是否在控根据 Westgard 质量控制法对教师提供的 18 天工作中的质控结果（去掉最高值与最低值）进行是否在控的分析。

（1）将 18 天的质控结果在常规质控图标上标出。

（2）判断 18 天的质控结果是否在控或失控。当质控结果在 2 秒界限内，接受分析批，报告患者结果。并用 1_{3S}、2_{2S}、R_{4S}、4_{1S} 和 $10_{\overline{x}}$ 规则检查质控结果。当所有这些规则指示出分析批在控，接受分析批，报告患者的结果。

（3）如质控结果有失控，根据质控规则判断失控类型，查找失控原因，进行失控处理及原因分析，并重新对质控品和分析批进行测定。失控原因查找方法如下：①分析原始数据。②分析检测系统。③回顾分析检测过程。④选择性复查标本等。

当这些规则指示出分析批失控，则判断分析批失控应填写失控报告单，上交实验老师，由实验老师决定是否发出标本检验报告。

Westgard 多规则质控法的六个质控规则如下：①$1_{2S}$ 规则：警告规则，同一批次高低两个质控品中任意一个质控结果在 $\overline{X}\pm2S$ 与 $\overline{X}\pm3S$ 之间。违背此规则提示警告。②$1_{3S}$ 规则：失控规则，任一个质控结果超过 $\overline{X}\pm3S$。违背此规则，提示存在随机误差。③$2_{2S}$ 规则：同一批次两个浓度质控品同方向超过 $\overline{X}+2S$ 或 $\overline{X}-2S$，或同一浓度质控品连续两个质控结果超过 $\overline{X}+2S$ 或 $\overline{X}-2S$ 违背此规则，提示存在系统误差。④R_{4S} 规则：同批两个质控结果之差的值超过 $4S$，即一个质控结果超过 $\overline{X}+2S$，另外一个质控结果超过 $\overline{X}-2S$。违背此规则，提示存在随机误差。⑤$4_{1S}$ 规则：一个质控品连续四次的质控结果都超过 $\overline{X}+1S$ 或 $\overline{X}-1S$，两个质控品连续两次的质控结果都超过 $\overline{X}+1S$ 或 $\overline{X}-1S$。违背此规则，提示操作系统误差。⑥$10_{\overline{x}}$ 规则：连续 10 个质控结果在均值的同一侧，为"失控"。一个质控品连续 10 次的结果都在均值同一侧，或两个质控品连续 5 次的质控结果都在均值同一侧。违背此规则，提示系统误差。

【注意事项】

1. 使用稳定性较好的质控品、试剂盒和校准品。

2. 严格按说明书规定的方法保存质控品，过期的质控品不能使用。

3. 对检测仪器要进行检查和校准，使其维持稳定的工作状态。

4. 质控品与样本在同样测定条件下进行分析检测。

5. 质控品瓶间变异要小，一次性购买足够数量，浓度最好是医学决定水平。

6. 按原始记录填写相应图、表内容，边填写边核对。数据顺序应严格按照实际操作情况。

【实训结果】

1. 临时质控图的绘制结果

（1）将实验教师提供的 20 天高、低两个浓度质控品检测值填入表格中，并计算不同浓度质控品的均值和标准差。

低浓度质控品检测值（mmol/L）				高浓度质控品检测值（mmol/L）			
日期	检测值	日期	检测值	日期	检测值	日期	检测值
1		11		1		11	
2		12		2		12	
3		13		3		13	
4		14		4		14	
5		15		5		15	
6		16		6		16	
7		17		7		17	
8		18		8		18	
9		19		9		19	
10		20		10		20	
$\overline{X}$		$S=$		$\overline{X}=$		$S=$	

（2）根据均值和标准差，分别在表 4-9-1 和表 4-9-2 中，标出高、低两个浓度质控空图的纵坐标值和控制线。

表 4-9-1 临时质控图（低浓度）

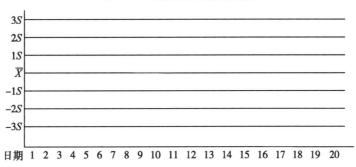

表 4-9-2 临时质控图（高浓度）

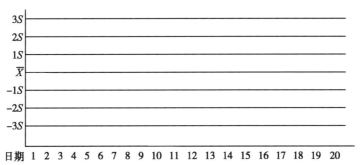

2. 临时质控图的绘制结果

（1）将实验教师提供的后 80 天高、低两个浓度质控品检测值填入表 4-9-3 和表 4-9-4 中。并结合前一实验的 20 天数据，累积计算不同浓度质控品的均值和标准差。

表 4-9-3　低浓度质控品葡萄糖检测值（mmol/L）

日期	检测值	日期	检测值	日期	检测值	日期	检测值	日期	检测值	日期	检测值	日期	检测值	日期	检测值
1		11		21		31		41		51		61		71	
2		12		22		32		42		52		62		72	
3		13		23		33		43		53		63		73	
4		14		24		34		44		54		64		74	
5		15		25		35		45		55		65		75	
6		16		26		36		46		56		66		76	
7		17		27		37		47		57		67		77	
8		18		28		38		48		58		68		78	
9		19		29		39		49		59		69		79	
10		20		30		40		50		60		70		80	

常规质控图的均值和标准差 $\overline{X} =$ 　　　　　　$S=$

表 4-9-4　高浓度质控品葡萄糖检测值（mmol/L）

日期	检测值	日期	检测值	日期	检测值	日期	检测值	日期	检测值	日期	检测值	日期	检测值	日期	检测值
1		11		21		31		41		51		61		71	
2		12		22		32		42		52		62		72	
3		13		23		33		43		53		63		73	
4		14		24		34		44		54		64		74	
5		15		25		35		45		55		65		75	
6		16		26		36		46		56		66		76	
7		17		27		37		47		57		67		77	
8		18		28		38		48		58		68		78	
9		19		29		39		49		59		69		79	
10		20		30		40		50		60		70		80	

常规质控图的均值和标准差 $\overline{X} =$ 　　　　　　$S=$

（2）根据均值和标准差，分别在表 4-9-5 和表 4-9-6 中，标出高、低两个浓度质控空图的纵坐标值和控制线。

表 4-9-5　常规质控图（低浓度）

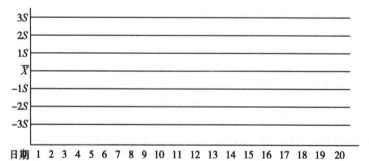

表 4-9-6 常规质控图（高浓度）

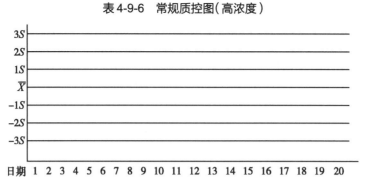

（3）将18天工作中质控品检测值填入下表中，并将结果绘制入常规质控空图中。

低浓度质控品检测值（mmol/L）				高浓度质控品检测值（mmol/L）			
日期	检测值	日期	检测值	日期	检测值	日期	检测值
1		10		1		10	
2		11		2		11	
3		12		3		12	
4		13		4		13	
5		14		5		14	
6		15		6		15	
7		16		7		16	
8		17		8		17	
9		18		9		18	

【实训结果】

日期	在控/失控	日期	在控/失控	日期	在控/失控	日期	在控/失控
1		2		3		4	
5		6		7		8	
9		10		11		12	
13		14		15		16	
17		18					

实训日期＿＿＿＿＿＿ 成绩＿＿＿＿＿＿ 批阅教师＿＿＿＿＿＿

【实训结果分析】

要求：分析教师提供数据是否在控或失控；分析此批结果是否可信？如失控是何类型？

＿＿

＿＿

＿＿

＿＿

＿＿

＿＿

【考核要点及评分标准】

序号	项目	考核内容	分值	扣分标准		得分
1	实验前准备工作	1）穿白大衣 2）临时、常规质控数据核对 3）工作质控数据核对 4）物品准备	20	未穿白大衣	2	
				未进行临时质控图数据核对	5	
				未进行常规质控图数据核对	5	
				未进行工作中质控数据核对	5	
				计算、绘图前所需物品准备不齐	3	
2	基本操作技能	1）均值计算 2）标准差计算 3）横、纵坐标绘制 4）绘制工作质控图	50	不能准确计算临时、常规质控图的均值	8	
				不能准确计算临时、常规质控图的标准差	8	
				不能准确绘制临时、常规质控图的横坐标和纵坐标	4	
				不能准确标记临时、常规质控图均值、$\pm 1SD$、$\pm 2SD$、$\pm 3SD$	12	
				不能将工作中的质控检测值绘制于常规质控图上	18	
3	结果报告	1）质控判断 2）结果判断 3）失控分类 4）失控处理	30	不能判断工作中质控检测值是否在控	10	
				不能判断哪些分析批可以发临床检测报告单	5	
				判断失控批次的失控类型错误	10	
				失控批次的报告、处理错误	5	
合计			100		100	

考核时间_____ 评分结果_____ 考核教师_____

（陈晓玲）

模块五　常用临床检验形态识别能力训练

实训一　血细胞形态识别

骨髓中血细胞包括粒细胞系统（简称粒系）、红细胞系统（简称红系）、巨核细胞系统（简称巨系）、淋巴细胞系统（简称淋系）、单核细胞系统（简称单系）和浆细胞系统（简称浆系）等，每个系统又分为原始、幼稚和成熟三个阶段，粒系和红系的幼稚阶段又分为早、中、晚三个阶段。熟练掌握各种血细胞的形态特征是诊断血液病的前提，同时对疾病的鉴别诊断、疗效观察和预后判断具有重要意义。

一、粒细胞系统

【实训内容】

粒细胞系统形态观察。

【实训目的】

熟练掌握粒系各阶段细胞的形态特征、划分依据；特异性颗粒和非特异性颗粒的形态特征。

【实训准备】

1. 器材　显微镜、香柏油、二甲苯、擦镜纸。

2. 标本涂片　大致正常骨髓涂片和血涂片、慢性粒细胞白血病（CGL）骨髓涂片和血涂片。

【实训方法】

1. 利用多媒体观察粒系各阶段细胞形态。

2. 显微镜下示教粒系各阶段细胞的典型形态。

3. 显微镜下观察　将标本涂片置于载物台上，先用低倍镜观察，选择涂片体尾交界、细胞分布均匀、染色良好的区域，在涂片上滴一滴香柏油，油镜下观察粒系各阶段细胞形态。

【观察内容】

1. 粒系从原始细胞到成熟细胞的发育过程中，其形态变化规律为：①胞体：规则，呈圆形或类圆形；②胞核：圆形或椭圆形→核一侧扁平→肾形→杆状→分叶状；③胞质颗粒：无颗粒→出现非特异性颗粒→出现特异性颗粒→特异性颗粒增多、非特异性颗粒减少→仅有特异性颗粒。

2. 各阶段粒细胞形态特征见表 5-1-1。

表 5-1-1　各阶段粒细胞形态特征

名称	形态特征	典型形态
原始粒细胞	大小：10～18μm，呈圆形或椭圆形 胞核：大，占细胞 4/5 以上，呈圆形 核染色质：呈细砂粒状 核仁：2～5 个，清晰小核仁 胞质：量少，均匀透明或不透明蓝色 颗粒：I 型无，II 型可见少量细小颗粒	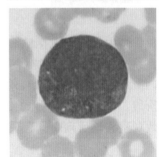
早幼粒细胞	大小：12～20μm 胞核：圆或椭圆，多偏位 核染色质：呈颗粒状，较原始粒细胞粗，有浓集 核仁：可见 1～3 个，尚较清楚 胞质：增多，蓝色 颗粒：含有粗大的不规则的紫红色非特异性颗粒，多少不定，分布不均	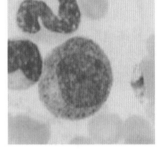
中性中幼粒细胞	大小：10～18μm 胞核：较小，呈圆形或椭圆形，约占整个细胞 1/2～2/3，可有一侧扁平，核膜清楚 核染色质：呈粗粒状，常有凝集感或呈小碎块但较均匀 核仁：消失 胞质：丰富，淡蓝或淡粉红色 颗粒：以特异性淡紫红色颗粒为主，常伴少数非特异性颗粒	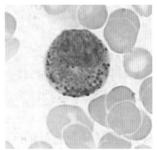
嗜酸性中幼粒细胞	与中性中幼粒细胞相似，突出特点是：胞质中布满大小一致、圆形、粗大、分布均匀、有折光性的橘红色嗜酸性颗粒，未成熟颗粒嗜碱，成熟颗粒嗜酸，同时存在称双重现象	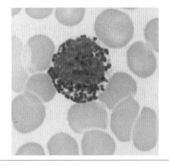
嗜碱性中幼粒细胞	与中性中幼粒细胞相似，突出特点是：胞质中含有大小不等、分布不均的（甚至盖核上）深紫红或深紫黑色嗜碱性颗粒	

续表

名称	形态特征	典型形态
中性晚幼粒细胞	大小：10～16μm 胞核：较小，小于1/2，常呈肾形、豆形、半月状、阔带状等、核一侧开始有凹陷，但不超过核假想圆半径 核染色质：更粗糙，有凝块，紧密深染 核仁：消失 胞质：量多，粉红色，含有淡紫红色中性颗粒	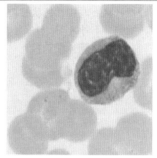
嗜酸性晚幼粒细胞	与中性晚幼粒细胞相似，突出特点是：胞质中布满大小一致、圆形、粗大、分布均匀、有折光性的橘红色嗜酸性颗粒	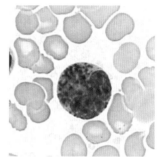
嗜碱性晚幼粒细胞	与中性晚幼粒细胞相似，突出特点是：胞质中含有大小不等、分布不均的（甚至盖核上）深紫红或深紫黑色嗜碱性颗粒	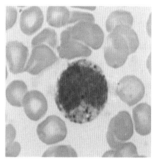
中性杆状核粒细胞	大小：10～15μm 胞核：呈杆状、S、V、U等形状 核染色质：粗块状 核仁：无 胞质：多，粉红色 颗粒：量多、细小、均匀、淡紫红色	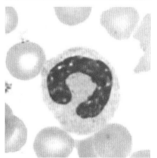
嗜酸性杆状核粒细胞	与中性杆状核粒细胞相似，突出特点是：胞质中充满大小一致、圆形、粗大、分布均匀、有折光性的橘红色嗜酸性颗粒	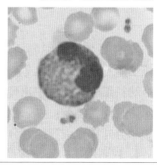

续表

名称	形态特征	典型形态
嗜碱性杆状核粒细胞	与中性杆状核粒细胞相似,突出特点是:胞质中含有大小不等、分布不均的(甚至盖核上)深紫红或深紫黑色嗜碱性颗粒	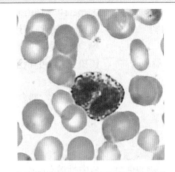
中性分叶核粒细胞	大小:10～15μm 胞核:呈分叶状,核丝相连 核染色质:粗块状 核仁:无 胞质:多,粉红色 颗粒:量多、细小、均匀、淡紫红色	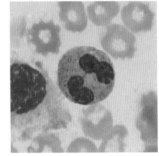
嗜酸性分叶核粒细胞	与中性分叶核粒细胞相似,突出特点是:胞质中充满大小一致、圆形、粗大、分布均匀、有折光性的橘红色嗜酸性颗粒	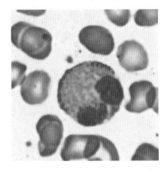
嗜碱性分叶核粒细胞	与中性分叶核粒细胞相似,突出特点是:胞质中含有大小不等、分布不均的(甚至盖核上)深紫红或深紫黑色嗜碱性颗粒	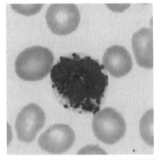

3.粒系各阶段细胞的划分依据 粒系各阶段细胞划分主要依据是颗粒和核形:①原始粒细胞胞质量少,无或仅有少量、细小颗粒,出现明显颗粒(即使一个)即为早幼粒细胞;②早幼粒细胞如胞质中出现特异性颗粒(即使很少)即为中幼阶段;③中幼粒细胞核出现凹陷即为晚幼粒细胞;④晚幼粒细胞核不超过假想圆半径,超者即为杆状核粒细胞;杆状核粒细胞和分叶核粒细胞的划分界线为叶间是否由核膜细丝相连。

4.粒系胞质中可出现四种颗粒,即非特异性颗粒和三种特异性颗粒(中性颗粒、嗜酸性颗粒及嗜碱性颗粒），四种颗粒的鉴别见表 5-1-2。

表 5-1-2　粒系胞质中四种颗粒的鉴别

鉴别点	中性颗粒	非特异性颗粒	嗜酸性颗粒	嗜碱性颗粒
大小	细小 大小一致	较中性颗粒粗大 大小不一	粗大 大小一致	粗大 大小不一
形态	细颗粒状	形态不一	圆形或椭圆形	形态不一
色泽	淡红或淡紫红色	紫红色	橘红色	深紫红或深紫黑色
数量	多	少量或中等量	多	不一定,但常不多
分布	均匀	分布不均 有时覆盖核上	均匀	分布不均 常覆盖核上

【注意事项】

1. 持镜时必须是右手握臂、左手托座的姿势,不可单手提取,以免零件脱落或碰撞到其他地方。

2. 保持显微镜的清洁,光学和照明部分只能用擦镜纸擦拭,切忌口吹、手抹或用布擦;机械部分用布擦拭。

3. 在低倍镜下选择染色良好的骨髓涂片。镜下观察体尾交界、细胞分布均匀的区域。选择镜检区域不当,会影响血细胞的准确判断。

4. 每张骨髓涂片染色效果略有不同,最好先观察一下整张涂片,了解细胞受色情况,有助于做出正确判断。

5. 由于细胞形态变化多样,故观察细胞时不能只抓住某一、两个特征,就轻易地做出否定或肯定性判断。应全面观察细胞,如细胞的大小、胞核胞质比例、核的形态,核染色质结构、核仁、胞质着色和颗粒等方面综合分析,同时要注意与周围细胞进行比较。

【实训结果】

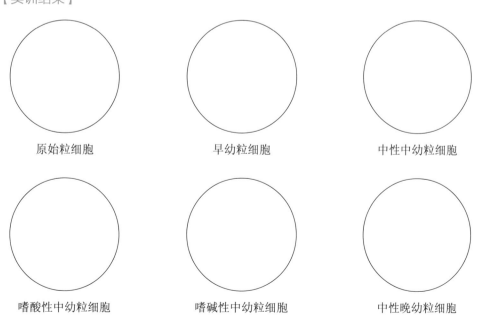

原始粒细胞　　　　　　早幼粒细胞　　　　　中性中幼粒细胞

嗜酸性中幼粒细胞　　　嗜碱性中幼粒细胞　　　中性晚幼粒细胞

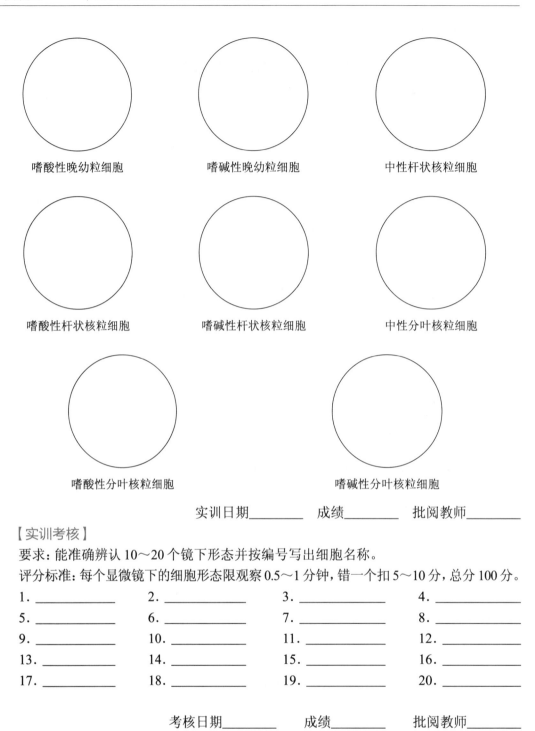

嗜酸性晚幼粒细胞　　　　　嗜碱性晚幼粒细胞　　　　　中性杆状核粒细胞

嗜酸性杆状核粒细胞　　　　嗜碱性杆状核粒细胞　　　　中性分叶核粒细胞

嗜酸性分叶核粒细胞　　　　　　　　嗜碱性分叶核粒细胞

实训日期_____　　　成绩_____　　　批阅教师_____

【实训考核】

要求：能准确辨认 10～20 个镜下形态并按编号写出细胞名称。

评分标准：每个显微镜下的细胞形态限观察 0.5～1 分钟，错一个扣 5～10 分，总分 100 分。

1. _____　　　2. _____　　　3. _____　　　4. _____
5. _____　　　6. _____　　　7. _____　　　8. _____
9. _____　　　10. _____　　　11. _____　　　12. _____
13. _____　　　14. _____　　　15. _____　　　16. _____
17. _____　　　18. _____　　　19. _____　　　20. _____

考核日期_____　　　成绩_____　　　批阅教师_____

二、红细胞系统

【实训内容】

红细胞系统形态观察。

【实训目的】

熟练掌握红系各阶段细胞的形态特征及鉴别要点。

【实训准备】

1. 器材　显微镜、香柏油、二甲苯、擦镜纸。

2. 标本涂片　大致正常骨髓涂片和血涂片、溶血性贫血骨髓涂片和血涂片。

【实训方法】

1. 利用多媒体观察红系各阶段细胞形态。

2. 显微镜下示教红系各阶段细胞的典型形态。

3. 显微镜下观察　将标本涂片置于载物台上,先用低倍镜观察,选择涂片体尾交界、细胞分布均匀、染色良好的区域,在涂片上滴一滴香柏油,油镜下观察红系各阶段细胞形态。

【观察内容】

1. 红系共有五个阶段的细胞,包括原始红细胞、早幼红细胞、中幼红细胞、晚幼红细胞和红细胞。有核红细胞在发育为成熟红细胞过程中,形态变化主要特点为:①胞体:圆形或椭圆形;②胞核:圆形、居中;③胞质颜色:深蓝色→蓝灰色→灰红色→淡红色;④胞质内无颗粒。

2. 红系各阶段细胞的鉴别要点　红系鉴别主要靠胞质的颜色和核染色质的结构:①原始红细胞和早幼红细胞的划分主要看核染色质的结构。原始红细胞核染色质粒状、分布均匀;早幼红细胞核染色质开始聚集、不均;②早幼红细胞、中幼红细胞和晚幼红细胞的划分,主要看胞质的颜色和核染色质的结构变化,即早幼红细胞核染色质开始聚集、不均,胞质深蓝色;③中幼红细胞核染色质似打碎饼干状,正副染色质明显,胞质呈灰蓝、灰色或红蓝色等嗜多色性;④晚幼红细胞核染色质呈受色较深的碎墨块结构,晚期呈炭核,胞质呈淡粉红色或粉红色。

3. 各阶段有核红细胞形态特征见表5-1-3。

表5-1-3　各阶段有核红细胞形态特征

名称	形态特征	典型形态
原始红细胞	大小:15～20μm 形态:圆或椭圆形 胞核:较大,位于中央或稍偏一旁,核膜清楚 核染色质:细致的颗粒状,呈紫红色 核仁:1～2个,有凹陷感 胞质:量少,不透明深蓝色,有核周淡染区	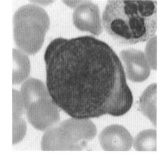
早幼红细胞	大小:15～18μm 形态:圆或椭圆形 胞核:圆或椭圆形,占细胞2/3以上 核染色质:呈粗糙颗粒状,但已开始聚集、不均,呈深红色 核仁:消失,有时可见痕迹 胞质:深蓝色,有时较原始红细胞深,有时则浅,仍不均匀	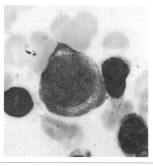

续表

名称	形态特征	典型形态
中幼红细胞	大小：8~15μm 形态：圆或椭圆形 胞核：较小、居中，占 2/3~1/2 核染色质：紧密成块，似打碎饼干状，正副染色质明显 核仁：消失 胞质：量较少，多呈灰蓝色，灰色或红蓝色	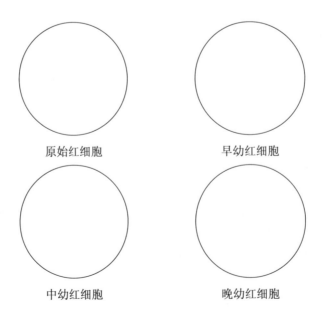
晚幼红细胞	大小：7~10μm 形态：圆或椭圆形 胞核：较小，圆形，占细胞 1/2 以下 核染色质：较深的破墨块结构，晚期呈炭核 核仁：消失 胞质：增多，呈淡粉红色或粉红色	

【注意事项】

1. 选择涂片体尾交界、细胞分布均匀的区域观察细胞形态；此区域细胞形态完整、染色好，细胞结构清楚易识别。

2. 首先观察全片染色情况，再进一步辨认各阶段有核红细胞。观察有核红细胞胞质颜色时，要与周围红细胞进行比较，因为涂片染色偏酸或偏碱均会影响胞质着色。

3. 在骨髓涂片的尾部，有时可见中心部是组织细胞（或巨噬细胞），周围围绕若干幼稚红细胞，称为幼红细胞造血岛。幼红细胞造血岛增多见于溶血性贫血、白血病化疗后恢复期等，而正常人偶见。

【实训结果】

原始红细胞

早幼红细胞

中幼红细胞

晚幼红细胞

实训日期_____ 成绩_____ 批阅教师_____

【实训考核】

要求：能准确辨认10～20个镜下形态并按编号写出细胞名称。

评分标准：每个显微镜下的细胞形态限观察0.5～1分钟，错一个扣5～10分，总分100分。

1. _____ 2. _____ 3. _____ 4. _____
5. _____ 6. _____ 7. _____ 8. _____
9. _____ 10. _____ 11. _____ 12. _____
13. _____ 14. _____ 15. _____ 16. _____
17. _____ 18. _____ 19. _____ 20. _____

考核日期_____ 成绩_____ 批阅教师_____

三、巨核细胞系统

【实训内容】

巨核细胞系统形态观察。

【实训目的】

掌握巨核细胞系统各阶段细胞的形态特征。

【实训准备】

1. 器材 显微镜、香柏油、二甲苯、擦镜纸。

2. 标本涂片 大致正常骨髓涂片、特发性血小板减少性紫癜（ITP）骨髓涂片。

【实训方法】

1. 利用多媒体观察巨核细胞系统各阶段细胞形态。

2. 显微镜下示教巨核细胞系统各阶段细胞的典型形态。

3. 显微镜下观察 将骨髓涂片置于载物台上，用低倍镜结合高倍镜（或油镜）观察骨髓涂片中巨核细胞形态。

【观察内容】

1. 除原始巨核细胞外，其他巨核细胞一般具有以下特征：①胞体和胞核：巨大，不规则；②胞质：颗粒型巨核细胞和产血小板型巨核细胞其胞质极丰富，并有大量颗粒或血小板。

2. 各阶段巨核细胞形态特征见表5-1-4。

表5-1-4 各阶段巨核细胞形态特征

名称	形态特征	典型形态
原始巨核细胞	大小：15～30μm 形态：呈不规则圆形 胞核：巨大，呈圆、椭圆或不规则形 核仁：不规则，2～3个，有时不太清楚 核染色质：粗颗粒状，有聚集紧密感 胞质：量较少，深蓝色，不均匀，不透明，有泡沫感，边缘浓染，外形不规则 颗粒：无	

续表

名称	形态特征	典型形态
幼稚巨核细胞	大小：30～50μm 形态：多呈不规则圆形或椭圆形，可有伪足 胞核：巨大，呈圆形、肾形或不规则圆形，有时可见突出和凹陷折曲 核染色质：较粗，常呈条纹状或平行排列的条块状，染紫红色 核仁：多无，有时可见核仁残痕 胞质：较丰富，一般较原始巨核细胞为多，外形不规则，常呈阿米巴瘤状突出，但近核处有明显淡染区 颗粒：可见少数嗜天青颗粒呈红色，弥散或融合胞质一处	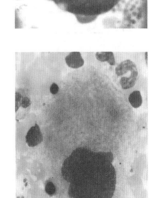
颗粒型巨核细胞	大小：40～70μm 以上，大小差异明显 形态：外形极不规则，常有凹陷、突出 胞核：较大，呈不规则形 核染色质：多呈浓密条块状，正副染色质明显，深染呈紫红色 胞质：丰富，多呈灰蓝或淡红色，边缘残缺不全，呈毛刺突出 颗粒：充满中等大小、形态均一、紫红色嗜天青颗粒	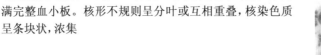
产血小板型巨核细胞	大小 40～100μm，有时可达 100μm 以上，细胞特征和颗粒型巨核细胞相似，突出特点是：其胞质内颗粒增多，呈粉红色，颗粒密集成簇，每个簇有十余个颗粒组成，簇间由较清晰的胞质区分开，且有三五成群血小板形成；在晚期，浆充满完整血小板。核形不规则呈分叶或互相重叠，核染色质呈条块状，浓集	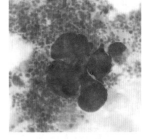
裸核型巨核细胞	是产血小板型巨核细胞的胞质解体后，释放出大量血小板，仅剩一个细胞核，称之为裸核	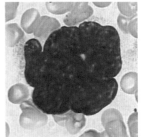
血小板	血小板胞体很小，2～4μm，呈圆形、椭圆形，逗点状，不规则形，中心部位有细小紫红色颗粒，无细胞核，涂片上血小板常三五成群堆集出现	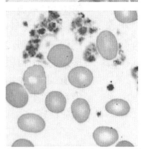

【注意事项】

1. 巨核细胞胞体巨大,多位于骨髓涂片的边缘(包括涂膜尾部、上下边缘及头部),且数量一般较少,故观察巨核细胞时应先在低倍镜下查找,找到后移至视野中央,然后转高倍镜(或油镜)进行确认和划分阶段。

2. 原始巨核细胞很少,常很难见到,且不易识别,比较独特的形态特征是常有指状胞质突起、血小板附着等。

3. 观察骨髓涂片时,要注意观察血小板形态、数量、分布状态等情况,如巨型血小板、小型血小板及无颗粒血小板等对形态学诊断也有参考价值。

【实训结果】

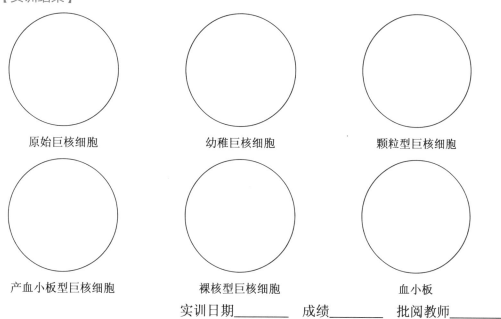

| 原始巨核细胞 | 幼稚巨核细胞 | 颗粒型巨核细胞 |
| 产血小板型巨核细胞 | 裸核型巨核细胞 | 血小板 |

实训日期_____ 成绩_____ 批阅教师_____

【实训考核】

要求:能准确辨认10～20个镜下形态并按编号写出细胞名称。

评分标准:每个显微镜下的细胞形态限观察0.5～1分钟,错一个扣5～10分,总分100分。

1. _____ 2. _____ 3. _____ 4. _____
5. _____ 6. _____ 7. _____ 8. _____
9. _____ 10. _____ 11. _____ 12. _____
13. _____ 14. _____ 15. _____ 16. _____
17. _____ 18. _____ 19. _____ 20. _____

考核日期_____ 成绩_____ 批阅教师_____

四、淋巴细胞系统

【实训内容】

淋巴细胞系统形态观察。

【实训目的】

掌握各阶段淋巴细胞的形态特征。

【实训准备】

1. 器材 显微镜、香柏油、二甲苯、擦镜纸。

2. 标本涂片 大致正常骨髓涂片和血涂片、急性淋巴细胞白血病（ALL）骨髓涂片和血涂片。

【实训方法】

1. 利用多媒体观察淋巴细胞系统各阶段细胞形态。

2. 显微镜下示教淋巴细胞系统各阶段细胞的典型形态。

3. 显微镜下观察 将标本涂片置于载物台上，用低倍镜观察，选择体尾交界、细胞分布均匀、染色良好的区域，在涂片上滴一滴香柏油，油镜下观察淋巴细胞系统细胞形态。

【观察内容】

1. 淋巴细胞系统一般具有以下特点 ①胞体：小，圆形或类圆形；②胞质：少，呈蓝色或淡蓝色。

2. 各阶段淋巴细胞形态特征见表 5-1-5。

表 5-1-5　各阶段淋巴细胞形态特征

名称	形态特征	典型形态
原始淋巴细胞	大小：10～18μm 形态：圆形或椭圆形 胞核：较大，占整个细胞大部分，常位于中央或偏于一侧 核染色质：呈浓密的颗粒状，尤其靠核的周缘明显，使核膜增厚 核仁：较小，1～2 个淡蓝色，规则、清楚 胞浆：极少，多呈天蓝色 颗粒：无	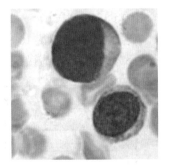
幼稚淋巴细胞	大小：10～16μm 形态：圆形或椭圆形 胞核：多呈圆形或不规则圆形 核染色质：较原始淋巴细胞更浓密、颗粒状，核膜增厚 核仁：消失 胞质：较多，呈天蓝色，清晰透明 颗粒：多数无，偶见少数嗜天青颗粒	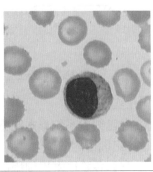
大淋巴细胞	大小：10～15μm 形态：不规则圆形 胞核：多呈圆形，有凹陷或突出，偶见折叠及切痕 核染色质：粗糙紧密，局部成堆，从核周向核内浓聚，中央着色较淡，但正副染色质结构不清 核仁：无 胞质：丰富，清晰透明淡蓝色 颗粒：常有大小不等、圆形的紫红色嗜天青颗粒	

续表

名称	形态特征	典型形态
小淋巴细胞	大小:6~10μm 形态:圆形 胞核:圆形,偶见有凹陷 核染色质:粗糙紧密,排列均匀,无空隙,但常有隐约成块现象,正副染色质界线不清,核膜明显 核仁:无 胞质:天蓝或灰蓝色 颗粒:一般无,或偶见几个大小不等、圆形的嗜天青颗粒	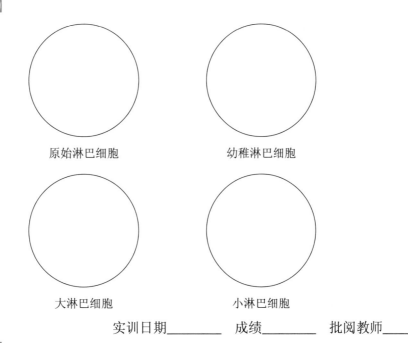

【注意事项】

1. 正常骨髓象以成熟小淋巴细胞为主,原始淋巴细胞和幼稚淋巴细胞极难见。

2. 各阶段淋巴细胞的划分时,关键是区分成熟淋巴细胞和幼稚淋巴细胞;原始淋巴细胞和幼稚淋巴细胞不易划分,可以直接归为原幼淋巴细胞计数。

【实训结果】

原始淋巴细胞

幼稚淋巴细胞

大淋巴细胞

小淋巴细胞

实训日期_____ 成绩_____ 批阅教师_____

【实训考核】

要求:能准确辨认10~20个镜下形态并按编号写出细胞名称。

评分标准:每个显微镜下的细胞形态限观察0.5~1分钟,错一个扣5~10分,总分100分。

1. _____ 2. _____ 3. _____ 4. _____

5. _____ 6. _____ 7. _____ 8. _____

9. _____ 10. _____ 11. _____ 12. _____

13. _____ 14. _____ 15. _____ 16. _____

17. _____ 18. _____ 19. _____ 20. _____

考核日期_____ 成绩_____ 批阅教师_____

五、单核细胞系统

【实训内容】

单核细胞系统形态观察。

【实训目的】

掌握各阶段单核细胞的形态特征。

【实训准备】

1. 器材 显微镜、香柏油、二甲苯、擦镜纸。

2. 标本涂片 大致正常骨髓涂片和血涂片、急性单核细胞白血病（AML-M₅）的骨髓涂片和血涂片。

【实训方法】

1. 利用多媒体观察单核细胞系各阶段细胞形态。

2. 显微镜下示教单核细胞系统各阶段细胞的典型形态。

3. 显微镜下观察 将标本涂片置于载物台上，用低倍镜观察，选择体尾交界、细胞分布均匀、染色良好的区域，在涂片上滴一滴香柏油，油镜下观察单系细胞形态。

【观察内容】

1. 单系一般具有以下特点 ①胞体：较大，可有伪足；②胞核：较大，不规则，常扭曲、折叠，核染色质疏松纤细呈网状；③胞质：较多，呈灰蓝色，常有空泡，充满弥散、细小灰尘样紫红色嗜天青颗粒。

2. 各阶段单核细胞形态特征见表5-1-6。

表5-1-6 各阶段单核细胞形态特征

名称	形态特征	典型形态
原始单核细胞	大小：15~20μm 形态：圆形或不规则形，有时可见瘤状突出 胞核：圆形或不规则形，有时折叠或有扭曲现象 核染色质：纤细，疏松似网 核仁：1~3个，常大而明显 胞质：丰富，染不透明似毛玻璃样的蓝色或灰蓝色，无颗粒，偶见尾足	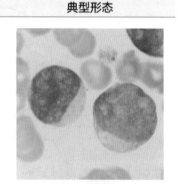
幼稚单核细胞	大小：15~25μm 形态：圆形或不规则形 胞核：大，多不规则，可有凹陷、切痕、折叠 核染色质：略粗于原始单核细胞 核仁：消失或模糊不清 胞质：量多，灰蓝色，含有细小的紫红色嗜天青颗粒	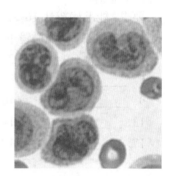

续表

名称	形态特征	典型形态
单核细胞	大小：15～25μm 形态：圆形或椭圆形 胞核：大呈不规则圆形、肾形、马蹄形、圆宝形或不规则折叠卷曲 核染色质：细致疏松 核仁：无 胞质：较多，淡蓝色、灰蓝色，常呈毛玻璃样半透明，含有许多细小灰尘样紫红色嗜天青颗粒	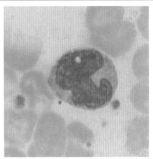

【注意事项】

1. 原始细胞虽各有特征，但也有很多相似之处，往往难以鉴别。除依靠相应的细胞化学染色方法协助区别外，也可根据出现的幼稚细胞或成熟细胞类型，推测原始细胞的所属。

2. 正常骨髓中原始单核细胞罕见，不易与原始粒细胞鉴别，难以划分时，如急性单核细胞白血病或复查患者，一般将它归属原始单核细胞，而在其他情况下，一般将它归属原始粒细胞。

【实训结果】

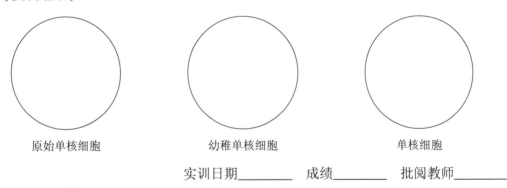

原始单核细胞　　　　　　幼稚单核细胞　　　　　　单核细胞

实训日期_____　成绩_____　批阅教师_____

【实训考核】

要求：能准确辨认 10～20 个镜下形态并按编号写出细胞名称。

评分标准：每个显微镜下的细胞形态限观察 0.5～1 分钟，错一个扣 5～10 分，总分 100 分。

1. _____　2. _____　3. _____　4. _____
5. _____　6. _____　7. _____　8. _____
9. _____　10. _____　11. _____　12. _____
13. _____　14. _____　15. _____　16. _____
17. _____　18. _____　19. _____　20. _____

考核日期_____　成绩_____　批阅教师_____

六、浆细胞系统

【实训内容】

浆细胞系统形态观察。

【实训目的】

掌握各阶段浆细胞的形态特征。

【实训准备】

1. 器材　显微镜、香柏油、二甲苯、擦镜纸。

2. 标本涂片　大致正常骨髓涂片和血涂片、多发性骨髓瘤（MM）骨髓涂片。

【实训方法】

1. 利用多媒体观察浆细胞系统各阶段细胞形态。

2. 显微镜下示教浆细胞系统各阶段细胞的典型形态。

3. 显微镜下观察　将标本涂片置于载物台上，先用低倍镜观察，选择体尾交界、细胞分布均匀、染色良好的区域，在涂片上滴一滴香柏油，油镜下观察浆细胞系统细胞形态。

【观察内容】

1. 浆细胞系统一般具有以下特点：①胞体：圆形或不规则；②胞核：圆形，常偏位；③胞质：丰富，由深蓝色→灰红色，常有核旁淡染区及空泡。

2. 各阶段浆细胞形态特征见表5-1-7。

表5-1-7　各阶段浆细胞形态特征

名称	形态特征	典型形态
原始浆细胞	大小：14～18μm 形态：圆形或椭圆形 胞核：圆形或椭圆形，位于细胞中央或稍偏位，占细胞2/3左右 核染色质：粗粒网状 核仁：2～5个 胞质：较多，天蓝或浅蓝色，有浑浊感，有不明显的核旁淡染现象 颗粒：无，有时可见空泡	
幼稚浆细胞	大小：12～16μm 形态：圆形或椭圆形 胞核：圆形或椭圆形，位于细胞中央或稍偏位，占细胞1/2左右 核染色质：呈颗粒状，开始浓集成点块状，但尚无车轮状结构，染紫红色 核仁：消失或模糊不清 胞质：少时深蓝色，多时色浅，有浑浊感或泡沫感，有核旁淡染区，有时可见空泡 颗粒：有时可见	
浆细胞	大小：8～15μm 形态：圆形或不规则形 胞核：较小，圆形或椭圆形，有明显偏位，核长轴和细胞长轴垂直 核染色质：极粗糙浓密不均，呈车轮状排列，呈龟背或呈浓密块状，看不清结构 核仁：消失 胞质：丰富，深蓝、浅蓝或灰蓝色，有泡沫感，有明显核旁淡染区，也可见空泡 颗粒：有时可见	

【注意事项】

1. 某些浆细胞形态不典型,应注意与其他血细胞进行鉴别,如异型淋巴细胞、不典型中幼红细胞等。

2. 浆细胞外形和成骨细胞相似,成骨细胞胞体大,有远初浆区,而浆细胞相对小,有核旁淡染区。

【实训结果】

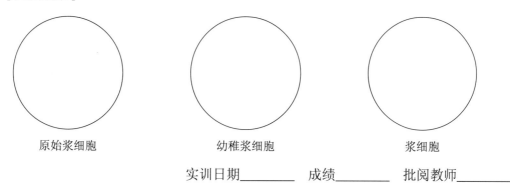

原始浆细胞   幼稚浆细胞   浆细胞

实训日期_____ 成绩_____ 批阅教师_____

【实训考核】

要求:能准确辨认 10～20 个镜下形态并按编号写出细胞名称。

评分标准:每个显微镜下的细胞形态限观察 0.5～1 分钟,错一个扣 5～10 分,总分 100 分。

1. _____ 2. _____ 3. _____ 4. _____

5. _____ 6. _____ 7. _____ 8. _____

9. _____ 10. _____ 11. _____ 12. _____

13. _____ 14. _____ 15. _____ 16. _____

17. _____ 18. _____ 19. _____ 20. _____

考核日期_____ 成绩_____ 批阅教师_____

七、其他细胞

【实训内容】

常见的非造血细胞形态观察。

【实训目的】

掌握常见的非造血细胞,如内皮细胞、成骨细胞、破骨细胞、组织嗜碱细胞、脂肪细胞及组织细胞等细胞的形态特征。

【实训准备】

1. 器材 显微镜、香柏油、二甲苯、擦镜纸。

2. 标本涂片 大致正常骨髓涂片和血涂片、再生障碍性贫血骨髓涂片。

【实训方法】

1. 利用多媒体观察骨髓常见的非造血细胞形态。

2. 显微镜下示教骨髓常见的非造血细胞典型形态。

3. 显微镜下观察 将骨髓涂片置于载物台上,先用低倍镜观察,选择涂片边缘或尾部,在涂片上滴一滴香柏油,低倍或高倍镜下查找,如发现可疑油镜下确认。

【观察内容】

见表 5-1-8。

表 5-1-8　常见的非造血细胞形态特征

名称	形态特征	典型形态
内皮 细胞	大小：8~20μm 形态：变化较大，圆形、菱形或不规则形 胞核：圆形或椭圆形，位于中央或偏于一侧 核染色质：较疏松粗粒状 核仁：偶见 胞质：灰蓝，丰富，有的呈毛絮状突出 颗粒：可含有	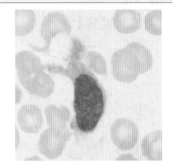
成骨 细胞	大小：25~40μm 形态：长椭圆或不规则形 胞核：较小，呈圆形或椭圆形，偏位一端 核染色质：较疏松粗网状 核仁：1~2 个 胞质：丰富，深蓝或灰蓝，常掺杂不融合紫色，着色不均，初浆区不靠近核，而在胞质中央，厚感，不透明	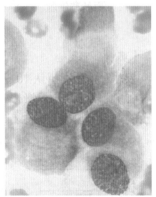
破骨 细胞	大小：60~100μm 形态：外形不规则，常呈多边多角形 胞核：较小，圆形或椭圆形，多个或数十个，大小相似，分散且排列无规律 核染色质：呈疏松网状结构 胞质：宽阔，丰富，淡蓝，常掺杂稍紫色调 颗粒：浆内可见分散，疏松，大小不均的紫红色颗粒	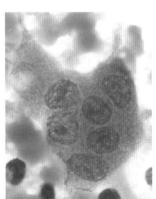
组织 嗜碱 细胞	大小：12~20μm 形态：呈不规则形，多边形、多角形 胞核：圆形或椭圆，较小，核身犹如莲蓬颗粒在莲蓬头之中 核染色质：粗糙或结构不清 核仁：无 胞质：量多，内充满大小相似的圆形、粗大、均匀、紧密的紫黑色嗜碱颗粒；可部分甚至全部掩盖核，分不清核浆，常有空泡	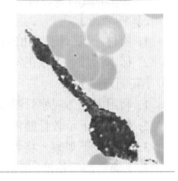

续表

名称	形态特征		典型形态
脂肪细胞	大小：60～100μm		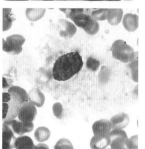
	形态：圆形或椭圆形		
	胞核：较小，形状不规则，常被挤压在一边		
	核染色质：致密，呈网状		
	核仁：无		
	胞质：淡粉红色或浅紫色		
	颗粒：胞质内充满大量脂肪小球，大小不等呈薄膜状或空泡样		
组织细胞	大小：15～25μm，大小相差悬殊		
	形态：圆形或椭圆形，边缘清楚，也可呈菱形或不规则形		
	胞核：较大，呈不规则圆形，位于中央或偏于一侧		
	核染色质：均匀细网状，呈同心性排列，构成疏松的海绵样网形核，正副染色质明显而清楚		
	核仁：1～3个，圆或不规则圆，大而蓝，边缘常模糊不清		
	胞质：丰富，呈灰蓝色、蓝色或淡紫红色		
	颗粒：可含有数量不一的嗜天青颗粒		

【注意事项】

1. 非造血细胞之间、非造血细胞与血细胞之间的某些细胞有相似之处，应注意区别。

2. 非造血细胞胞体较大、数量少，一般应在低倍镜下查找，找到疑似细胞后再转至油镜下确认。

3. 注意非造血细胞与转移癌细胞、R-S细胞及恶性组细胞等细胞的鉴别，以免误诊或漏诊。

4. 有的组织嗜碱细胞胞质中颗粒排列致密，染色后整个细胞呈紫黑色，易误认为异物，仔细观察其胞体边缘，往往可发现胞质中充满嗜碱性颗粒。

【实训结果】

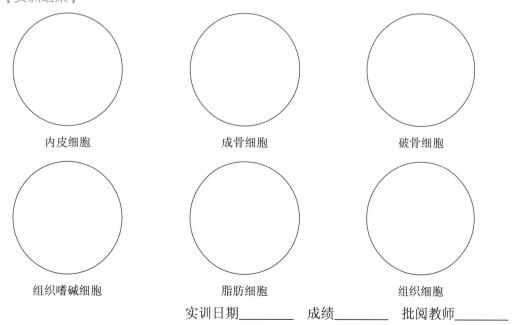

内皮细胞　　　　　　　　成骨细胞　　　　　　　　破骨细胞

组织嗜碱细胞　　　　　　脂肪细胞　　　　　　　　组织细胞

实训日期_____　成绩_____　批阅教师_____

【实训考核】

要求：能准确辨认10～20个镜下形态并按编号写出细胞名称。

评分标准：每个显微镜下的细胞形态限观察0.5～1分钟，错一个扣5～10分，总分100分。

1. _____ 2. _____ 3. _____ 4. _____

5. _____ 6. _____ 7. _____ 8. _____

9. _____ 10. _____ 11. _____ 12. _____

13. _____ 14. _____ 15. _____ 16. _____

17. _____ 18. _____ 19. _____ 20. _____

考核日期_____ 成绩_____ 批阅教师_____

（许运涛）

实训二　常见贫血血象和骨髓象检验

【案例导入】

患者，男，28岁，油漆工人。因面色苍白、心悸，伴下肢反复瘀点1年，加重2个月就诊。查体：重度贫血貌，R 120次/分，心尖部SMⅡ，肝脾未触及。实验室检查：RBC $2.0×10^{12}$/L，Hb 60g/L，WBC $2.1×10^9$/L，PLT $35×10^9$/L，Ret 0.1%。骨髓检查示增生极度减低，三系下降，巨核细胞全片未见。请问最可能是哪种类型的贫血？

【实训内容】

观察缺铁性贫血（IDA）、巨幼细胞性贫血（MA）、再生障碍性贫血（AA）及溶血性贫血的血象和骨髓象。

【实训目的】

1．掌握缺铁性贫血、巨幼细胞性贫血、再生障碍性贫血及溶血性贫血的血象和骨髓象特征。

2．会正确填写常见贫血的骨髓检验报告单。

【实训准备】

1．器材　显微镜、香柏油、二甲苯、擦镜纸。

2．标本涂片　缺铁性贫血、巨幼细胞性贫血、再生障碍性贫血及溶血性贫血的骨髓涂片和血涂片。

【实训方法】

将标本涂片先用低倍镜观察，选择体尾交界、细胞分布均匀、染色良好的区域，在涂片上滴一滴香柏油，油镜下计数200～500个有核细胞，同时观察细胞形态变化。

【观察内容】

1．缺铁性贫血（IDA）形态特征见表5-2-1。

2．巨幼细胞性贫血（MA）形态特征见表5-2-2。

3．再生障碍性贫血（AA）形态特征见表5-2-3。

表 5-2-1 缺铁性贫血（IDA）形态特征

名称	形态特征	典型形态
血象	小细胞低色素性贫血。红细胞大小不等，以小细胞为主，中心淡染区扩大，严重者可见环形红细胞及幼稚红细胞，异形红细胞增多。白细胞数量大致正常，各种白细胞比例及形态大致正常。血小板易见，成堆分布，形态大致正常	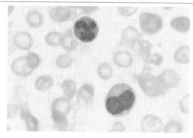
骨髓象	骨髓增生活跃或明显活跃，粒红比值降低。红系增生，以中、晚幼红细胞为主，其形态特征是：胞体较正常同阶段细胞小；胞质少而着色偏蓝，边缘不规则，呈锯齿状；胞核小、核染色质致密、深染，呈"老核幼浆"发育不平衡表现。成熟红细胞大小不等，以小细胞为主，中心淡染区扩大。粒系细胞相对减低，各阶段比例及形态大致正常。淋巴细胞、单核细胞和巨核细胞大致正常	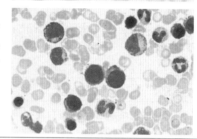

表 5-2-2 巨幼细胞性贫血（MA）形态特征

名称	形态特征	典型形态
血象	常为大细胞正色素性贫血。红细胞明显大小不等，形态不规则，以椭圆形大红细胞多见，着色较深，异形红细胞增多，可见巨红细胞、点彩红细胞、有核红细胞及 Howell-Jolly 小体。白细胞正常或减少，成熟粒细胞分叶过多。血小板正常或减低，可见巨大血小板	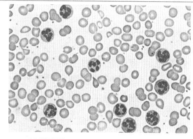
骨髓象	骨髓增生活跃或明显活跃，红系、粒系和巨系细胞均出现巨幼样变。红系明显增生，粒红比值降低或倒置，各阶段巨幼红细胞明显增多，其比例常>10%，其中原巨幼红细胞、早巨幼红细胞增多明显。核分裂象和 Howell-Jolly 小体易见，可见核畸形、核碎裂和多核巨幼红细胞。粒系细胞比例相对降低，可见巨幼样变，以巨晚幼粒和巨杆状核粒细胞多见。成熟粒细胞分叶过多。巨核细胞正常或减少，可见多核巨核细胞	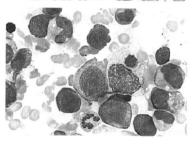

表 5-2-3 再生障碍性贫血（AA）形态特征

名称	形态特征	典型形态
血象	全血细胞减少。为正细胞正色素性贫血，成熟红细胞形态大致正常；中性粒细胞明显减少，淋巴细胞相对增多；血小板不仅数量减少，而且体积小和颗粒减少	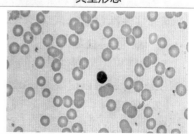

续表

名称	形态特征	典型形态
骨髓象	骨髓增生减低或重度减低。红系、粒系和巨系细胞明显减少，早期幼稚细胞减少或不见，尤其巨核细胞明显减少或缺如。以成熟或近成熟细胞为主；淋巴细胞相对增多；非造血细胞易见。镜下骨髓小粒为空网状结构或一团纵横交错的纤维网，其中造血细胞极少，以非造血细胞或脂肪细胞为主	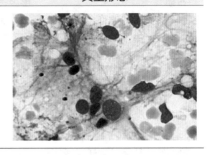

4.溶血性贫血形态特征见表5-2-4。

表5-2-4 溶血性贫血形态特征

名称	形态特征	典型形态
血象	红细胞和血红蛋白减少，二者多呈平行性下降，MCV可见增高。白细胞计数常增高，可见核象左移现象。血小板可呈反应性增高。成熟红细胞大小不均，易见大红细胞，嗜多色性红细胞增多，并可见 Howell-Jolly 小体、Cabot 环及出现幼稚红细胞。网织红细胞明显增多，常>5%	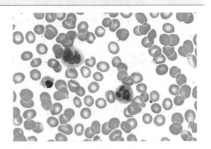
骨髓象	有核细胞增生明显活跃。红系显著增生，粒红比值明显减低或倒置。幼稚红细胞比例常>40%，以中幼红细胞为主，其他阶段的幼稚红细胞亦相应增多，易见核分裂象。成熟红细胞中易见大红细胞、嗜多色性红细胞及 Howell-Jolly 小体。粒细胞系相对减少，各阶段比例及细胞形态大致正常。巨核细胞系一般大致正常	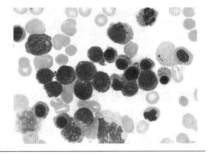

【注意事项】

1.片尾和两侧体积较大的细胞相对较多，而片头和体部体积小的细胞相对较多，体尾交界区域细胞比例适当。所以应选择体尾交界、细胞分布均匀的区域，进行细胞分类。

2.巨幼细胞性贫血会出现特征性巨幼红细胞系列，是唯一一个能靠形态学明确诊断的贫血。

3.注意缺铁性贫和非缺铁性贫血的鉴别，缺铁性贫血铁染色时内、外铁明显减少或消失，而非缺铁性贫血时正常或增加。

4.再生障碍性贫血骨髓穿刺液涂片后可见脂肪滴明显增多、骨髓液稀薄等特征。

5.急性再生障碍性贫血的骨髓象一般比较典型，慢性再生障碍性贫血的骨髓可以有散在增生灶，骨髓可以出现有核细胞增生活跃（但巨核细胞明显减少或缺如），无病态造血。

【实训结果】

填写血细胞分类草稿。

【实训报告】

填写骨髓检验报告单。

（许运涛）

血细胞分类草稿

科别＿＿＿＿＿＿ 病室＿＿＿＿＿＿ 姓名＿＿＿＿＿＿ 病案号＿＿＿＿＿＿ 涂片号＿＿＿＿＿＿

临床诊断＿＿＿＿＿＿＿＿＿＿ 采取日期＿＿＿＿＿＿＿＿＿＿ 采取部位＿＿＿＿＿＿＿＿＿＿

细胞名称			血细胞分类	小计
粒细胞系统	原始粒细胞			
	早幼粒细胞			
	中性粒细胞	中幼		
		晚幼		
		杆状核		
		分叶核		
	嗜酸性粒细胞	中幼		
		晚幼		
		杆状核		
		分叶核		
	嗜碱性粒细胞	中幼		
		晚幼		
		杆状核		
		分叶核		
红细胞系统	原始红细胞			
	早幼红细胞			
	中幼红细胞			
	晚幼红细胞			
	早巨幼红细胞			
	中巨幼红细胞			
	晚巨幼红细胞			
淋巴细胞系统	原始淋巴细胞			
	幼稚淋巴细胞			
	淋巴细胞			
单核细胞系统	原始单核细胞			
	幼稚单核细胞			
	单核细胞			
浆细胞系统	原始浆细胞			
	幼稚浆细胞			
	浆细胞			
其他	组织细胞			
	内皮细胞			
	组织嗜碱细胞			
	吞噬细胞			
	分类不明细胞			
共数有核细胞数				

骨髓检验报告单

科别_____ 病室_____ 姓名_____

细胞名称		血片	骨髓片		
		%	$\bar{X}$	±SD	%
粒细胞系统	原始粒细胞		0.42	0.42	
	早幼粒细胞		1.27	0.81	
	中性粒细胞 中幼		7.23	2.77	
	中性粒细胞 晚幼		11.36	2.93	
	中性粒细胞 杆状核		20.01	4.47	
	中性粒细胞 分叶核		12.85	4.38	
	嗜酸性粒细胞 中幼		0.50	0.49	
	嗜酸性粒细胞 晚幼		0.80	0.64	
	嗜酸性粒细胞 杆状核		1.06	0.95	
	嗜酸性粒细胞 分叶核		1.90	1.48	
	嗜碱性粒细胞 中幼		0.01	0.03	
	嗜碱性粒细胞 晚幼		0.02	0.03	
	嗜碱性粒细胞 杆状核		0.03	0.07	
	嗜碱性粒细胞 分叶核		0.16	0.24	
红细胞系统	原始红细胞		0.37	0.36	
	早幼红细胞		1.34	0.88	
	中幼红细胞		9.45	3.33	
	晚幼红细胞		9.64	3.50	
	早巨幼红细胞				
	中巨幼红细胞				
	晚巨幼红细胞				
淋巴细胞系统	原始淋巴细胞		0.01	0.01	
	幼稚淋巴细胞		0.08	0.15	
	淋巴细胞		18.90	5.46	
单核细胞系统	原始单核细胞		0.01	0.02	
	幼稚单核细胞		0.06	0.07	
	单核细胞		1.45	0.88	
浆细胞系统	原始浆细胞		0.002	0.01	
	幼稚浆细胞		0.03	0.07	
	浆细胞		0.54	0.38	
其他	组织细胞		0.16	0.20	
	内皮细胞		0.01	0.04	
	组织嗜碱细胞		0.02	0.03	
	吞噬细胞		0.18	0.19	
	分类不明细胞		0.02	0.04	
共数有核细胞数					

病案号_____

涂片号_____

临床诊断_____

采取日期　　　　年　月　日

采取部位

形态特征：

诊断意见及建议：

检验者_____

检验日期　　　　年　月　日

考核日期_____ 成绩_____ 批阅教师_____

血细胞分类草稿

科别_____ 病室_____ 姓名_____ 病案号_____ 涂片号_____

临床诊断_____ 采取日期_____ 采取部位_____

细胞名称			血细胞分类	小计
粒细胞系统		原始粒细胞		
		早幼粒细胞		
	中性粒细胞	中幼		
		晚幼		
		杆状核		
		分叶核		
	嗜酸性粒细胞	中幼		
		晚幼		
		杆状核		
		分叶核		
	嗜碱性粒细胞	中幼		
		晚幼		
		杆状核		
		分叶核		
红细胞系统		原始红细胞		
		早幼红细胞		
		中幼红细胞		
		晚幼红细胞		
		早巨幼红细胞		
		中巨幼红细胞		
		晚巨幼红细胞		
淋巴细胞系统		原始淋巴细胞		
		幼稚淋巴细胞		
		淋巴细胞		
单核细胞系统		原始单核细胞		
		幼稚单核细胞		
		单核细胞		
浆细胞系统		原始浆细胞		
		幼稚浆细胞		
		浆细胞		
其他		组织细胞		
		内皮细胞		
		组织嗜碱细胞		
		吞噬细胞		
		分类不明细胞		
共数有核细胞数				

骨髓检验报告单

科别＿＿＿＿＿＿ 病室＿＿＿＿＿＿ 姓名＿＿＿＿＿＿

病案号＿＿＿＿＿＿＿＿＿＿＿
涂片号＿＿＿＿＿＿＿＿＿＿＿
临床诊断＿＿＿＿＿＿＿＿＿＿
采取日期　　　年　月　日
采取部位
形态特征：

细胞名称			血片	骨髓片		
			%	$\overline{X}$	$\pm SD$	%
粒细胞系统	原始粒细胞			0.42	0.42	
	早幼粒细胞			1.27	0.81	
	中性粒细胞	中幼		7.23	2.77	
		晚幼		11.36	2.93	
		杆状核		20.01	4.47	
		分叶核		12.85	4.38	
	嗜酸性粒细胞	中幼		0.50	0.49	
		晚幼		0.80	0.64	
		杆状核		1.06	0.95	
		分叶核		1.90	1.48	
	嗜碱性粒细胞	中幼		0.01	0.03	
		晚幼		0.02	0.03	
		杆状核		0.03	0.07	
		分叶核		0.16	0.24	
红细胞系统	原始红细胞			0.37	0.36	
	早幼红细胞			1.34	0.88	
	中幼红细胞			9.45	3.33	
	晚幼红细胞			9.64	3.50	
	早巨幼红细胞					
	中巨幼红细胞					
	晚巨幼红细胞					
淋巴细胞系统	原始淋巴细胞			0.01	0.01	
	幼稚淋巴细胞			0.08	0.15	
	淋巴细胞			18.90	5.46	
单核细胞系统	原始单核细胞			0.01	0.02	
	幼稚单核细胞			0.06	0.07	
	单核细胞			1.45	0.88	
浆细胞系统	原始浆细胞			0.002	0.01	
	幼稚浆细胞			0.03	0.07	
	浆细胞			0.54	0.38	
其他	组织细胞			0.16	0.20	
	内皮细胞			0.01	0.04	
	组织嗜碱细胞			0.02	0.03	
	吞噬细胞			0.18	0.19	
	分类不明细胞			0.02	0.04	
共数有核细胞数						

诊断意见及建议：

检验者＿＿＿＿＿＿＿＿＿＿＿
检验日期　　　年　月　日

考核日期＿＿＿＿＿＿ 成绩＿＿＿＿＿＿ 批阅教师＿＿＿＿＿＿

血细胞分类草稿

科别_____ 病室_____ 姓名_____ 病案号_____ 涂片号_____

临床诊断_____ 采取日期_____ 采取部位_____

细胞名称			血细胞分类	小计
粒细胞系统	原始粒细胞			
	早幼粒细胞			
	中性粒细胞	中幼		
		晚幼		
		杆状核		
		分叶核		
	嗜酸性粒细胞	中幼		
		晚幼		
		杆状核		
		分叶核		
	嗜碱性粒细胞	中幼		
		晚幼		
		杆状核		
		分叶核		
红细胞系统	原始红细胞			
	早幼红细胞			
	中幼红细胞			
	晚幼红细胞			
	早巨幼红细胞			
	中巨幼红细胞			
	晚巨幼红细胞			
淋巴细胞系统	原始淋巴细胞			
	幼稚淋巴细胞			
	淋巴细胞			
单核细胞系统	原始单核细胞			
	幼稚单核细胞			
	单核细胞			
浆细胞系统	原始浆细胞			
	幼稚浆细胞			
	浆细胞			
其他	组织细胞			
	内皮细胞			
	组织嗜碱细胞			
	吞噬细胞			
	分类不明细胞			
		共数有核细胞数		

骨髓检验报告单

科别_____ 病室_____ 姓名_____

病案号_____
涂片号_____
临床诊断_____
采取日期　　　　年　月　日
采取部位
形态特征：

细胞名称		血片	骨髓片		
		%	$\bar{X}$	$\pm SD$	%
粒细胞系统	原始粒细胞		0.42	0.42	
	早幼粒细胞		1.27	0.81	
	中性粒细胞 中幼		7.23	2.77	
	晚幼		11.36	2.93	
	杆状核		20.01	4.47	
	分叶核		12.85	4.38	
	嗜酸性粒细胞 中幼		0.50	0.49	
	晚幼		0.80	0.64	
	杆状核		1.06	0.95	
	分叶核		1.90	1.48	
	嗜碱性粒细胞 中幼		0.01	0.03	
	晚幼		0.02	0.03	
	杆状核		0.03	0.07	
	分叶核		0.16	0.24	
红细胞系统	原始红细胞		0.37	0.36	
	早幼红细胞		1.34	0.88	
	中幼红细胞		9.45	3.33	
	晚幼红细胞		9.64	3.50	
	早巨幼红细胞				
	中巨幼红细胞				
	晚巨幼红细胞				
淋巴细胞系统	原始淋巴细胞		0.01	0.01	
	幼稚淋巴细胞		0.08	0.15	
	淋巴细胞		18.90	5.46	
单核细胞系统	原始单核细胞		0.01	0.02	
	幼稚单核细胞		0.06	0.07	
	单核细胞		1.45	0.88	
浆细胞系统	原始浆细胞		0.002	0.01	
	幼稚浆细胞		0.03	0.07	
	浆细胞		0.54	0.38	
其他	组织细胞		0.16	0.20	
	内皮细胞		0.01	0.04	
	组织嗜碱细胞		0.02	0.03	
	吞噬细胞		0.18	0.19	
	分类不明细胞		0.02	0.04	
共数有核细胞数					

诊断意见及建议：

检验者_____
检验日期　　　　年　月　日

考核日期_____　成绩_____　批阅教师_____

血细胞分类草稿

科别_____ 病室_____ 姓名_____ 病案号_____ 涂片号_____

临床诊断_____ 采取日期_____ 采取部位_____

细胞名称			血细胞分类	小计
粒细胞系统	原始粒细胞			
	早幼粒细胞			
	中性粒细胞	中幼		
		晚幼		
		杆状核		
		分叶核		
	嗜酸性粒细胞	中幼		
		晚幼		
		杆状核		
		分叶核		
	嗜碱性粒细胞	中幼		
		晚幼		
		杆状核		
		分叶核		
红细胞系统	原始红细胞			
	早幼红细胞			
	中幼红细胞			
	晚幼红细胞			
	早巨幼红细胞			
	中巨幼红细胞			
	晚巨幼红细胞			
淋巴细胞系统	原始淋巴细胞			
	幼稚淋巴细胞			
	淋巴细胞			
单核细胞系统	原始单核细胞			
	幼稚单核细胞			
	单核细胞			
浆细胞系统	原始浆细胞			
	幼稚浆细胞			
	浆细胞			
其他	组织细胞			
	内皮细胞			
	组织嗜碱细胞			
	吞噬细胞			
	分类不明细胞			
共数有核细胞数				

骨髓检验报告单

科别_____ 病室_____ 姓名_____

<table>
<tr><td colspan="2" rowspan="2">细胞名称</td><td>血片</td><td colspan="2">骨髓片</td><td></td></tr>
<tr><td>%</td><td>$\bar{X}$</td><td>±SD</td><td>%</td></tr>
<tr><td rowspan="15">粒细胞系统</td><td>原始粒细胞</td><td></td><td>0.42</td><td>0.42</td><td></td></tr>
<tr><td>早幼粒细胞</td><td></td><td>1.27</td><td>0.81</td><td></td></tr>
<tr><td rowspan="4">中性粒细胞</td><td>中幼</td><td></td><td>7.23</td><td>2.77</td><td></td></tr>
<tr><td>晚幼</td><td></td><td>11.36</td><td>2.93</td><td></td></tr>
<tr><td>杆状核</td><td></td><td>20.01</td><td>4.47</td><td></td></tr>
<tr><td>分叶核</td><td></td><td>12.85</td><td>4.38</td><td></td></tr>
<tr><td rowspan="4">嗜酸性粒细胞</td><td>中幼</td><td></td><td>0.50</td><td>0.49</td><td></td></tr>
<tr><td>晚幼</td><td></td><td>0.80</td><td>0.64</td><td></td></tr>
<tr><td>杆状核</td><td></td><td>1.06</td><td>0.95</td><td></td></tr>
<tr><td>分叶核</td><td></td><td>1.90</td><td>1.48</td><td></td></tr>
<tr><td rowspan="4">嗜碱性粒细胞</td><td>中幼</td><td></td><td>0.01</td><td>0.03</td><td></td></tr>
<tr><td>晚幼</td><td></td><td>0.02</td><td>0.03</td><td></td></tr>
<tr><td>杆状核</td><td></td><td>0.03</td><td>0.07</td><td></td></tr>
<tr><td>分叶核</td><td></td><td>0.16</td><td>0.24</td><td></td></tr>
<tr><td rowspan="7">红细胞系统</td><td>原始红细胞</td><td></td><td>0.37</td><td>0.36</td><td></td></tr>
<tr><td>早幼红细胞</td><td></td><td>1.34</td><td>0.88</td><td></td></tr>
<tr><td>中幼红细胞</td><td></td><td>9.45</td><td>3.33</td><td></td></tr>
<tr><td>晚幼红细胞</td><td></td><td>9.64</td><td>3.50</td><td></td></tr>
<tr><td>早巨幼红细胞</td><td></td><td></td><td></td><td></td></tr>
<tr><td>中巨幼红细胞</td><td></td><td></td><td></td><td></td></tr>
<tr><td>晚巨幼红细胞</td><td></td><td></td><td></td><td></td></tr>
<tr><td rowspan="3">淋巴细胞系统</td><td>原始淋巴细胞</td><td></td><td>0.01</td><td>0.01</td><td></td></tr>
<tr><td>幼稚淋巴细胞</td><td></td><td>0.08</td><td>0.15</td><td></td></tr>
<tr><td>淋巴细胞</td><td></td><td>18.90</td><td>5.46</td><td></td></tr>
<tr><td rowspan="3">单核细胞系统</td><td>原始单核细胞</td><td></td><td>0.01</td><td>0.02</td><td></td></tr>
<tr><td>幼稚单核细胞</td><td></td><td>0.06</td><td>0.07</td><td></td></tr>
<tr><td>单核细胞</td><td></td><td>1.45</td><td>0.88</td><td></td></tr>
<tr><td rowspan="3">浆细胞系统</td><td>原始浆细胞</td><td></td><td>0.002</td><td>0.01</td><td></td></tr>
<tr><td>幼稚浆细胞</td><td></td><td>0.03</td><td>±0.07</td><td></td></tr>
<tr><td>浆细胞</td><td></td><td>0.54</td><td>0.38</td><td></td></tr>
<tr><td rowspan="5">其他</td><td>组织细胞</td><td></td><td>0.16</td><td>0.20</td><td></td></tr>
<tr><td>内皮细胞</td><td></td><td>0.01</td><td>0.04</td><td></td></tr>
<tr><td>组织嗜碱细胞</td><td></td><td>0.02</td><td>0.03</td><td></td></tr>
<tr><td>吞噬细胞</td><td></td><td>0.18</td><td>0.19</td><td></td></tr>
<tr><td>分类不明细胞</td><td></td><td>0.02</td><td>0.04</td><td></td></tr>
<tr><td colspan="2">共数有核细胞数</td><td></td><td></td><td></td><td></td></tr>
</table>

病案号_____
涂片号_____
临床诊断_____
采取日期　　　年 月 日
采取部位
形态特征：

诊断意见及建议：

检验者_____
检验日期　　　年 月 日

考核日期_____ 成绩_____ 批阅教师_____

实训三　常见白血病血象和骨髓象检验

一、急性淋巴细胞白血病

【案例导入】

患儿男,7岁。易倦,紫癜月余,脾肋下 2cm,锁骨上、腋下数个肿大的淋巴结,绿豆到蚕豆大小。实验室检查:Hb 83g/L,WBC $3.5×10^9$/L,中性分叶核粒细胞 0.1,淋巴细胞 0.38,原始细胞 0.52,PLT $10×10^9$/L,血片中原始细胞胞浆量少。最可能的诊断是什么?

【实训内容】

观察急性淋巴细胞白血病(ALL)的血象和骨髓象特征。

【实训目的】

1. 掌握急性淋巴细胞白血病(ALL)的血象和骨髓象特征。

2. 熟悉急性淋巴细胞白血病(ALL)三种亚型的主要形态特点。

3. 会正确填写急性淋巴细胞白血病的骨髓检验报告单。

【实训准备】

1. 器材　显微镜、香柏油、二甲苯、擦镜纸。

2. 标本片　急性淋巴细胞白血病三种亚型(ALL-L_1、ALL-L_2、ALL-L_3)的骨髓涂片和血涂片。

【实训方法】

将骨髓涂片(或血涂片)置于载物台上,先用低倍镜观察,选择体尾交界、细胞分布均匀、染色良好的区域,在涂片上滴一滴香柏油,油镜下计数 $200\sim500$ 个有核细胞,同时观察细胞形态变化。

【观察内容】

按 FAB 形态学分类 急淋可分为 L_1、L_2、L_3 三种亚型见表 5-3-1。

表 5-3-1　急性淋巴细胞白血病三种亚型形态特征

名称	形态特征	典型形态
第 1 型(L_1)	细胞大小:小细胞为主,大小较一致 核染色质:较粗,每例结构较一致 核形:规则,偶有凹陷或折叠 核仁:小而不清楚,少或不见 胞质量:少 胞质嗜碱性:轻或中度 胞质空泡:不定	
第 2 型(L_2)	细胞大小:大细胞为主,大小不一致 核染色质:较疏松,每例结构较不一致 核形:不规则,凹陷或折叠常见 核仁:清楚,1 个或多个 胞质量:不定,常较多 胞质嗜碱性:不定,有些细胞深染 胞质空泡:不定	

续表

名称	形态特征	典型形态
第3型（L₃）	细胞大小：大细胞为主，大小较一致 核染色质：呈细点状均匀 核形：较规则 核仁：明显，一个或多个，呈小泡状 胞质量：较多 胞质嗜碱性：深蓝 胞质空泡：常明显，呈蜂窝状	

注：小细胞：直径≤12μm；大细胞：直径>12μm

【注意事项】

1. 分类急性白血病细胞时，对于少数不典型的细胞应采用大数归类法，即介于两个系统之间的细胞难以判断时，将它归入细胞多的细胞系列。

2. 涂抹细胞在急性淋巴细胞白血病中易见，这是淋巴细胞白血病的特点之一，但涂抹细胞并不是淋巴细胞白血病独有。

3. 骨髓增生极度活跃时，最好计数500个细胞，以减少误差。

【实训结果】

填写血细胞分类草稿。

【实训报告】

填写骨髓检验报告单。

血细胞分类草稿

科别＿＿＿＿＿＿ 病室＿＿＿＿＿＿ 姓名＿＿＿＿＿＿ 病案号＿＿＿＿＿＿ 涂片号＿＿＿＿＿＿
临床诊断＿＿＿＿＿＿＿＿＿ 采取日期＿＿＿＿＿＿＿＿＿ 采取部位＿＿＿＿＿＿＿＿＿

细胞名称		血细胞分类	小计
粒细胞系统	原始粒细胞		
	早幼粒细胞		
	中性粒细胞 中幼		
	晚幼		
	杆状核		
	分叶核		
	嗜酸性粒细胞 中幼		
	晚幼		
	杆状核		
	分叶核		
	嗜碱性粒细胞 中幼		
	晚幼		
	杆状核		
	分叶核		

续表

细胞名称		血细胞分类	小计
红细胞系统	原始红细胞		
	早幼红细胞		
	中幼红细胞		
	晚幼红细胞		
	早巨幼红细胞		
	中巨幼红细胞		
	晚巨幼红细胞		
淋巴细胞系统	原始淋巴细胞		
	幼稚淋巴细胞		
	淋巴细胞		
单核细胞系统	原始单核细胞		
	幼稚单核细胞		
	单核细胞		
浆细胞系统	原始浆细胞		
	幼稚浆细胞		
	浆细胞		
其他	组织细胞		
	内皮细胞		
	组织嗜碱细胞		
	吞噬细胞		
	分类不明细胞		
共数有核细胞数			

骨髓检验报告单

科别_____ 病室_____ 姓名_____

病案号_____
涂片号_____
临床诊断_____
采取日期　　　年　月　日
采取部位
形态特征：

细胞名称		血片	骨髓片		
		%	$\bar{X}$	±SD	%
粒细胞系统	原始粒细胞		0.42	0.42	
	早幼粒细胞		1.27	0.81	
	中性粒细胞 中幼		7.23	2.77	
	中性粒细胞 晚幼		11.36	2.93	
	中性粒细胞 杆状核		20.01	4.47	
	中性粒细胞 分叶核		12.85	4.38	
	嗜酸性粒细胞 中幼		0.50	0.49	
	嗜酸性粒细胞 晚幼		0.80	0.64	
	嗜酸性粒细胞 杆状核		1.06	0.95	
	嗜酸性粒细胞 分叶核		1.90	1.48	
	嗜碱性粒细胞 中幼		0.01	0.03	
	嗜碱性粒细胞 晚幼		0.02	0.03	
	嗜碱性粒细胞 杆状核		0.03	0.07	
	嗜碱性粒细胞 分叶核		0.16	0.24	
红细胞系统	原始红细胞		0.37	0.36	
	早幼红细胞		1.34	0.88	
	中幼红细胞		9.45	3.33	
	晚幼红细胞		9.64	3.50	
	早巨幼红细胞				
	中巨幼红细胞				
	晚巨幼红细胞				
淋巴细胞系统	原始淋巴细胞		0.01	0.01	
	幼稚淋巴细胞		0.08	0.15	
	淋巴细胞		18.90	5.46	
单核细胞系统	原始单核细胞		0.01	0.02	
	幼稚单核细胞		0.06	0.07	
	单核细胞		1.45	0.88	
浆细胞系统	原始浆细胞		0.002	0.01	
	幼稚浆细胞		0.03	±0.07	
	浆细胞		0.54	0.38	
其他	组织细胞		0.16	0.20	
	内皮细胞		0.01	0.04	
	组织嗜碱细胞		0.02	0.03	
	吞噬细胞		0.18	0.19	
	分类不明细胞		0.02	0.04	
共数有核细胞数					

诊断意见及建议：

检验者_____
检验日期　　　年　月　日

考核日期_____　成绩_____　批阅教师_____

二、急性髓细胞白血病

【案例导入】

患者，男，45 岁。因鼻出血，发热就诊。体温 39℃，伴皮肤瘀点，肝、脾大，颈部、颌下淋巴结肿大。中度贫血貌，皮肤黏膜可见散在的瘀点、瘀斑，浅表淋巴结无肿大，胸骨压痛（+）。肝、脾未触及。实验室检查：WBC $2.0×10^9$/L，Hb 50g/L，MCV 84fl，MCH 30.5pg，MCHC 287g/L，PLT $21×10^9$/L。骨髓检查：异常早幼粒细胞占 35%（ANC）。请问该患者是不是白血病？为何类型？

【实训内容】

观察急性髓细胞白血病血象和骨髓象形态特征。

【实训目的】

1. 掌握典型急性粒细胞白血病未分化型（AML-M_1）、急性粒细胞白血病部分分化型（AML-M_2）、急性颗粒增多早幼粒细胞白血病（AML-M_3）、急性粒-单核细胞白血病（AML-M_4）、急性单核细胞白血病（AML-M_5）的骨髓象和血象形态特征。

2. 熟悉急性红白血病（AML-M_6）、急性巨核细胞白血病（AML-M_7）的骨髓象和血象形态特征。

3. 会正确填写急性髓细胞白血病（AML）的骨髓检验报告单。

【实训准备】

1. 器材　显微镜、香柏油、二甲苯、擦镜纸。

2. 标本片　急性髓细胞白血病（M_1～M_7）骨髓涂片和血涂片。

【实训方法】

将骨髓涂片（或血涂片）置于载物台上，先用低倍镜观察，选择体尾交界、细胞分布均匀、染色良好的区域，在涂片上滴一滴香柏油，油镜下计数 200～500 个有核细胞。同时观察细胞形态变化。

【观察内容】

见表 5-3-2。

表 5-3-2　急性髓细胞白血病（AML）形态特征

名称	形态特征	典型形态
M_1	骨髓中原始粒细胞（Ⅰ型＋Ⅱ型）≥90%（NEC），早幼粒细胞很少，中幼粒以下阶段细胞不见或罕见。原始粒细胞核大，核染色质细致，核仁多且清晰，胞质染淡蓝色，可见 Auer 小体	
M_{2a}	骨髓中原始粒细胞≥30% 至 <90%（NEC），单核细胞 <20%，早幼粒细胞以下阶段细胞>10%	

续表

名称	形态特征	典型形态
M$_{2b}$	骨髓中原始粒细胞和早幼粒细胞增多，以异常的中性中幼粒细胞增生为主，≥30%（NEC）；该细胞胞核与胞质发育极不平衡，核染色质细致疏松，核仁 1～2 个，大而明显，胞质量丰富，染粉红色，含有大量细小粉红色中性颗粒，可见 Auer 小体	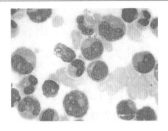
M$_{3a}$	本病以外周血和骨髓中出现大量异常增生的早幼粒细胞为主要特征，骨髓中以异常早幼粒细胞为主，≥30%（ANC）。胞质中充满粗大、密集、深染的非特异性颗粒，可盖在核上而使核形态不清	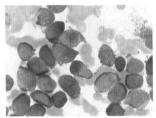
M$_{3b}$	本病以外周血和骨髓中出现大量异常增生的早幼粒细胞为主要特征，骨髓中以异常早幼粒细胞为主，≥30%（ANC）。胞质中充满细小、密集、深染的非特异性颗粒，可盖在核上而使核形态不清	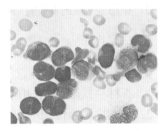
M$_{4a}$	骨髓中以原始粒细胞及早幼粒细胞增生为主，≥30%（NEC），同时原始单细胞、幼稚单核细胞和单核细胞>20%（NEC）	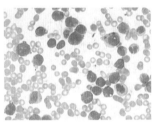
M$_{4b}$	骨髓中以原始单细胞、幼稚单核增生为主，≥30%（NEC），同时原始粒和早幼粒细胞>20%（NEC）	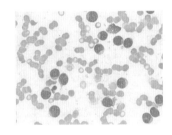
M$_{4c}$	既具有粒系又具有单系特征的原始细胞≥30%（NEC）	
M$_{4E0}$	除具有 M$_{4a}$、M$_{4b}$、M$_{4c}$ 任何一型特征外，骨髓中异常的嗜酸性粒细胞>5%。该细胞胞质中嗜酸性颗粒大而圆、着色较深	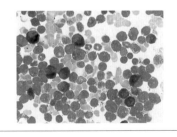

续表

名称	形态特征	典型形态
M$_{5a}$	外周血可出现一定数量的原始、幼稚单核细胞,骨髓中以原始、幼稚单核细胞增生为主,骨髓中原始单核细胞≥80%(NEC)	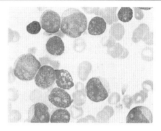
M$_{5b}$	外周血可出现一定数量的原始、幼稚单核细胞,骨髓中以原始、幼稚单核细胞增生为主,骨髓中原始和幼稚单核细胞≥30%(NEC),原始单核细胞<80%(NEC)	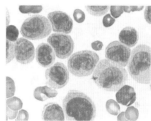
M$_6$	红白血病,骨髓中红系≥50%,常有形态学异常,红系 PAS 阳性,原始粒细胞(或原始单核细胞+幼稚单核细胞)>30%(ANC),或血涂片中原始粒(或原始单核)细胞>5%,骨髓中原始粒(或原幼单核)细胞≥20%(ANC)。部分病例红系 30%~50%,而异常幼稚红细胞(巨幼样变,双核、多核、核碎裂)>10% 也可诊断	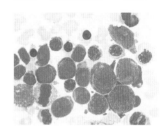
M$_7$	骨髓中巨系异常增生,以原、幼稚巨核细胞为主,其中原始巨核细胞≥30%(NEC),可见巨型原始巨核细胞和小巨核细胞。血涂片中也可见小巨核细胞及畸形和巨型的血小板	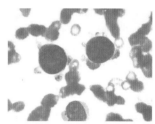

【注意事项】

1. 原始粒细胞分 I 型和 II 型,I 型胞质中无颗粒,II 型胞质中可见少量细小颗粒;划分急性白血病亚型时按非红系百分比(NEC)为标准。

2. Auer 小体对急性白血病的诊断和鉴别诊断有重要参考价值;是急性髓细胞白血病诊断标志之一。

3. 观察急性单核细胞白血病骨髓涂片时,要注意各阶段单核细胞的划分,尤其是幼稚单核细胞与成熟单核细胞的划分。

4. 急性髓细胞白血病(AML-M$_7$)的诊断较困难,要综合细胞形态学、细胞化学、免疫表型、血小板过氧化物酶(PPO)做出诊断。

【实训结果】

填写血细胞分类草稿。

【实训报告】

填写骨髓检验报告单。

血细胞分类草稿

科别_____ 病室_____ 姓名_____ 病案号_____ 涂片号_____

临床诊断_____ 采取日期_____ 采取部位_____

细胞名称			血细胞分类	小计
粒细胞系统	原始粒细胞			
	早幼粒细胞			
	中性粒细胞	中幼		
		晚幼		
		杆状核		
		分叶核		
	嗜酸性粒细胞	中幼		
		晚幼		
		杆状核		
		分叶核		
	嗜碱性粒细胞	中幼		
		晚幼		
		杆状核		
		分叶核		
红细胞系统	原始红细胞			
	早幼红细胞			
	中幼红细胞			
	晚幼红细胞			
	早巨幼红细胞			
	中巨幼红细胞			
	晚巨幼红细胞			
淋巴细胞系统	原始淋巴细胞			
	幼稚淋巴细胞			
	淋巴细胞			
单核细胞系统	原始单核细胞			
	幼稚单核细胞			
	单核细胞			
浆细胞系统	原始浆细胞			
	幼稚浆细胞			
	浆细胞			
其他	组织细胞			
	内皮细胞			
	组织嗜碱细胞			
	吞噬细胞			
	分类不明细胞			
		共数有核细胞数		

骨髓检验报告单

科别＿＿＿＿＿＿＿ 病室＿＿＿＿＿＿＿ 姓名＿＿＿＿＿＿＿

病案号＿＿＿＿＿＿＿＿＿＿＿＿

涂片号＿＿＿＿＿＿＿＿＿＿＿＿

临床诊断＿＿＿＿＿＿＿＿＿＿＿

采取日期　　　　年　月　日

采取部位

形态特征：

细胞名称		血片 %	骨髓片 $\bar{X}$	骨髓片 $\pm SD$	骨髓片 %
粒细胞系统	原始粒细胞		0.42	0.42	
	早幼粒细胞		1.27	0.81	
	中性粒细胞 中幼		7.23	2.77	
	中性粒细胞 晚幼		11.36	2.93	
	中性粒细胞 杆状核		20.01	4.47	
	中性粒细胞 分叶核		12.85	4.38	
	嗜酸性粒细胞 中幼		0.50	0.49	
	嗜酸性粒细胞 晚幼		0.80	0.64	
	嗜酸性粒细胞 杆状核		1.06	0.95	
	嗜酸性粒细胞 分叶核		1.90	1.48	
	嗜碱性粒细胞 中幼		0.01	0.03	
	嗜碱性粒细胞 晚幼		0.02	0.03	
	嗜碱性粒细胞 杆状核		0.03	0.07	
	嗜碱性粒细胞 分叶核		0.16	0.24	
红细胞系统	原始红细胞		0.37	0.36	
	早幼红细胞		1.34	0.88	
	中幼红细胞		9.45	3.33	
	晚幼红细胞		9.64	3.50	
	早巨幼红细胞				
	中巨幼红细胞				
	晚巨幼红细胞				
淋巴细胞系统	原始淋巴细胞		0.01	0.01	
	幼稚淋巴细胞		0.08	0.15	
	淋巴细胞		18.90	5.46	
单核细胞系统	原始单核细胞		0.01	0.02	
	幼稚单核细胞		0.06	0.07	
	单核细胞		1.45	0.88	
浆细胞系统	原始浆细胞		0.002	0.01	
	幼稚浆细胞		0.03	0.07	
	浆细胞		0.54	0.38	
其他	组织细胞		0.16	0.20	
	内皮细胞		0.01	0.04	
	组织嗜碱细胞		0.02	0.03	
	吞噬细胞		0.18	0.19	
	分类不明细胞		0.02	0.04	
共数有核细胞数					

诊断意见及建议：

检验者＿＿＿＿＿＿＿＿＿＿＿＿

检验日期　　　　年　月　日

考核日期＿＿＿＿＿＿＿ 成绩＿＿＿＿＿＿ 批阅教师＿＿＿＿＿＿＿

血细胞分类草稿

科别＿＿＿＿＿ 病室＿＿＿＿＿ 姓名＿＿＿＿＿ 病案号＿＿＿＿＿ 涂片号＿＿＿＿＿

临床诊断＿＿＿＿＿＿＿＿ 采取日期＿＿＿＿＿＿＿＿ 采取部位＿＿＿＿＿＿＿＿

细胞名称			血细胞分类	小计
粒细胞系统	原始粒细胞			
	早幼粒细胞			
	中性粒细胞	中幼		
		晚幼		
		杆状核		
		分叶核		
	嗜酸性粒细胞	中幼		
		晚幼		
		杆状核		
		分叶核		
	嗜碱性粒细胞	中幼		
		晚幼		
		杆状核		
		分叶核		
红细胞系统	原始红细胞			
	早幼红细胞			
	中幼红细胞			
	晚幼红细胞			
	早巨幼红细胞			
	中巨幼红细胞			
	晚巨幼红细胞			
淋巴细胞系统	原始淋巴细胞			
	幼稚淋巴细胞			
	淋巴细胞			
单核细胞系统	原始单核细胞			
	幼稚单核细胞			
	单核细胞			
浆细胞系统	原始浆细胞			
	幼稚浆细胞			
	浆细胞			
其他	组织细胞			
	内皮细胞			
	组织嗜碱细胞			
	吞噬细胞			
	分类不明细胞			
共数有核细胞数				

骨髓检验报告单

科别_____ 病室_____ 姓名_____

细胞名称		血片	骨髓片		
		%	$\bar{X}$	$\pm SD$	%
粒细胞系统	原始粒细胞		0.42	0.42	
	早幼粒细胞		1.27	0.81	
	中性粒细胞 中幼		7.23	2.77	
	中性粒细胞 晚幼		11.36	2.93	
	中性粒细胞 杆状核		20.01	4.47	
	中性粒细胞 分叶核		12.85	4.38	
	嗜酸性粒细胞 中幼		0.50	0.49	
	嗜酸性粒细胞 晚幼		0.80	0.64	
	嗜酸性粒细胞 杆状核		1.06	0.95	
	嗜酸性粒细胞 分叶核		1.90	1.48	
	嗜碱性粒细胞 中幼		0.01	0.03	
	嗜碱性粒细胞 晚幼		0.02	0.03	
	嗜碱性粒细胞 杆状核		0.03	0.07	
	嗜碱性粒细胞 分叶核		0.16	0.24	
红细胞系统	原始红细胞		0.37	0.36	
	早幼红细胞		1.34	0.88	
	中幼红细胞		9.45	3.33	
	晚幼红细胞		9.64	3.50	
	早巨幼红细胞				
	中巨幼红细胞				
	晚巨幼红细胞				
淋巴细胞系统	原始淋巴细胞		0.01	0.01	
	幼稚淋巴细胞		0.08	0.15	
	淋巴细胞		18.90	5.46	
单核细胞系统	原始单核细胞		0.01	0.02	
	幼稚单核细胞		0.06	0.07	
	单核细胞		1.45	0.88	
浆细胞系统	原始浆细胞		0.002	0.01	
	幼稚浆细胞		0.03	± 07	
	浆细胞		0.54	0.38	
其他	组织细胞		0.16	0.20	
	内皮细胞		0.01	0.04	
	组织嗜碱细胞		0.02	0.03	
	吞噬细胞		0.18	0.19	
	分类不明细胞		0.02	0.04	
共数有核细胞数					

病案号_____
涂片号_____
临床诊断_____
采取日期　　　　年　月　日
采取部位
形态特征：

诊断意见及建议：

检验者_____
检验日期　　　　年　月　日

考核日期_____ 成绩_____ 批阅教师_____

血细胞分类草稿

科别_____ 病室_____ 姓名_____ 病案号_____ 涂片号_____
临床诊断_____ 采取日期_____ 采取部位_____

细胞名称			血细胞分类	小计
粒细胞系统	原始粒细胞			
	早幼粒细胞			
	中性粒细胞	中幼		
		晚幼		
		杆状核		
		分叶核		
	嗜酸性粒细胞	中幼		
		晚幼		
		杆状核		
		分叶核		
	嗜碱性粒细胞	中幼		
		晚幼		
		杆状核		
		分叶核		
红细胞系统	原始红细胞			
	早幼红细胞			
	中幼红细胞			
	晚幼红细胞			
	早巨幼红细胞			
	中巨幼红细胞			
	晚巨幼红细胞			
淋巴细胞系统	原始淋巴细胞			
	幼稚淋巴细胞			
	淋巴细胞			
单核细胞系统	原始单核细胞			
	幼稚单核细胞			
	单核细胞			
浆细胞系统	原始浆细胞			
	幼稚浆细胞			
	浆细胞			
其他	组织细胞			
	内皮细胞			
	组织嗜碱细胞			
	吞噬细胞			
	分类不明细胞			
共数有核细胞数				

骨髓检验报告单

科别_____ 病室_____ 姓名_____

病案号_____
涂片号_____
临床诊断_____
采取日期　　　　年　月　日
采取部位
形态特征：

细胞名称		血片	骨髓片		
		%	$\overline{X}$	±SD	%
粒细胞系统	原始粒细胞		0.42	0.42	
	早幼粒细胞		1.27	0.81	
	中性粒细胞 中幼		7.23	2.77	
	晚幼		11.36	2.93	
	杆状核		20.01	4.47	
	分叶核		12.85	4.38	
	嗜酸性粒细胞 中幼		0.50	0.49	
	晚幼		0.80	0.64	
	杆状核		1.06	0.95	
	分叶核		1.90	1.48	
	嗜碱性粒细胞 中幼		0.01	0.03	
	晚幼		0.02	0.03	
	杆状核		0.03	0.07	
	分叶核		0.16	0.24	
红细胞系统	原始红细胞		0.37	0.36	
	早幼红细胞		1.34	0.88	
	中幼红细胞		9.45	3.33	
	晚幼红细胞		9.64	3.50	
	早巨幼红细胞				
	中巨幼红细胞				
	晚巨幼红细胞				
淋巴细胞系统	原始淋巴细胞		0.01	0.01	
	幼稚淋巴细胞		0.08	0.15	
	淋巴细胞		18.90	5.46	
单核细胞系统	原始单核细胞		0.01	0.02	
	幼稚单核细胞		0.06	0.07	
	单核细胞		1.45	0.88	
浆细胞系统	原始浆细胞		0.002	0.01	
	幼稚浆细胞		0.03	0.07	
	浆细胞		0.54	0.38	
其他	组织细胞		0.16	0.20	
	内皮细胞		0.01	0.04	
	组织嗜碱细胞		0.02	0.03	
	吞噬细胞		0.18	0.19	
	分类不明细胞		0.02	0.04	
共数有核细胞数					

诊断意见及建议：

检验者_____
检验日期　　　　年　月　日

考核日期_____　成绩_____　批阅教师_____

251

三、慢性白血病

【案例导入】

患者，男，56岁。因发热就诊。查血 Hb 91g/L，WBC $35×10^9$/L，白细胞分类：中性中幼粒细胞 10%，中性晚幼粒细胞 10%，中性杆状核粒细胞 30%，中性分叶核粒细胞 30%，嗜碱性分叶核粒细胞 2%，淋巴细胞 10%，单核细胞 3%，PLT $85×10^9$/L，NAP 积分为 0 分。该患者最可能的诊断是什么？

【实训内容】

1. 观察慢性粒细胞白血病（CGL）的血象和骨髓象形态特征。

2. 观察慢性淋巴细胞白血病（CLL）的血象和骨髓象形态特征。

【实训目的】

1. 掌握慢性粒细胞白血病（CGL）和慢性淋巴细胞白血病（CLL）的血象和骨髓象形态特征。

2. 会正确填写慢性白血病的骨髓检验报告单。

【实训准备】

1. 器材　显微镜、香柏油、二甲苯、擦镜纸。

2. 标本涂片　慢性粒细胞白血病（CGL）骨髓涂片和血涂片、慢性淋巴细胞白血病（CLL）骨髓涂片和血涂片。

【实训方法】

将骨髓涂片（或血涂片）置于载物台上，先用低倍镜观察，选择体尾交界、细胞分布均匀、染色良好的区域，在涂片上滴一滴香柏油，油镜下计数 200～500 个有核细胞。同时观察细胞形态变化。

【观察内容】

1. 慢性粒细胞白血病（CGL）形态特征见表 5-3-3。

表 5-3-3　慢性粒细胞白血病（CGL）形态特征

名称	形态特征	典型形态
血象	（1）细胞数量：白细胞数量显著增高，红细胞早期正常，随病情进展呈轻、中度降低，血小板早期增高或正常，随病情进展而减少 （2）细胞形态及分类：以中性中幼粒细胞和晚幼粒细胞增高为主，杆状核与分叶核也增多，原始粒细胞（Ⅰ型＋Ⅱ型）<10%，嗜酸性粒细胞和嗜碱性粒细胞增多，嗜碱性粒细胞可高达 10%～20%。可见有核红细胞、嗜多染性红细胞、点彩红细胞、巨大血小板、畸形血小板。成熟红细胞为正细胞正色素性	

名称	形态特征	典型形态
骨髓象	（1）增生程度：有核细胞增生明显活跃或极度活跃，粒红比例显著增高，达（10～50）：1 （2）细胞形态及分类：粒系增生显著，以中性中幼粒、晚幼粒和杆状核粒细胞明显增多，原始粒细胞和早幼粒细胞易见，原始粒细胞<10%，嗜酸性粒细胞和嗜碱性粒细胞明显增多；红系早期增生，晚期受抑制；巨系早期增高或正常，晚期减少	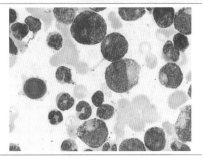

2. 慢性淋巴细胞白血病（CLL）形态特征见表 5-3-4。

表5-3-4　慢性淋巴细胞白血病（CLL）形态特征

名称	形态特征	典型形态
血象	（1）细胞数量：白细胞增高，红细胞和血小板早期正常，晚期减少 （2）细胞形态及分类：以成熟小淋巴细胞为主，有时可见少量原始和幼稚淋巴细胞，篮细胞易见	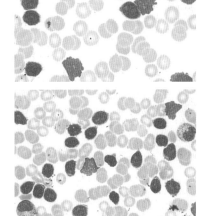
骨髓象	（1）增生程度：有核细胞增生明显活跃或极度活跃 （2）细胞形态及分类：淋系增生显著，以成熟小淋巴细胞增高为主（≥40%），其形态无明显异常，胞质无颗粒，少数细胞有核切迹或裂隙。篮细胞易见，原始淋巴细胞<5%。粒系、红系细胞减少，晚期巨核细胞也减少。成熟红细胞形态大致正常	

【注意事项】

1. 慢性粒细胞白血病（慢性期）　主要表现为粒系数量和质量的改变，故应注意观察其形态和数量变化，填写骨髓检验报告单时应将粒系放在首位，并详细描述病变细胞的比例及形态特征。

2. 慢性粒细胞白血病与中性粒细胞型类白血病反应的血象相似，故应注意结合骨髓象细胞形态进行鉴别。

3. 慢性淋巴细胞白血病欧美多见，我国少见，主要发生于老年男性。起病缓慢，早期无症状。晚期可贫血、感染、出血及免疫功能异常等。

【实训结果】

填写血细胞分类草稿。

【实训报告】

填写骨髓检验报告单。

（许运涛）

血细胞分类草稿

科别_____ 病室_____ 姓名_____ 病案号_____ 涂片号_____

临床诊断_____ 采取日期_____ 采取部位_____

细胞名称			血细胞分类	小计
粒细胞系统	原始粒细胞			
	早幼粒细胞			
	中性粒细胞	中幼		
		晚幼		
		杆状核		
		分叶核		
	嗜酸性粒细胞	中幼		
		晚幼		
		杆状核		
		分叶核		
	嗜碱性粒细胞	中幼		
		晚幼		
		杆状核		
		分叶核		
红细胞系统	原始红细胞			
	早幼红细胞			
	中幼红细胞			
	晚幼红细胞			
	早巨幼红细胞			
	中巨幼红细胞			
	晚巨幼红细胞			
淋巴细胞系统	原始淋巴细胞			
	幼稚淋巴细胞			
	淋巴细胞			
单核细胞系统	原始单核细胞			
	幼稚单核细胞			
	单核细胞			
浆细胞系统	原始浆细胞			
	幼稚浆细胞			
	浆细胞			
其他	组织细胞			
	内皮细胞			
	组织嗜碱细胞			
	吞噬细胞			
	分类不明细胞			
共数有核细胞数				

骨髓检验报告单

科别＿＿＿＿＿＿ 病室＿＿＿＿＿＿ 姓名＿＿＿＿＿＿

细胞名称		血片	骨髓片		
		%	$\bar{X}$	±SD	%
粒细胞系统	原始粒细胞		0.42	0.42	
	早幼粒细胞		1.27	0.81	
	中性粒细胞 中幼		7.23	2.77	
	中性粒细胞 晚幼		11.36	2.93	
	中性粒细胞 杆状核		20.01	4.47	
	中性粒细胞 分叶核		12.85	4.38	
	嗜酸性粒细胞 中幼		0.50	0.49	
	嗜酸性粒细胞 晚幼		0.80	0.64	
	嗜酸性粒细胞 杆状核		1.06	0.95	
	嗜酸性粒细胞 分叶核		1.90	1.48	
	嗜碱性粒细胞 中幼		0.01	0.03	
	嗜碱性粒细胞 晚幼		0.02	0.03	
	嗜碱性粒细胞 杆状核		0.03	0.07	
	嗜碱性粒细胞 分叶核		0.16	0.24	
红细胞系统	原始红细胞		0.37	0.36	
	早幼红细胞		1.34	0.88	
	中幼红细胞		9.45	3.33	
	晚幼红细胞		9.64	3.50	
	早巨幼红细胞				
	中巨幼红细胞				
	晚巨幼红细胞				
淋巴细胞系统	原始淋巴细胞		0.01	0.01	
	幼稚淋巴细胞		0.08	0.15	
	淋巴细胞		18.90	5.46	
单核细胞系统	原始单核细胞		0.01	0.02	
	幼稚单核细胞		0.06	0.07	
	单核细胞		1.45	0.88	
浆细胞系统	原始浆细胞		0.002	0.01	
	幼稚浆细胞		0.03	0.07	
	浆细胞		0.54	0.38	
其他	组织细胞		0.16	0.20	
	内皮细胞		0.01	0.04	
	组织嗜碱细胞		0.02	0.03	
	吞噬细胞		0.18	0.19	
	分类不明细胞		0.02	0.04	
共数有核细胞数					

病案号＿＿＿＿＿＿＿＿＿＿＿
涂片号＿＿＿＿＿＿＿＿＿＿＿
临床诊断＿＿＿＿＿＿＿＿＿＿
采取日期　　　　年　月　日
采取部位
形态特征：

诊断意见及建议：

检验者＿＿＿＿＿＿＿＿＿＿＿
检验日期　　　　年　月　日

考核日期＿＿＿＿＿＿ 成绩＿＿＿＿ 批阅教师＿＿＿＿＿＿

血细胞分类草稿

科别_____ 病室_____ 姓名_____ 病案号_____ 涂片号_____
临床诊断_____ 采取日期_____ 采取部位_____

细胞名称			血细胞分类	小计
粒细胞系统	原始粒细胞			
	早幼粒细胞			
	中性粒细胞	中幼		
		晚幼		
		杆状核		
		分叶核		
	嗜酸性粒细胞	中幼		
		晚幼		
		杆状核		
		分叶核		
	嗜碱性粒细胞	中幼		
		晚幼		
		杆状核		
		分叶核		
红细胞系统	原始红细胞			
	早幼红细胞			
	中幼红细胞			
	晚幼红细胞			
	早巨幼红细胞			
	中巨幼红细胞			
	晚巨幼红细胞			
淋巴细胞系统	原始淋巴细胞			
	幼稚淋巴细胞			
	淋巴细胞			
单核细胞系统	原始单核细胞			
	幼稚单核细胞			
	单核细胞			
浆细胞系统	原始浆细胞			
	幼稚浆细胞			
	浆细胞			
其他	组织细胞			
	内皮细胞			
	组织嗜碱细胞			
	吞噬细胞			
	分类不明细胞			
共数有核细胞数				

骨髓检验报告单

科别＿＿＿＿＿＿＿＿　病室＿＿＿＿＿＿＿＿　姓名＿＿＿＿＿＿＿＿

病案号＿＿＿＿＿＿＿＿＿＿＿＿

涂片号＿＿＿＿＿＿＿＿＿＿＿＿

临床诊断＿＿＿＿＿＿＿＿＿＿＿

采取日期　　　年　月　日

采取部位

形态特征：

细胞名称			血片	骨髓片		
			%	$\bar{X}$	$\pm SD$	%
粒细胞系统	原始粒细胞			0.42	0.42	
	早幼粒细胞			1.27	0.81	
	中性粒细胞	中幼		7.23	2.77	
		晚幼		11.36	2.93	
		杆状核		20.01	4.47	
		分叶核		12.85	4.38	
	嗜酸性粒细胞	中幼		0.50	0.49	
		晚幼		0.80	0.64	
		杆状核		1.06	0.95	
		分叶核		1.90	1.48	
	嗜碱性粒细胞	中幼		0.01	0.03	
		晚幼		0.02	0.03	
		杆状核		0.03	0.07	
		分叶核		0.16	0.24	
红细胞系统	原始红细胞			0.37	0.36	
	早幼红细胞			1.34	0.88	
	中幼红细胞			9.45	3.33	
	晚幼红细胞			9.64	3.50	
	早巨幼红细胞					
	中巨幼红细胞					
	晚巨幼红细胞					
淋巴细胞系统	原始淋巴细胞			0.01	0.01	
	幼稚淋巴细胞			0.08	0.15	
	淋巴细胞			18.90	5.46	
单核细胞系统	原始单核细胞			0.01	0.02	
	幼稚单核细胞			0.06	0.07	
	单核细胞			1.45	0.88	
浆细胞系统	原始浆细胞			0.002	0.01	
	幼稚浆细胞			0.03	0.07	
	浆细胞			0.54	0.38	
其他	组织细胞			0.16	0.20	
	内皮细胞			0.01	0.04	
	组织嗜碱细胞			0.02	0.03	
	吞噬细胞			0.18	0.19	
	分类不明细胞			0.02	0.04	
共数有核细胞数						

诊断意见及建议：

检验者＿＿＿＿＿＿＿＿＿＿

检验日期　　　年　月　日

考核日期＿＿＿＿＿＿＿　成绩＿＿＿＿＿＿＿　批阅教师＿＿＿＿＿＿＿

实训四 常见体液和分泌物有形成分形态识别

常见体液和分泌物主要包括尿液、脑脊液、浆膜腔积液、阴道分泌物、精液及前列腺液等,熟练掌握常见体液和分泌物有形成分的形态特征,对各种疾病的鉴别诊断、疗效观察和预后判断具有重要意义。

【实训内容】

1. 尿液有形成分形态识别。

2. 生殖系统分泌物有形成分形态识别。

【实训目的】

掌握尿液、生殖系统分泌物(阴道分泌物、精液等)有形成分形态特征。

【实训准备】

1. 器材 显微镜、载玻片、盖玻片、生理盐水。

2. 标本 尿液、精液、阴道分泌物等标本涂片。

【实训方法】

1. 利用多媒体观察常见体液和分泌物有形成分形态特征。

2. 显微镜下示教典型的体液和分泌物中有形成分形态。

【观察内容】

常见体液和分泌物涂片制作(前面已介绍),其有形成分形态特征,见表5-4-1。

表5-4-1 常见体液和分泌物有形成分形态特征

名称	形态特征	典型形态
尿液中红细胞	形态:淡红色、圆盘状 折光性:弱 大小:一致 排列:无规律	
尿液中白细胞	大小:10~14μm 形态:圆形、边缘不整齐 核形:分叶状 胞质颗粒:胞质多,脓细胞中可有较多颗粒	

名称	形态特征	典型形态
尿液中表层鳞状上皮细胞	大小：比白细胞略大 形态：多边形，可不规则形 核形：核小、圆形、结构细致、染色后明显 胞质颗粒：胞质少、可含不规则颗粒、脂肪滴等，偶见含铁血黄素颗粒	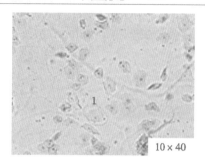 10×40
尿液中底层移行上皮细胞	大小：比肾小管上皮细胞略圆 形态：圆形或卵圆形 核形：圆形略大，结构细致 胞质颗粒：胞质多，一般无颗粒	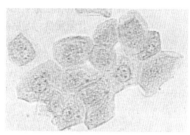
尿液中肾小管上皮细胞	大小：比脓细胞略大 形态：不规则或多边形 核形：大而圆，结构细致 胞质颗粒：胞质少，含不规则颗粒	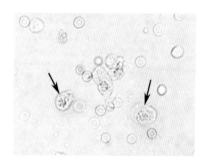
尿液中透明管型	颜色：无色透明 形态：规则圆柱体，两边平行，两端钝圆，平直或略弯曲	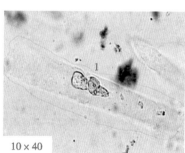 10×40
尿液中红细胞管型	颜色：淡黄色 加10%醋酸：红细胞溶解 背景细胞：可见散在红细胞	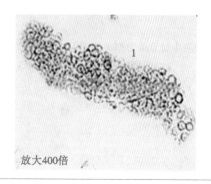 放大400倍

名称	形态特征	典型形态
尿液中白细胞管型	颜色：无色或灰白色 加10%醋酸：白细胞不溶，核形更清晰 背景细胞：可见散在白细胞	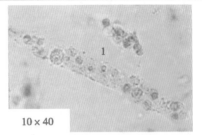 10×40
尿液中上皮细胞管型	颜色：无色或灰白色 加10%醋酸：上皮细胞不溶，核形更清晰 背景细胞：可见散在上皮细胞	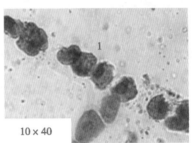 10×40
尿液中颗粒管型	颜色：无色或褐色 形态：圆柱形 内含物：颗粒	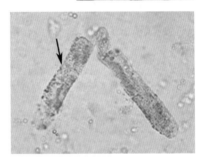
尿液中脂肪管型	颜色：灰色或灰蓝色 形态：圆柱形，折光性强 内含物：大小不等圆形脂肪滴	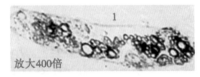 放大400倍
尿液中蜡样管型	颜色：浅灰色或淡黄色 形态：宽大，易折断，有蜡样高度折光性，质地均匀厚实 内含物：不含细胞及颗粒	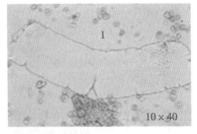 10×40
尿液中肾衰竭管型	颜色：淡黄色 形态：宽大粗长，不规则，易折断	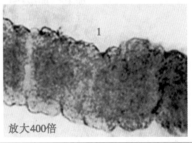 放大400倍

续表

名称	形态特征	典型形态
尿液中草酸钙结晶	颜色：无色 形态：八面体或信封样，有时呈菱形，偶见哑铃形或饼状	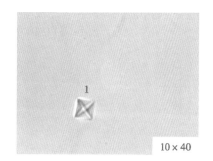 10 × 40
尿液中尿酸结晶	颜色：棕红色、黄色 形态：菱形、哑铃形、斜方形、玫瑰花形	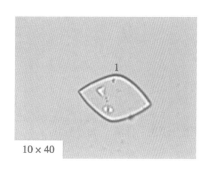 10 × 40
尿液中胱氨酸结晶	颜色：无色 形态：六边形、边缘清晰，折光性强的薄片状结晶	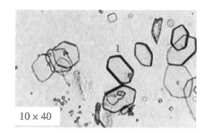 10 × 40
尿液中酪氨酸结晶	颜色：略带黑色 形态：细针状、成束或羽毛状	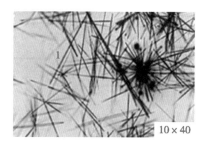 10 × 40
尿液中磺胺类药物结晶	颜色：无色透明 形态：长方形或正方形六面体，厚度大，有立体感，散在或集中呈十字排列	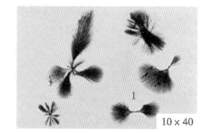 10 × 40

续表

名称	形态特征	典型形态
阴道分泌物中滴虫	形态：梨形或椭圆形 大小：是白细胞的 1～3 倍，有鞭毛	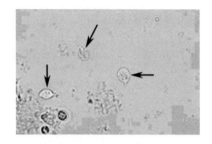
阴道分泌物中真菌	可散在或成群状、链状的卵圆形、无色透明孢子	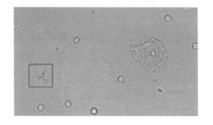
阴道分泌物中杆菌	短小杆状	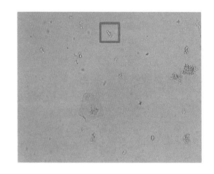
阴道分泌物中的线索细胞	细胞边缘不齐，呈锯齿状，核结构模糊不清或碎解，细胞内含大量加德纳菌及其他短小杆菌	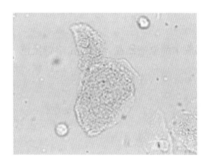
精液中精子	形似蝌蚪状，分头、体、尾三部分，头部呈卵圆形或梨形，体部轮廓直而规则，尾部细长	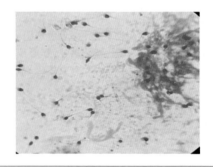

【注意事项】

标本具有潜在传染性,应按医疗垃圾统一处理。

【实训结果】

画出显微镜下所见细胞形态。

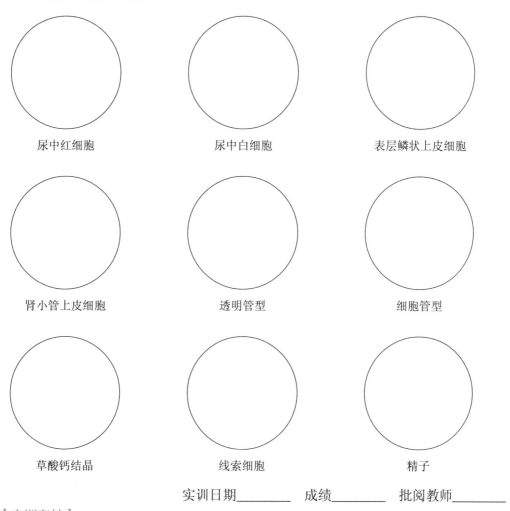

尿中红细胞　　　　　　　尿中白细胞　　　　　　表层鳞状上皮细胞

肾小管上皮细胞　　　　　　透明管型　　　　　　　细胞管型

草酸钙结晶　　　　　　　线索细胞　　　　　　　精子

实训日期_____　成绩_____　批阅教师_____

【实训考核】

要求:能准确辨认 10~20 个镜下形态并按编号写出细胞名称。

评分标准:每个显微镜下的细胞形态限观察 0.5~1 分钟,错一个扣 5~10 分,总分 100 分。

1. _____　2. _____　3. _____　4. _____

5. _____　6. _____　7. _____　8. _____

9. _____　10. _____　11. _____　12. _____

13. _____　14. _____　15. _____　16. _____

17. _____　18. _____　19. _____　20. _____

考核日期_____　成绩_____　批阅教师_____

（陈　晨）

实训五 常见脱落细胞形态识别

【实训内容】

1. 鳞状上皮细胞、柱状上皮细胞形态识别。

2. 非上皮细胞形态识别。

3. 核异质细胞及常见癌细胞形态识别。

【实训目的】

1. 掌握鳞状上皮细胞、柱状上皮细胞及常见癌细胞的形态特征。

2. 熟悉核异质细胞、非上皮细胞的形态特征。

【实训准备】

1. 器材 显微镜。

2. 标本涂片 脱落细胞（正常、核异质、鳞癌、腺癌）涂片。

【实训方法】

1. 利用多媒体观察鳞状上皮细胞、柱状上皮细胞、非上皮细胞、核异质细胞及常见癌细胞形态。

2. 显微镜下示教常见典型脱落细胞形态。

3. 显微镜下观察 将脱落细胞涂片置于载物台上，低倍镜观察染色效果，选择涂片相应部位，按一定顺序观察整张涂片，遇到可疑细胞高倍镜下确认。

【观察内容】

1. 鳞状上皮细胞形态特征见表5-5-1。

表5-5-1 鳞状上皮细胞形态特征

名称	形态特征	典型形态
内底层细胞	大小：12～16μm 胞体：圆形 核：圆形或椭圆形，多居中 核染色质：细致均匀，蓝紫色 胞质：量少，蓝绿色 胞核胞质比：1:0.5～1:1	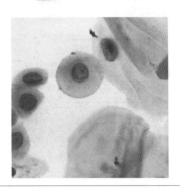
外底层细胞	大小：15～30μm 胞体：圆形或椭圆形 核：圆形或椭圆形，多居中 核染色质：细致疏松，蓝绿色 胞质：略多，灰蓝色或淡绿色 胞核胞质比：1:1～1:3	

续表

名称	形态特征	典型形态
中层细胞	大小:30～40μm 胞体:形态多样,圆形、梭形或多角形 核:圆形或椭圆形,较小居中 核染色质:较疏松呈网状 胞质:半透明浅蓝色或淡绿色 胞核胞质比:1:3～1:5	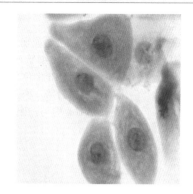
表层角化前细胞	大小:40～60μm 胞体:呈不规则多边形 核:较小,多居中 核染色质:均匀细粒状 胞质:极浅蓝色或绿色 胞核胞质比:1:5～1:10	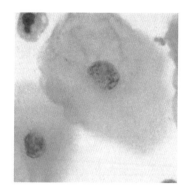
表层不完全角化细胞	大小:40～60μm 胞体:呈不规则多边形 核:较小,多居中 核染色质:固缩,深染 胞质:极浅的粉红色 胞核胞质比:1:5～1:10	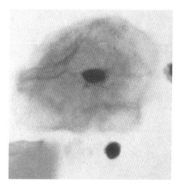
表层完全角化细胞	大小:40～60μm 胞体:呈不规则多边形 核:无 胞质:极浅的杏黄或棕黄色	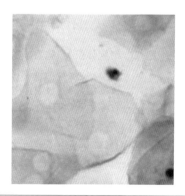

2. 柱状上皮细胞形态特征见表5-5-2。

表5-5-2　柱状上皮细胞形态特征

名称	形态特征	典型形态
纤毛柱状上皮细胞	细胞为圆锥形,顶端宽平,其表面有密集的纤毛,呈淡红染色。细胞底端细尖似豆芽根。胞质适量,淡红色(HE染色)或亮绿色(巴氏染色)。胞核位于细胞中下部,卵圆形,直径8~12μm,核染色质颗粒细而均匀,染色较淡,有的可见1~2个小核仁	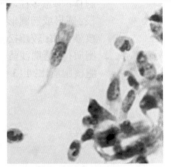
黏液柱状上皮细胞	细胞呈卵圆形或圆柱状,因胞质内含黏液,着色淡而透明。细胞核呈圆形或卵圆形,位于细胞中下部,核染色质细颗粒状,有的可见小核仁。当细胞内含大量黏液时,核被压至细胞底部呈半月形或不规则形,使整个细胞呈高脚杯样,故称杯状细胞	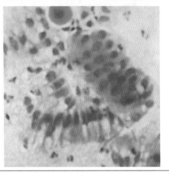

3. 非上皮细胞形态特征见表5-5-3。

表5-5-3　非上皮细胞形态特征

名称	形态特征	典型形态
白细胞	组织炎症或癌组织坏死后继发感染时常可见多量中性粒细胞。中性粒细胞易变性,胞质溶解而成裸核。嗜酸性粒细胞其存在与炎症、变态反应或寄生虫感染有关。淋巴细胞见于炎症,特别是慢性炎症时较多	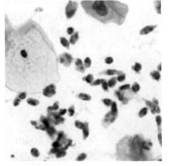
灰尘细胞	细胞体积大,胞质丰富,核圆形、卵圆形或肾形,略偏位,核染色质细致均匀,偶见核仁。涂片中有巨噬细胞证明痰液标本来自下呼吸道。当巨噬细胞吞噬了灰尘时被称为灰尘细胞	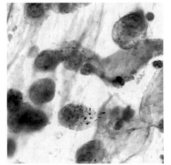

4. 核异质细胞形态特征见表 5-5-4。

表 5-5-4　核异质细胞形态特征

名称	形态特征	典型形态
轻度核异质细胞	①核较正常细胞增大 1～2 倍，着色略深，核染色质呈颗粒状，核有轻度或中度畸形；②若核增大明显，则染色较浅，有轻度异形；若核着色较深，且有中度异形，则核增大不明显	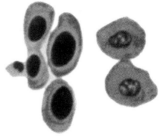
重度核异质细胞	①核增大明显，多为正常细胞的 2～3 倍；②核染色质增多，分布不均，呈粗颗粒状，受色深，核膜增厚，有时可见核仁；③核有中度以上的畸形，胞质可有异形改变	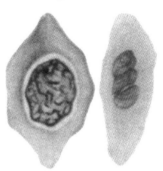

5. 常见癌细胞形态特征见表 5-5-5。

表 5-5-5　常见癌细胞形态特征

名称	形态特征	典型形态
分化好的鳞癌细胞	分化好的鳞癌细胞常见下列特征性形态：①胞体一端膨大，一端细长，形似蝌蚪，胞质常有角化；②纤维状癌细胞胞体细长，含一个细长深染，胞核居中或略居中；③癌珠又称癌性角化珠其中心为圆形癌细胞，周围由梭形癌细胞呈洋葱皮样包绕，胞质角化呈鲜红色。胞核浓染，畸形	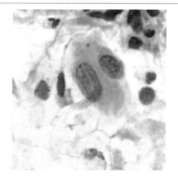
分化差的鳞癌细胞	涂片中以中层和底层的癌细胞为主，多为圆形或不规则形，散在或成团分布。成团脱落的癌细胞呈堆叠状，胞质较少。嗜碱性染色。胞核居中，畸形，核染色质呈粗颗粒状，分布不均，有时可见核仁	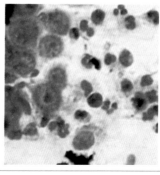

续表

名称	形态特征	典型形态
分化好的腺癌细胞	癌细胞体积较大,呈圆形、卵圆形、成排脱落者可呈不规则的柱状。胞质丰富略嗜碱染色,胞质内可见黏液空泡,呈透明的空泡状,有的空泡很大,核被挤压在一边呈半月状,称为印戒细胞。癌细胞核为圆形或卵圆形、略畸形,核染色质丰富,略深染,呈粗块或粗网状,核边不规则,常见1~2个增大核仁直径可达3~5μm。胞核常偏于癌细胞的一侧	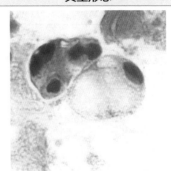
分化差的腺癌细胞	癌细胞体积较小,胞质少,嗜碱性染色,少数癌细胞胞质内可见细小的透明的黏液空泡。胞核呈圆形、半月形或不规则形等,畸形明显。核染色质明显增多,呈粗块或粗网状,分布不均,核边增厚,可见明显核仁。成团脱落时胞质界不清,胞核位于细胞团边缘,致边缘细胞隆起,使整个癌细胞团呈桑葚状	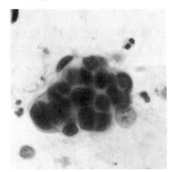
大细胞型未分化癌	涂片中癌细胞单个存在或集合成团。癌细胞体积较大,相当于正常外底层细胞大小,呈不规则圆形、卵圆形或长形。胞核较大,大小不等,呈不规则圆形,染色质增多,呈粗网状或粗颗粒状深染,核畸形明显。有时可见较大核仁。胞质量中等,嗜碱性染色	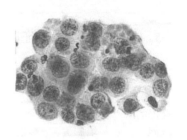
小细胞型未分化癌	癌细胞体积小,呈不规则小圆形,卵圆形,胞质少,核与胞质比例很大,似裸核样,略呈嗜碱性染色。成团脱落癌细胞间界线不清,呈红染色无结构颗粒状,其间残存散在异型明显的癌细胞胞核,胞核体积小,比正常淋巴细胞核大0.5~1倍,为不规则圆形、卵圆形、瓜子形或燕麦形,畸形明显,染色极深呈墨水点状,成排或成堆脱落的癌细胞,胞核互相挤压成石榴籽镶嵌状结构	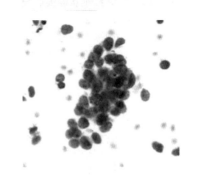

【注意事项】

1. 脱落细胞检验作为传统的、早期发现肿瘤的方法之一,对某些部位的肿瘤有较高的检出率。据统计,肺癌检出率为85%,食管癌为90%,子宫颈癌高达95%以上。

2. 脱落细胞检验有一定的局限性,如取材、制片有随机性、细胞变异大、细胞辨认经验不足等因素的影响而有一定的误诊率。

3. 据统计资料显示,脱落细胞的假阴性率为 10%~30%,假阴性率为 1%~3%。

【实训结果】

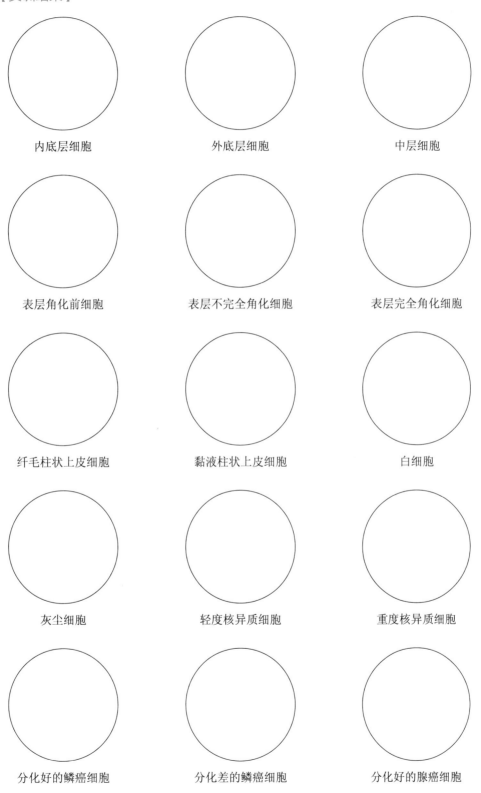

内底层细胞	外底层细胞	中层细胞
表层角化前细胞	表层不完全角化细胞	表层完全角化细胞
纤毛柱状上皮细胞	黏液柱状上皮细胞	白细胞
灰尘细胞	轻度核异质细胞	重度核异质细胞
分化好的鳞癌细胞	分化差的鳞癌细胞	分化好的腺癌细胞

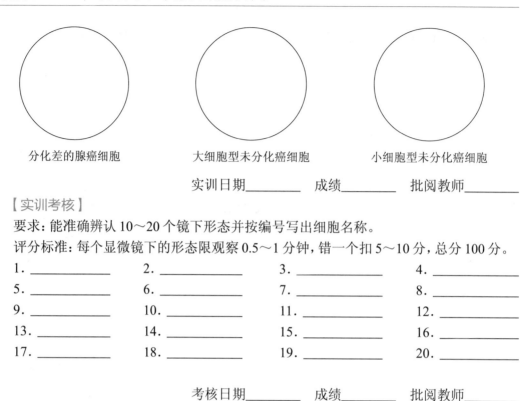

分化差的腺癌细胞　　　　大细胞型未分化癌细胞　　　　小细胞型未分化癌细胞

实训日期_____　　成绩_____　　批阅教师_____

【实训考核】

要求：能准确辨认10～20个镜下形态并按编号写出细胞名称。

评分标准：每个显微镜下的形态限观察0.5～1分钟，错一个扣5～10分，总分100分。

1. _____　　2. _____　　3. _____　　4. _____
5. _____　　6. _____　　7. _____　　8. _____
9. _____　　10. _____　　11. _____　　12. _____
13. _____　　14. _____　　15. _____　　16. _____
17. _____　　18. _____　　19. _____　　20. _____

考核日期_____　　成绩_____　　批阅教师_____

（许运涛）

实训六　常见微生物形态识别

微生物的形态识别主要通过对标本进行染色后，在显微镜下对其大小、形态、排列方式、特殊结构（鞭毛、芽胞等）及染色性进行观察，直观地了解各种微生物在形态结构上的特征。依据不同种类的微生物在形态结构上的不同，达到区别和初步鉴定微生物种类的目的。

【实训内容】

1. 辨认常见微生物的形态结构及染色性特征。

2. 镜下查找常见微生物。

【实训目的】

1. 掌握临床检验标本中常见微生物的形态结构及染色性特征。

2. 准确辨认显微镜下临床检验标本中常见的各种微生物形态。

【实训原理】

微生物个体微小，无色半透明，染色后能在普通光学显微镜油镜下清楚地观察到其一般形态、染色性和特殊结构。

【实训准备】

1. 器材　显微镜、镜油、擦镜纸、多媒体设施等。

2. 标本片　各种常见微生物染色标本涂片。

【实训方法】

1. 利用多媒体辨认各种常见微生物形态特征。

2. 显微镜下示教各种常见微生物形态。

3. 显微镜下查找并能确认各种微生物。

【观察内容】

临床检验标本中常见微生物的形态特征见表5-6-1。

表5-6-1　常见微生物的形态特征

名称	形态特征	典型形态
葡萄球菌	G^+球菌，菌体大小不一，葡萄状排列；无鞭毛和芽胞；当菌体衰老、死亡或被白细胞吞噬后可变为G^-菌	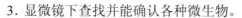
链球菌	G^+球菌，菌体圆形或卵圆形，链状排列，链的长短与细菌的种类及生长环境有关；无鞭毛和芽胞	
肺炎链球菌	G^+球菌，菌体呈矛状，常成双排列，尖端相背，钝端相接；可形成荚膜	
脑膜炎奈瑟菌	G^-球菌，菌体肾形，常成双排列，凹面相对；无鞭毛，不形成芽胞，有菌毛，新分离菌株有荚膜。病人脑脊液标本中多位于中性粒细胞内	
淋病奈瑟菌	G^-双球菌，形态、染色与脑膜炎奈瑟菌极为相似。急性期脓汁标本中常位于中性粒细胞内，慢性期多位于中性粒细胞外	

续表

名称	形态特征	典型形态
大肠埃希菌	G⁻短杆菌,不规则排列,多数有周鞭毛、有些菌株有微荚膜	
痢疾志贺菌	G⁻短小杆菌,有菌毛,无芽胞,无荚膜,无鞭毛	
伤寒沙门菌	G⁻杆菌,细长,有菌毛,无芽胞,有周鞭毛	
变形杆菌	G⁻杆菌,有多形性,有周鞭毛	
肺炎克雷伯菌	G⁻球杆菌,单个、成双或短链状排列,无鞭毛、有荚膜	
霍乱弧菌	G⁻弧菌,菌体弯曲呈弧形或逗点状,呈鱼群状排列,有单鞭毛	

续表

名称	形态特征	典型形态
铜绿假单胞菌	G⁻细长杆菌，多为散在排列，在菌体一端有1～3根鞭毛	
不动杆菌	G⁻杆菌，多为球或球杆菌，以成双排列为主。革兰染色常不易被脱色，易呈假阳性。无鞭毛	
结核分枝杆菌	G⁺菌，抗酸染色阳性，呈红色，菌体细长略弯曲，分枝状、单个或聚集成束状排列，有荚膜	
破伤风梭菌	G⁺杆菌，形成芽胞后易转成G⁻，菌体细长，芽胞正圆形，大于菌体，位于菌体顶端，呈鼓槌状。无荚膜，有周鞭毛	
产气荚膜梭菌	G⁺粗大杆菌，两端钝圆。一般无糖培养基培养时易形成芽胞，呈椭圆形位于菌体次极端，不大于菌体；无鞭毛，在机体内形成荚膜	
肉毒梭菌	G⁺粗大杆菌，菌体稍长，两端钝圆，有周鞭毛，无荚膜，芽胞椭圆形大于菌体，位于次极端，呈汤匙状或网球拍状	

名称	形态特征	典型形态
流感嗜血杆菌	G⁻ 球杆菌，有时可呈丝状或多形性，黏液型菌株有荚膜	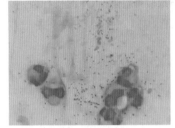
嗜肺军团菌	G⁻ 小杆菌，两端钝圆，有显著多形性，有端鞭毛和侧鞭毛。镀银染色呈棕褐色，吉姆萨染色染成红色	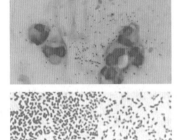
布鲁菌	G⁻ 球杆菌或短杆菌，光滑型菌株有微荚膜。常在细胞内寄生。常用改良抗酸染色法染色，菌体红色，背景蓝色；或用柯兹洛夫斯基染色法，呈红色，其他菌被染成绿色	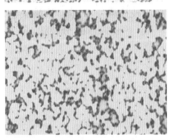
空肠弯曲菌	G⁻ 菌，菌体弯曲呈弧形、S 形、螺旋状或海鸥展翅状，有单鞭毛	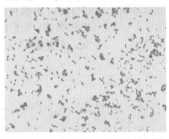
幽门螺杆菌	G⁻ 菌，菌体细长弯曲，呈螺形、S 形或海鸥状，新鲜培养物中呈多形性，菌体一端或两端有 2～6 根鞭毛	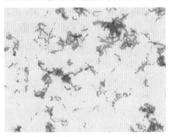
白喉棒状杆菌	G⁺ 棒状杆菌，排列不规则，常呈 X、L、V 字形。用亚甲蓝染色、甲苯胺蓝染色，阿伯特和奈瑟染色，异染颗粒明显，具鉴别意义	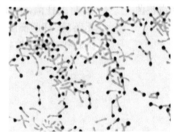

续表

名称	形态特征	典型形态
炭疽芽胞杆菌	G⁺粗大杆菌（最大的致病菌），菌体两端平截，竹节状长链排列，有荚膜。在有氧环境下形成芽胞，呈椭圆形，位于菌体中央	
钩端螺旋体	G⁻，不易着色，常用镀银染色呈棕褐色。体态细长，螺旋细密、规则、数量多，菌体一端或两端弯曲呈钩状，似"C"、"S"、"8"等状	
梅毒螺旋体	G⁻，不易着色，常用镀银染色呈棕褐色，菌体纤细，螺旋致密而规则，两端尖直	
白色念珠菌	G⁺，菌体呈圆形或卵圆形，以出芽方式繁殖，可形成假菌丝和孢子	
新型隐球菌	直径4～20μm，常用印度墨汁染色，镜检可见在黑色背景中有圆形或卵圆形的透亮菌体，有肥厚透明的荚膜	
放线菌	G⁺菌，非抗酸性丝状菌，菌丝细长无隔、有分支。颗粒压片镜下呈菊花状，棒状长丝放射状排列	

续表

名称	形态特征	典型形态
卡氏肺孢子菌	经吉氏染液染色后镜检,可见包囊内有8个囊内小体,胞质呈淡蓝色,核呈紫红色	
病毒包涵体	狂犬病病毒包涵体 在中枢神经细胞胞质内形成圆形或椭圆形的嗜酸性结构,称内基小体	

【注意事项】

1. 明确标本类型。

2. 观察标本时注意染色性和菌体的特殊结构。

【实训结果】

绘出镜下微生物形态结构图。

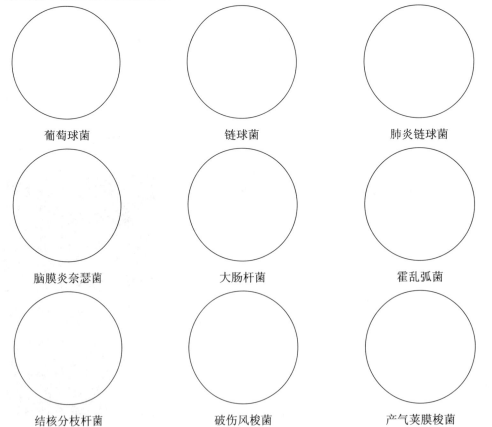

葡萄球菌　　　　　　　链球菌　　　　　　　肺炎链球菌

脑膜炎奈瑟菌　　　　　大肠杆菌　　　　　　霍乱弧菌

结核分枝杆菌　　　　　破伤风梭菌　　　　　产气荚膜梭菌

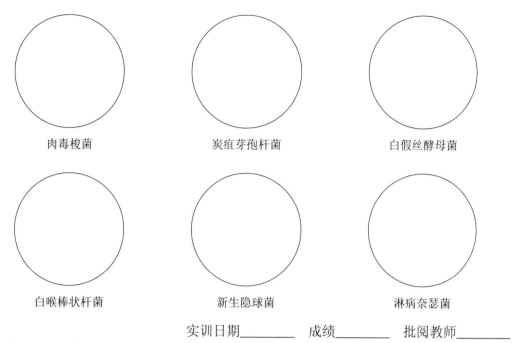

| 肉毒梭菌 | 炭疽芽孢杆菌 | 白假丝酵母菌 |
| 白喉棒状杆菌 | 新生隐球菌 | 淋病奈瑟菌 |

实训日期_____ 成绩_____ 批阅教师_____

【实训考核】

要求：能准确辨认 10～20 个镜下形态并按编号写出细胞名称。

评分标准：每个显微镜下的细胞形态限观察 0.5～1 分钟，错一个扣 5～10 分，总分 100 分。

1. _____	2. _____	3. _____	4. _____
5. _____	6. _____	7. _____	8. _____
9. _____	10. _____	11. _____	12. _____
13. _____	14. _____	15. _____	16. _____
17. _____	18. _____	19. _____	20. _____

考核日期_____ 成绩_____ 批阅教师_____

（杨应花）

实训七 常见寄生虫形态识别

寄生虫形态检查是确诊寄生虫感染的最主要的手段之一。临床检验标本如排泄物、分泌物或体液可直接涂片查找寄生虫蠕虫卵、原虫滋养体和（或）包囊等；活体组织或穿刺液通过适当方法可检查确诊组织内的寄生虫。

【实训内容】

1. 辨认各种临床检验标本中常见的寄生虫虫卵、包囊、滋养体等。

2. 查找各种临床检验标本中常见的寄生虫虫卵、包囊、滋养体等。

【实训目的】

1. 掌握各种常见人体寄生虫的形态结构特征。

2. 准确辨认常见人体寄生虫的虫卵、包囊、滋养体等。

【实训原理】

1. 蠕虫卵、原虫滋养体或包囊常用生理盐水直接涂片法检查。

2. 在新鲜标本中,原虫虫体无色透明(用铁苏木素染色后,细胞质染成蓝灰色,细胞核染成蓝黑色;用瑞特或吉姆萨染色法染色后,细胞质染成蓝色,细胞核染成红色或紫红色)。

【实训准备】

1. 器材　显微镜、香柏油、二甲苯、擦镜纸、虫卵和包囊保存液、载玻片、盖玻片、多媒体设施等。

2. 标本片　常见寄生虫典型形态标本片。

【实训方法】

1. 利用多媒体辨认各种常见寄生虫的形态特征。

2. 显微镜下示教各种常见寄生虫虫卵、包囊、滋养体等形态。

3. 显微镜下查找各种常见寄生虫虫卵、包囊、滋养体等。

【观察内容】

临床检验标本中常见人体寄生虫形态特征见表5-7-1。

表5-7-1　常见的人体寄生虫形态特征

	名称	形态特征	典型形态
粪便标本中常见的寄生虫形态特征	受精蛔虫卵	(45～75)μm×(35～50)μm,黄色或棕褐色,宽椭圆形,卵壳厚而透明,表面有一层凹凸不平的蛋白质膜(有时可脱去),卵内含有一个大而圆的卵细胞,两端卵细胞与卵壳之间有新月形空隙	
	未受精蛔虫卵	(88～94)μm×(39～44)μm,棕黄色,长椭圆形,卵壳和蛋白质膜较薄,卵内含有许多大小不一的折光性颗粒(或称屈光颗粒)	
	鞭虫卵	(50～54)μm×(22～23)μm,黄褐色,腰鼓形,卵壳较厚,虫卵两端各有一透明结节(或称透明栓塞),卵内含有一个卵细胞	

续表

	名称	形态特征	典型形态
粪便标本中常见的寄生虫形态特征	蛲虫卵	(50～60)μm×(20～30)μm，无色透明，柿核形，卵壳较厚，卵内含有一个胚蚴	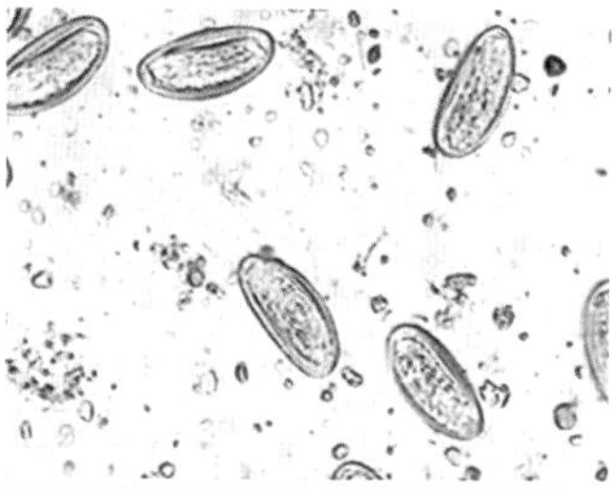
	钩虫卵	(56～76)μm×(35～40)μm，无色透明，宽椭圆形，卵壳薄，卵内含有4～8个卵细胞，卵壳与卵细胞间有明显的空隙	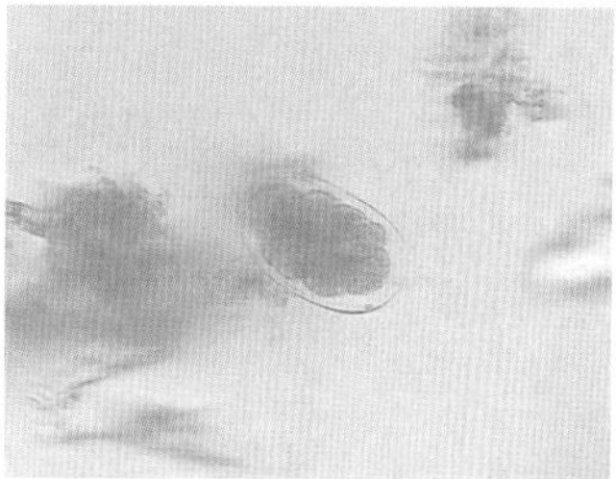
	肝吸虫卵	(27～35)μm×(12～20)μm，黄褐色，是人体寄生虫卵中最小的虫卵。低倍镜下似芝麻粒，一端较窄有卵盖、肩峰明显，另一端钝圆有一小疣，卵内含有一个毛蚴	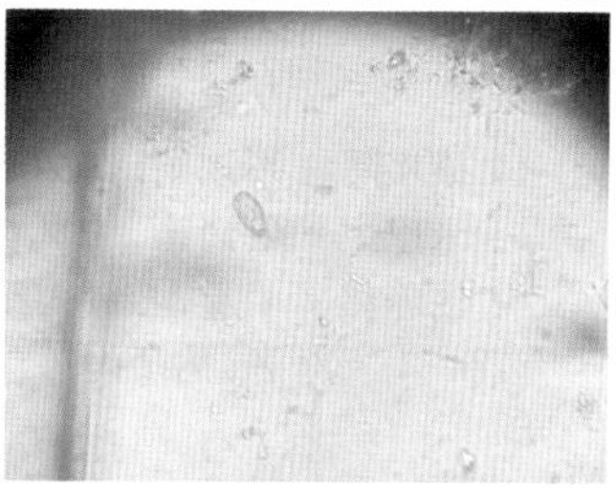
	肺吸虫卵	(80～118)μm×(48～60)μm，金黄色，不规则椭圆形，卵壳厚薄不均，前端较宽有一扁平卵盖，后端较窄多有明显增厚，卵内含有一个卵细胞和10余个卵黄细胞	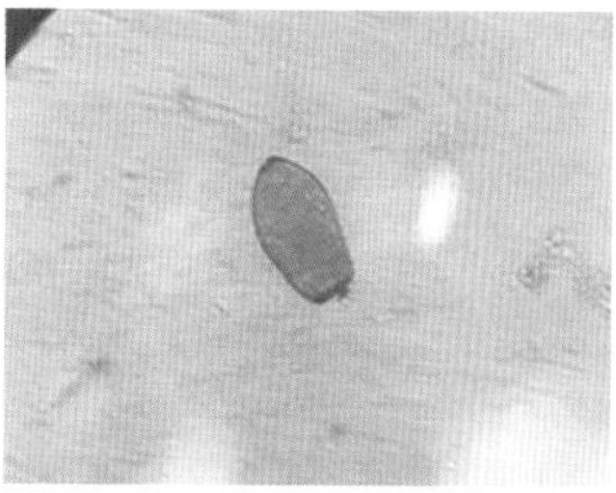
	日本血吸虫卵	(74～106)μm×(55～80)μm，淡黄色，表面常黏有污物，椭圆形，无卵盖，卵壳薄而均匀，在一侧有一个小刺，卵内含有一个成熟毛蚴	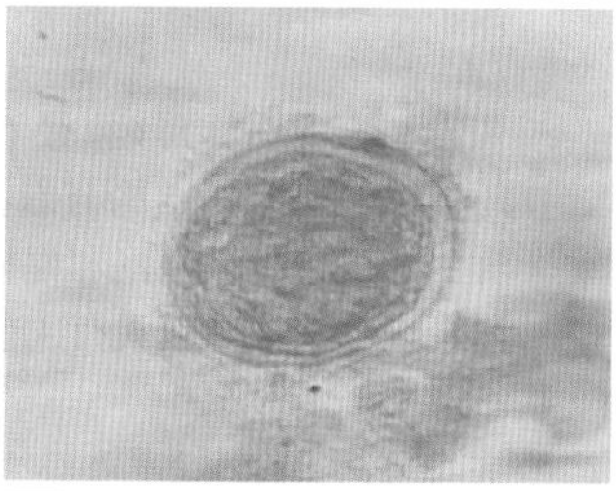
	姜片虫卵	(130～140)μm×(80～85)μm，淡黄色。是人体寄生虫卵中最大的虫卵。长椭圆形，卵壳薄，卵盖小而不明显，卵内含有一个卵细胞和数十个卵黄细胞	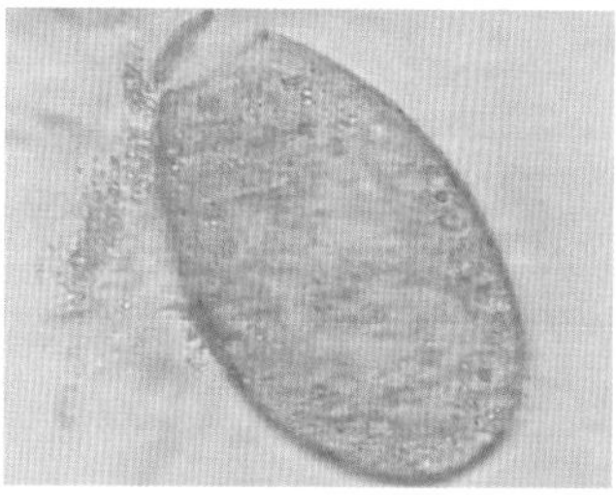

续表

名称	形态特征	典型形态
带绦虫卵	较小，直径 31～43μm，棕黄色，圆球形，胚膜较厚，有放射状条纹，卵内含有一个六钩蚴	
微小膜壳绦虫卵	又称短膜壳绦虫或短小绦虫卵。(48～60)μm×(36～48)μm，无色透明，椭圆形或圆形，卵壳薄，胚膜较厚，其两端略凸起处各发出4～8根丝状物，胚膜内含有一个六钩蚴	
痢疾阿米巴大滋养体	又称溶组织内阿米巴大滋养体。形态多变，不规则，约 20～60μm 大小，内质与外质界限清晰，虫体内有一个泡状核，核仁居中，明显，核膜内缘染色质粒大小均匀，排列整齐，胞质内常有吞噬的红细胞以及食物泡	
痢疾阿米巴小滋养体	虫体约 12～30μm，内外质界限不分明，细胞核同大滋养体，细胞质内无吞噬的红细胞	
痢疾阿米巴包囊	圆球形，直径 5～20μm，囊壁厚为双层，细胞核结构与滋养体相似。有 1～2 个核，可见糖原泡和棍棒状拟染色体为不成熟包囊，成熟包囊有 4 个核	
结肠内阿米巴包囊	圆球形，直径 10～30μm，囊壁厚为双层，核仁大而偏位，核周染色质粒不均匀，不规则。囊内有 1～8 个细胞核，偶见 16 个，可见碎片状或草束状拟染色体	

名称	形态特征	典型形态
蓝氏贾第鞭毛虫滋养体	呈倒置的梨形，无色透明，大小为（9～21）μm×（5～15）μm；腹部前面有两个吸盘，泡状核2个，虫体有4对鞭毛，分别为前侧鞭毛、后侧鞭毛、腹鞭毛和后鞭毛。轴柱一对，2个半月形的中体。虫体呈脸谱型	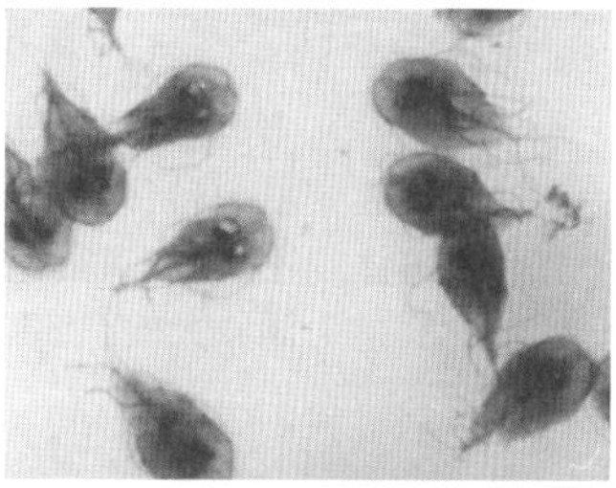
蓝氏贾第鞭毛虫包囊	椭圆形，囊壁较厚，大小为（8～14）μm×（7～10）μm，未成熟包囊有2个核，成熟包囊内有4个核	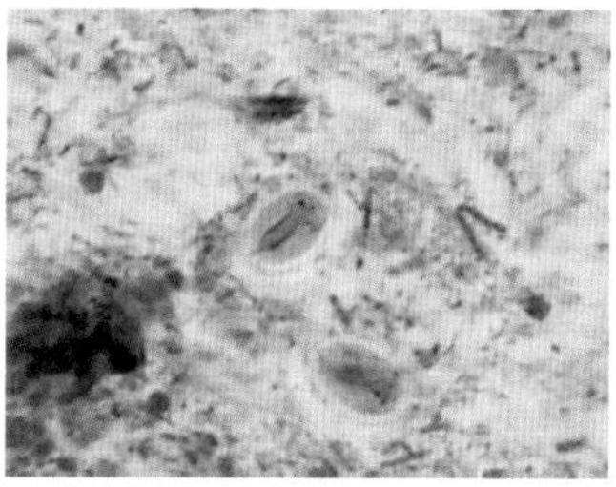
班氏微丝蚴	虫体（244～296）μm×（5.3～7.0）μm，体态柔和、弯曲自然、无小弯，头间隙较短，体核排列均匀，清晰可数	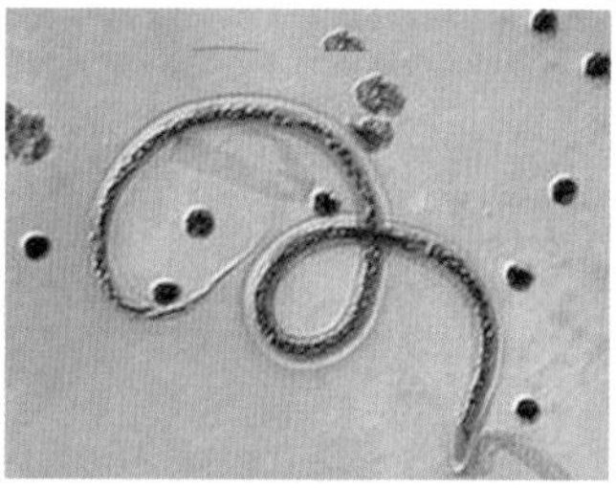
马来微丝蚴	虫体（177～230）μm×（5～6）μm，体态弯曲僵硬，大弯上有小弯，头间隙较长，排列紧密，不易分清	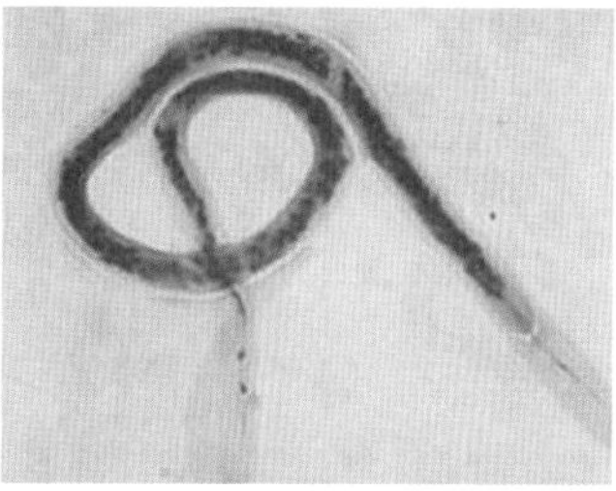
间日疟环状体	虫体纤细环状，直径约占红细胞的1/3。瑞特或吉姆萨染色后胞质蓝色，有一深红色的核，中间为空泡，形似红宝石戒指。被寄生的红细胞没有明显变化	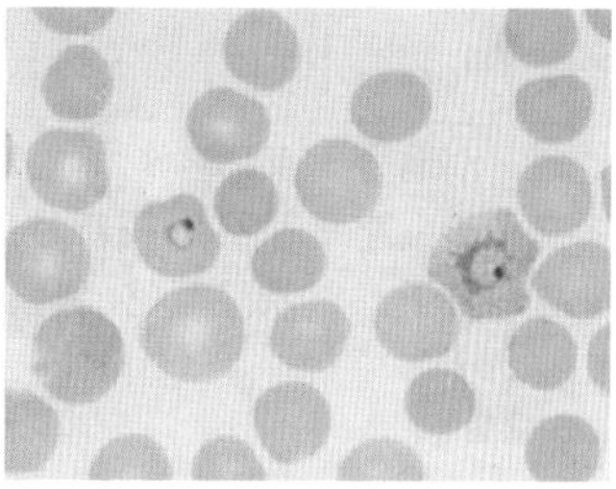
间日疟大滋养体	虫体核略增大，形态视发育多变，可见伪足，被寄生的红细胞略胀大，染色变淡，并出现淡红色的薛氏小点	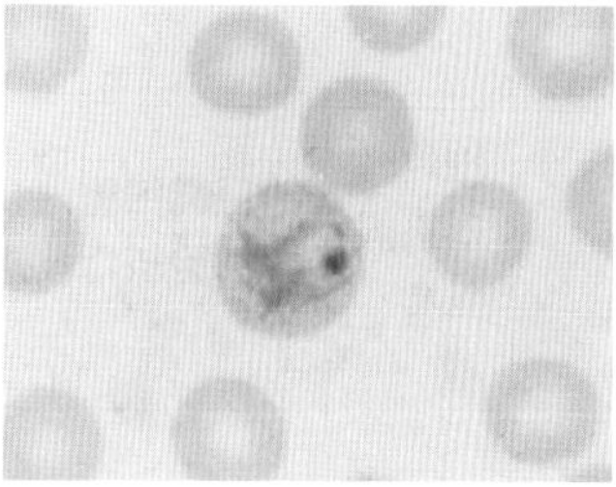

（表格最左侧第一列分段：）
粪便标本中常见的寄生虫形态特征

血液及骨髓常见寄生虫形态特征

续表

名称	形态特征	典型形态
血液及骨髓常见寄生虫形态特征		
间日疟裂殖体	未成熟裂殖体只见核分裂而无胞质分裂；成熟裂殖体含12～24个椭圆形裂殖子，排列不规则，黄褐色疟色素集中在中央。虫体占满胀大的红细胞	
间日疟雄配子体	圆形，略大于正常红细胞，胞质呈浅蓝而略带红色，核大，较疏松，淡红色，位于中央，黄褐色疟色素分散或均匀分布	
间日疟雌配子体	圆形，占满胀大的红细胞，胞质呈深蓝色，核小，较致密，深红色，偏于一侧，黄褐色疟色素分散或均匀分布	
杜氏利什曼原虫无鞭毛体	又称利杜体，卵圆形，大小为（2.9～5.7）μm×（1.8～4.0）μm，内有较大的圆形核，动基体呈杆状，基体发出一条根丝体	
皮肤与组织内常见的寄生虫形态特征		
刚地弓形虫速殖子	又称滋养体，虫体大小为（4～7）μm×（2～4）μm，呈弓形或新月形。瑞特或吉姆萨染色后胞质呈蓝色，胞核呈紫红色	
刚地弓形虫假包囊	为巨噬细胞内含有多个速殖子的集合体，宿主细胞核常被挤向一边	

续表

名称		形态特征	典型形态
皮肤与组织内常见的寄生虫形态特征	刚地弓形虫包囊	呈圆形或卵圆形,大小差别很大(直径5~100μm)囊壁不着色,内含数个或数千个缓殖子(似速殖子)	
	蠕形螨	呈蠕虫状,半透明,体长约0.1~0.4mm,虫体分为颚体、足体和末体,足4对。毛囊蠕形螨较长,足体约占躯体的1/3,末体占体长的2/3。皮脂蠕形螨略短,足体约占体长的1/2	
	人疥螨	虫体圆形或椭圆形,乳白或淡黄色,大小约(0.2~0.5)mm×(0.15~0.4)mm,颚体短小,位于前端,躯体囊状,腹面有足4对,粗短,圆锥形	
	旋毛虫囊包	梭形,寄生于横纹肌中与肌肉纤维平行,约(0.25~0.5)mm×(0.21~0.42)mm,无色透明,囊壁较厚,囊内含有1~2条盘曲的幼虫	放大400倍
	阴道毛滴虫滋养体	呈梨形或椭圆形,大小为(10~15)μm×30μm。具4根前鞭毛,1根后鞭毛,后鞭毛与波动膜外缘相连,胞核为泡状核,轴柱向后贯穿出虫体	

【注意事项】

1. 辨认蠕虫卵时低倍镜下观察虫卵的大小、颜色和形态(光线不能太强);高倍镜下观察虫卵的结构特征。

2. 区别蠕虫卵除形态、大小、颜色外,更主要的是观察其结构特征,特别是虫卵内含物(如线虫纲含蚴卵卵内胚蚴呈卷曲状,吸虫纲含蚴卵卵内是被纤毛的毛蚴,绦虫纲含蚴卵卵内含物是六钩蚴)。

3. 查找原虫包囊时，用碘液涂片法，依据包囊内核的形态、结构和数量等特征进行区别；查找滋养体活体时要注意温度等外环境，主要观察其运动方式。染色标本主要依据细胞核特别是核仁和核膜内缘染色质粒等特征进行区别。

【实训结果】

绘制镜下寄生虫形态结构图。

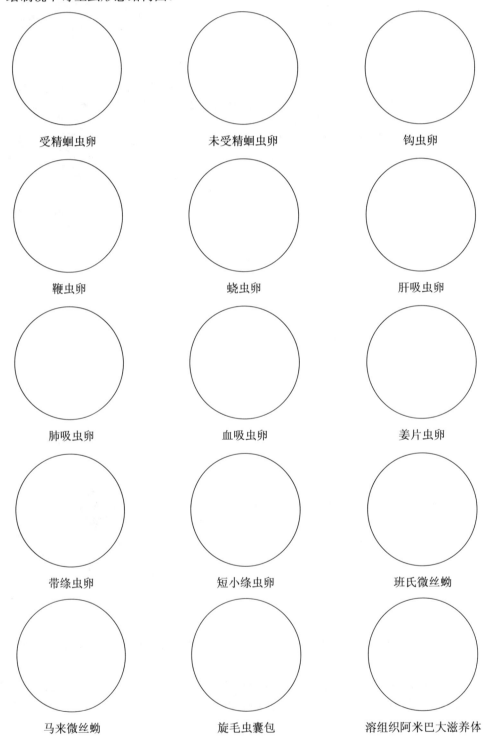

受精蛔虫卵	未受精蛔虫卵	钩虫卵
鞭虫卵	蛲虫卵	肝吸虫卵
肺吸虫卵	血吸虫卵	姜片虫卵
带绦虫卵	短小绦虫卵	班氏微丝蚴
马来微丝蚴	旋毛虫囊包	溶组织阿米巴大滋养体

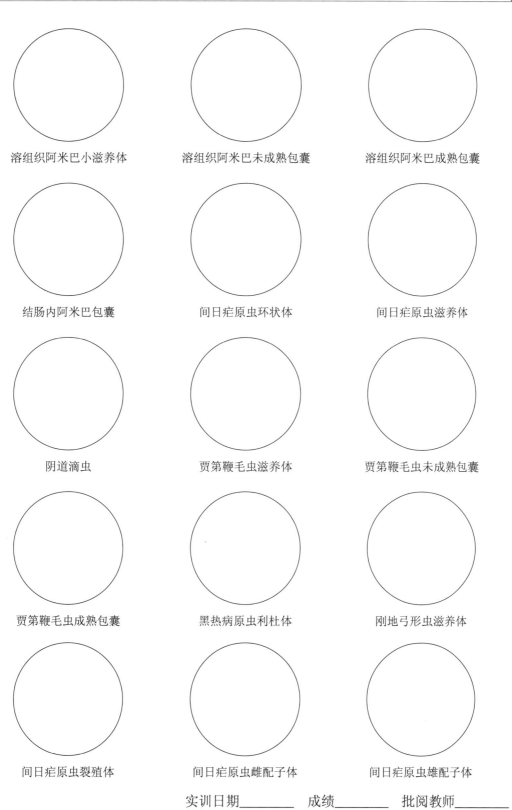

溶组织阿米巴小滋养体　　溶组织阿米巴未成熟包囊　　溶组织阿米巴成熟包囊

结肠内阿米巴包囊　　间日疟原虫环状体　　间日疟原虫滋养体

阴道滴虫　　贾第鞭毛虫滋养体　　贾第鞭毛虫未成熟包囊

贾第鞭毛虫成熟包囊　　黑热病原虫利杜体　　刚地弓形虫滋养体

间日疟原虫裂殖体　　间日疟原虫雌配子体　　间日疟原虫雄配子体

实训日期_____　成绩_____　批阅教师_____

【实训考核】

要求：能准确辨认 10～20 个镜下形态并按编号写出细胞名称。

评分标准：每个显微镜下的细胞形态限观察 0.5~1 分钟，错一个扣 5~10 分，总分 100 分。

1. _____ 2. _____ 3. _____ 4. _____

5. _____ 6. _____ 7. _____ 8. _____

9. _____ 10. _____ 11. _____ 12. _____

13. _____ 14. _____ 15. _____ 16. _____

17. _____ 18. _____ 19. _____ 20. _____

考核日期_____ 成绩_____ 批阅教师_____

（杨应花）

模块六　实验室诊断临床思维训练

医学检验技术专业学生从业后一般需要参加医学检验职业资格考试,为此我们收集了部分经典临床案例和卫生职业资格——检验士(师)考试的病例型考题供同学们学习和思考,旨在训练检验专业学生的临床意识、临床知识和临床思维,提高检验专业学生在实际工作中发现问题、分析问题以及解决问题的能力。

医学检验职业资格考试将临床诊断思维作为考查从业者医学检验知识与技能和临床的应用的知识点。因此,分析问题时不妨抓住以下几点,即读懂题干、看清问题、认识选项和匹配题干:①充分挖掘有用的题干信息,去伪存真,如性别、年龄、职业、婚史等在疾病发生中的规律、病因、病史、病程的陈述以及尚未确定的因素等;②看清问题的本质,明确意图,如"以下正确的是"、"错误的是"、"不可能的是"、"最可能的是"、"不包括的是"等;③充分认识选项的提示性作用以及选项之间的区别;④寻找题干与选项之间的对应关系,万不可抛开题干做选项;⑤针对一个题干两个甚至多个选项的问题,更应该重视几个问题之间的联系,要相对应,不能自相矛盾。

一、卫生职业资格考试病例题分析

【例题一】

患者,男,45岁。近3个月来口渴感加重,且明显多饮多尿,经查空腹尿常规血糖(++),其血糖水平可能是

A. 低于3.6mmol/L　　　　　　　　B. 介于3.6～6.0mmol/L

C. 介于6.1～7.0mmol/L　　　　　　D. 介于7.1～7.9mmol/L

E. 大于11.1mmol/L

【例题二】

患者,男,63岁,消瘦,乏力,最近出现肝区疼痛、腹胀。查体:面色黄,肝可扪及,腹部隆起,移动性浊音阳性,B超检查肝部回音增强疑为肝癌。此时该腹水标本最需要做的检查是

A. AFP　　　　　　　　　　　　　B. AMY

C. CEA　　　　　　　　　　　　　D. CRP

E. TNF

【例题三】

患儿,男,7岁。因经常腹痛,到医院就诊。粪便中可见纺锤形、黄褐色、卵壳较厚、两端各有一个透明的盖塞形虫卵,据此可考虑

A. 蛲虫感染　　　　　　　　　　　B. 蛔虫感染

C. 钩虫感染　　　　　　　　　　　D. 毛首鞭形线虫感染

E. 姜片虫感染

【例题四】

患者无明确的病因，长期发热，肝、脾及淋巴结肿大，白细胞总数达 150×10⁹/L，外周血中中性粒细胞在 90% 以上，可见到各发育阶段的粒细胞，以中幼和晚幼粒细胞为主，原始粒细胞及早幼粒细胞不超过 10%，该患者最可能的诊断是

A. 急性粒细胞性白血病　　　　B. 慢性粒细胞性白血病

C. 类白血病反应　　　　　　　D. 骨髓纤维化

E. 急性细菌性感染

【例题五】

患者，女，28 岁。就诊时主诉今年来怕冷，乏力，嗜睡，行动缓慢，思维迟钝，记忆力差，头发脱落明显，手和下肢经常水肿。实验室检查结果见血清 FT₃、FT₄ 降低，TSH 升高。最可能的诊断是

A. 甲状腺癌　　　　　　　　　B. 亚急性甲状腺炎

C. 垂体性甲状腺功能低下　　　D. 甲状腺性甲状腺功能低下

E. 下丘脑甲状腺功能低下

【例题六】

患儿，男，3 岁。一年来感到走路不方便，特别是最近有些左右摇摆，像鸭步，并且从床上起来感到困难。实验室检查结果如下：CK 5800U/L，LD 2100U/L，AST 124U/L，CK-MB 345U/L。可初步诊断为

A. 心肌炎　　　　　　　　　　B. 肌肉损伤

C. 重症肌无力　　　　　　　　D. 多发性肌炎

E. 肌营养不良

【例题七】

患者，女，25 岁。平时无出血倾向，食欲良好。检查时发现 RBC 3×10¹²/L，Hb 90g/L，WBC 8.0×10⁹/L。血清总胆红素 82μmol/L，非结合胆红素 62μmol/L，ALT 20U/L，ALP 10U/L。患者属于

A. 溶血性黄疸　　　　　　　　B. 肝细胞性黄疸

C. 肝外胆汁淤积性黄疸　　　　D. 肝内胆汁淤积性黄疸

E. 药物性胆汁淤积性黄疸

【例题八】

患儿，女，12 岁。急性化脓性骨髓炎患者。血常规：WBC 90×10⁹/L，RBC 4.0×10¹²/L，Hb 130g/L，PLT 150×10⁹/L，血涂片检查提示中晚幼粒细胞占 12%，原始粒细胞及早幼粒细胞占 1%，粒细胞胞质中可见毒性颗粒及空泡，核左移，有毒性改变。下列叙述正确的是

A. 高度怀疑为急性白血病，需要进行化疗

B. Ph 染色体检查可能为（+）

C. 本病预后较差，多数患者会死亡

D. 可能为慢性粒细胞白血病

E. 感染引起的中性粒细胞型类白血病反应

【例题九】

患儿，男，8 岁。自幼有出血倾向。实验室检查：PLT 150×10⁹/L，BT 7 分钟，血小板功

能正常,PT 12 秒(正常 11 秒),APTT 48 秒(正常 31 秒),其兄弟也有类似病史。最可能的诊断是

A. 血友病   B. 血管性血友病

C. 遗传性维生素 K 缺乏症   D. 遗传性 FXⅢ 缺乏症

E. 原发性血小板减少性紫癜

【例题十】

患者,男,52 岁。有酗酒史 12 年。2 年来间断上腹隐痛,腹胀乏力,双下肢水肿,脾大,少量腹水。该患者可能诊断是

A. 慢性胰腺炎   B. 胰腺癌

C. 酒精性肝硬化   D. 肝癌

E. 慢性胆囊炎

【例题十一】

患者,女,31 岁。因乏力就诊,Hb 102g/L,MCV 75fl,血清铁 7.98μmol/L,总铁结合力 75.98μmol/L。可能的诊断为

A. 铁粒幼细胞贫血   B. 珠蛋白生成障碍性贫血

C. 巨幼细胞性贫血(MA)   D. 缺铁性贫血(IDA)

E. 骨髓异常增生综合征(MDS)

【例题十二】

患者,男,65 岁。下背部严重疼痛伴尿频和夜尿。6 个月内体重降低 6kg。检查发现腰椎触痛,前列腺呈结节性增大。为鉴别前列腺炎和前列腺癌,应进行的实验室检查是

A. CA50   B. CA242

C. CEA   D. PSA

E. CA19-9

【例题十三】

患者,男,7 岁,2 天前出现发热、呕吐、剧烈头痛,3 小时前加重,神志不清。查体:有脑膜刺激征,意识障碍,眼底检查视乳头水肿不明显。外周血 WBC 4.5×10^9/L,Hb 155g/L,PLT 270×10^9/L;脑脊液检查:外观微混,白细胞 110×10^6/L,淋巴细胞 83%,中性粒细胞 17%;蛋白质 0.64g/L,葡萄糖 3.6mmol/L,氯化物 122mmol/L;脑脊液沉淀物涂片,分别用墨汁染色、革兰染色和抗酸染色均未发现异常。该患者的初步诊断最可能是

A. 化脓性脑膜炎   B. 结核性脑膜炎

C. 病毒性脑膜炎   D. 新型隐球菌脑膜炎

E. 脑肿瘤

【例题十四】

患者,女,30 岁。疲乏无力、血尿 4 天就诊。实验室检查:尿液外观红色,蛋白质(++)、红细胞满视野、白细胞 5~10 个 /LPF,粗颗粒管型 0~1 个 /LPF,透明管型 0~2 个 /LPF、红细胞管型 2~3 个 /LPF。

问题一:该患者最可能的诊断是

A. 急性肾小球肾炎   B. 肾肿瘤

C. 膀胱癌   D. 肾盂肾炎

E. 肾结核

问题二：该患尿中典型的变化是

A. 红细胞管型
B. 闪光细胞
C. 白细胞增多
D. 透明管型
E. 上皮细胞

【例题十五】

患者，女，16 岁。发热，咽痛，食欲差 2 天。查体：T 38.5℃，咽充血，颈部淋巴结肿大。RBC 4.0×10^{12}/L，Hb 130g/L，WBC 5.5×10^9/L，Neu 38%，Lym 60%，Eos 2%，PLT 210×10^9/L。

问题一：此患者最可能的诊断是

A. 流感
B. 肺炎
C. 肺结核
D. 急性扁桃体炎
E. 传染性单核细胞增多症

问题二：血涂片检查最有可能出现

A. 中毒颗粒
B. 核变性
C. 卫星核淋巴细胞
D. 空泡
E. 异型淋巴细胞

【例题十六】

患者，男，55 岁，3 年前因胃癌行全胃切除术。近 1 年来渐感头晕、乏力，活动后心慌、气急。外周血检查结果：RBC 2.5×10^{12}/L，Hb 95g/L，网织红细胞 0.15%，MCV 115fl，MCH 38pg，MCHC 330g/L。

问题一：根据外周血检查结果，该患者可初步诊断为

A. 正常细胞性贫血
B. 单纯小细胞性贫血
C. 小细胞低色素性贫血
D. 大细胞性贫血
E. 大细胞低色素性贫血

问题二：该患者最可能的诊断为

A. 缺铁性贫血
B. 巨幼细胞性贫血
C. 再生障碍性贫血
D. 溶血性贫血
E. 骨髓病性贫血

附例题解析参考

【例题一】

1. 参考答案：D。

2. 考查要点：糖尿病血糖水平。

3. 判断依据：①中年男性；②糖尿病表现；③空腹糖尿(++)；④糖尿病患者空腹血糖水平大于 7.8mmol/L。

【例题二】

1. 参考答案：A。

2. 考查要点：肿瘤标志物的应用。

3. 判断依据：①患者老年男性，体质虚弱；②肝区不适，黄疸表现；③B 超检查怀疑肝癌，这是最关键的点；④肝癌诊断首选肿瘤标志物是甲胎蛋白（AFP）。

【例题三】

1. 参考答案：D。

2. 考查要点：毛首鞭形线虫的虫卵形态。

3. 判断依据：①虫卵的形态特点；②肠道感染；③儿童感染；④毛首鞭形线虫简称鞭虫，人是唯一的宿主，人（尤其是儿童）吃了污染的泥土而受染，成虫主要寄生于人盲肠内，严重感染者可见于结肠、直肠甚至回肠下端等处。

【例题四】

1. 参考答案：B。

2. 考查要点：中性粒细胞增多的临床意义。

3. 判断依据：①无明确病因；②白细胞总数超高；③且一系为主，但原始粒细胞粒、早幼粒细胞小于10%；④肝、脾及淋巴结肿大；⑤常错选C，因为类白血病反应是指机体有明确病因的刺激下，外周血涂片中也出现幼稚粒细胞，患者白细胞总数大多 $<100\times10^9/L$。

【例题五】

1. 参考答案：D。

2. 考查要点：原发性和继发性甲减。

3. 判断依据：①中年女性，好发甲状腺疾病；②甲减表现；③血清 FT_3、FT_4 降低，TSH升高系 FT_3、FT_4 原发性降低，TSH反馈性增高。

【例题六】

1. 参考答案：C。

2. 考查要点：肌无力的生化特点。

3. 判断依据：①男性儿童；②肌无力表现；③骨骼肌损伤生化特点。

【例题七】

1. 参考答案：A。

2. 考查要点：黄疸的分类。

3. 判断依据：①年轻女性，非出血、非营养性贫血；②总胆红素增高，以非结合型为主；③肝脏酶学正常；④非阻塞性、非肝细胞性黄疸，E是无关选项。

【例题八】

1. 参考答案：E。

2. 考查知识点：白血病与类白血病的区别。

3. 判断依据：①青少年，患化脓性骨髓炎；②血象检查示WBC非常高，而其他大致正常；③细胞形态中性粒细胞中毒改变与病因相符，而原始幼稚细胞高于正常人，但达不到白血病诊断标准。

【例题九】

1. 参考答案：A。

2. 考查要点：血友病的实验室检查特点。

3. 判断依据：①男性青少年，自幼出血倾向，且其兄弟有类似病史；②BT、PT、APTT延长，但血小板数量和功能正常；③C和D不会导致BT延长。

【例题十】

1. 参考答案：C。

2. 考查要点：酒精性肝硬化的成因及表现。

3. 判断依据：①中年男性，酗酒史；②2 年慢性发作，肝区疼痛，肝硬化腹水表现；③其他选项与题干没有关联，如 D 选项肝癌，题干中根本未提及，可能是肝癌，但目前缺乏证据。

【例题十一】

1. 参考答案：D。

2. 考查要点：贫血的鉴别。

3. 判断依据：①年轻女性，注意是否因挑食、月经过多造成贫血；② Hb 102g/L，MCV75fl 初步判断为小细胞低色素贫血；③血清铁 7.98μmol/L，总铁结合力 75.98μmol/L 说明铁缺乏。

【例题十二】

1. 参考答案：D。

2. 考查要点：前列腺癌的肿瘤标志物。

3. 判断依据：①老年男性；②膀胱刺激征；③病变在前列腺部位；④进行性消瘦；⑤前列腺最相关的肿瘤标志物是前列腺特异性抗原（PSA）。

【例题十三】

1. 参考答案：B。

2. 考查要点：脑膜炎感染的类型。

3. 判断依据：①患儿为青少年，神经系统脑膜刺激征；②血象未见异常；③脑脊液中白细胞增高，且分类淋巴细胞比例高；③脑脊液化学检查蛋白不高、葡萄糖不低、氯化物不低；④据此判断为结核性脑膜炎。

【例题十四】

1. 参考答案：A、A。

2. 考查要点：尿中红细胞和红细胞管型的意义。

3. 判断依据：①中年女性；②血尿、蛋白尿、管型尿；③肾肿瘤、膀胱癌和肾结核是无关干扰项；④需鉴别急性肾小球肾炎和肾盂肾炎，前者血尿为主，后者脓尿为主；⑤由于满视野红细胞，加之蛋白尿，造成出现红细胞管型。

【例题十五】

1. 参考答案：E、E。

2. 考查要点：白细胞分类的价值。

3. 判断依据：①年轻女孩，患病毒性上呼吸道感染；②血常规参数粒、红、巨三系大致正常；③白细胞分类异常：淋巴细胞比例高；④此类串题选择一是选项与题干呼应，二是前后要呼应，所以肺结核、卫星核淋巴细胞的选项不用考虑，因为与题干信息毫不相干。

【例题十六】

1. 参考答案：D、B。

2. 考查要点：贫血的病因和类型。

3. 判断依据：①患者贫血体虚一般表现；②RBC 降低、Hb 降低，二者不平行，前者较后者显著；③据红细胞平均值 MCV、MCH、MCHC 的值，前二者均增高可判断巨幼细胞性贫血；④患者有胃切除史，造成维生素 B_{12} 吸收障碍，从而导致巨幼细胞性贫血的发生。

二、临床典型病例诊断分析

【病例一】

病史：男性，53 岁，进行性皮肤黄染伴皮肤瘙痒半月入院。半月前，患者自觉全身皮肤瘙痒，并发现皮肤发黄，伴尿色深，但无明显食欲减退、腹痛及发热等表现，因既往有"胆石症"病史，故自行服用消炎利胆片及头孢拉啶胶囊，黄疸未见消退，并有加重趋势，遂来院就诊。发病以来体重下降 3kg。否认既往肝炎、结核、胰腺病史，否认药物过敏史。

查体：T 36.8℃，P 70 次 / 分，BP 110/78mmHg，营养中等，全身皮肤黄染，有抓痕，无出血点及皮疹，浅表淋巴结不大，巩膜黄染，颈软，甲状腺不大，心界大小正常，心律齐，未闻杂音，双肺未闻及干湿性啰音，腹平软，全腹未触及压痛及肌紧张，肝脾未触及，腹部未触及包块。

辅助检查：血常规：Hb 102g/L，WBC 10.5×10⁹/L，中性粒细胞 73%，淋巴细胞 24%，单核细胞 3%；ALT 145U/L，AST 105U/L，ALP 355U/L，γ-GT 485U/L，TBIL 80μmol/L，DBIL 68μmol/L，GLU7.80mmol/L；B 超提示肝内胆管扩张，胆囊 13×8cm，肝外胆道受气体影响显示不清；尿胆红素（+），尿胆原（－），大便 Rt（－）。

思考题：

1. 初步诊断？

2. 诊断依据？

3. 需要与哪些病相鉴别？

4. 为明确诊断还需做哪些检查？

【病例二】

病史：男性，56 岁，心慌、乏力、上腹隐痛不适两个月。患者两个月前开始逐渐心慌、乏力，上楼吃力，有时上腹隐痛不适。家人发现面色不如以前红润，略见消瘦，大便有时发黑，小便正常，睡眠可，既往无胃病史。

查体：T 36.5℃，P 96 次 / 分，R 18 次 / 分，BP 130/70mmHg，面色较苍白，皮肤无出血点和皮疹，浅表淋巴结不大，巩膜无黄染，胸骨无压痛，心界不大，心率 96 次 / 分，律齐，心尖部 2/6 级收缩期吹风样杂音，双肺未闻及干湿性啰音，腹平软，无压痛，肝脾未触及，下肢无水肿。

实验室检查：Hb75g/L，RBC 3.08×10¹²/L，MCV 76fl，MCH 24pg，MCHC 300g/L，网织红细胞 1.2%，WBC 8.0×10⁹/L，分类中性分叶核细胞 69%，嗜酸性粒细胞 3%，淋巴细胞 25%，单核细胞 3%，PLT 136×10⁹/L，多次大便隐血（+），尿常规（－），血清铁 8μmol/L，血清铁蛋白 11μg/L，总铁结合力 90μmol/L。

思考题：

1. 初步诊断？

2. 诊断依据？

3. 需要与哪些病相鉴别？

4. 为明确诊断还需做哪些检查？

【病例三】

病史：患者，女性，64 岁，多饮、多食、消瘦十年，下肢水肿伴麻木一月余。患者十年前无明显诱因出现烦渴、多饮，伴尿量增多，主食由 6 两 / 日增至 1 斤 / 日，体重在六个月内下降 5kg，门诊查空腹血糖 12.5mmol/L，尿糖（++++），服用降糖药物治疗好转。一个月来出现双下肢麻木，时有针刺样疼痛，伴下肢水肿。大便正常，睡眠差。既往无水肿病史，有糖尿病家族史。

查体：T 36℃，P 78 次 / 分，R 18 次 / 分，BP 140/88mmHg，无皮疹，浅表淋巴结未触及，巩膜不黄，颈软，颈静脉无怒张，心肺无异常。腹平软，肝脾未触及，双下肢轻度可凹性水肿，感觉减退，膝腱反射消失，Babinski 征（−）。

实验室检查：血液：Hb 123g/L，WBC $6.5×10^9$/L，Neu 65%，Lym 35%，PLT $235×10^9$/L；尿蛋白（+），尿糖（+++），WBC 0～3/HP；空腹血糖 11.0mmol/L。

思考题：

1．初步诊断？

2．诊断依据？

3．需要与哪些病相鉴别？

4．为明确诊断还需做哪些检查？

【病例四】

病史：患者，男，26 岁，夜间尿量多半年，水肿、尿少、恶心、乏力 1 个月。患者近半年来夜尿增多，每晚 3～4 次，渐觉乏力，心悸，近 1 个月出现水肿，先见于颜面，后见于双下肢，且每日尿量减少，约 1000ml，无血尿，无尿急尿痛，无发热，有恶心、食欲下降。

体检：T 36.8℃，R 24 次 / 分，P 90 次 / 分，BP 140/88mmHg，神志清醒，面色苍白，无皮下出血点，浅表淋巴结未触及。巩膜无黄染，眼睑水肿，咽轻度充血，扁桃体 II 度肿大，双肺呼吸音清，心律整，心尖部 2/6 级收缩期杂音，肝脾肋下未触及，无腹水征，双肾区无叩痛，脊柱四肢无异常，双下肢明显凹陷性水肿，无病理反射。

实验室检查：RBC $2.80×10^{12}$/L，Hb 76g/L，WBC $4×10^9$/L，分类中性粒细胞 80%，淋巴细胞 20%，PLT $149×10^9$/L；尿常规：蛋白（+++），红细胞（+），颗粒管型（++）；血尿素氮 18mmol/L，肌酐 450μmol/L，CO_2CP 18mmol/L。肝功能正常；腹部 B 超：双肾缩小。

思考题：

1．初步诊断？

2．诊断根据？

3．需要与哪些病相鉴别？

4．为明确诊断还需做哪些检查？

5．该病人贫血的主要原因是什么？

【病例五】

病史：患者，男性，35 岁，发热伴全身酸痛半个月，加重伴出血倾向一周。半月前无明显诱因发热 38.5℃左右，伴全身酸痛，轻度咳嗽，无痰，二便正常，血液检查异常（具体不详），给一般抗感冒药治疗无效，一周来病情加重，刷牙时牙龈出血。病后进食减少，睡眠差，体重无明显变化。既往体健，无药物过敏史。

查体：贫血貌，T 38℃，P 96 次 / 分，R 20 次 / 分，BP 120/80mmHg，前胸和下肢皮肤有少许出血点，浅表淋巴结不大，巩膜不黄，咽部充血，扁桃体不大，胸骨轻压痛，心率 96 次 / 分，律齐，右下肺少许湿啰音，腹平软，肝肋下 1cm，质韧，无明显压痛，脾脏肋下 2cm，质韧无压痛。

实验室检查：Hb 100g/L，网织红细胞 0.5%，WBC $5.4×10^9$/L，原幼粒细胞 20%，PLT $60×10^9$/L，尿粪常规（−）。

思考题：

1. 初步诊断及诊断根据？

2. 需要与哪些病相鉴别？

3. 为明确诊断还需做哪些检查？

【病例六】

病史：患者，男性，45 岁，反复黑便三周，呕血半天。三周前，病人自觉上腹部不适，偶有嗳气，反酸，口服西咪替丁有好转，但发现大便色黑，次数 1～2 次/天，仍成形，未予注意。半天前，进食辣椒及烤馒头后，觉上腹不适，伴恶心，并有便意，如厕排出柏油样稀便约 600ml，并呕鲜血约 500ml，当即晕倒，家人急送医院，查 Hb 52g/L，收入院。发病以来食欲减退、乏力明显，无发热。十年前曾患过"乙型肝炎"。

查体：T 37℃，P 120 次/分，BP 90/70mmHg，重病容，面色晦暗，口唇苍白，面颊及颈部见蜘蛛痣 3 个，浅表淋巴结不大。球结膜苍白，巩膜可疑黄染，心率 120 次/分，律齐，未闻杂音，肺无异常，腹膨隆，腹壁静脉轻度曲张，全腹无压痛及肌紧张，肝肋下未及，脾肋下 3cm，质硬，移动性浊音阳性，肠鸣音 4～6 次/分。

思考题：

1. 初步诊断及诊断根据？

2. 需要与哪些病相鉴别？

3. 为明确诊断需要做哪些实验室检查和辅助检查？

【病例七】

病史：患者，女，32 岁，3 年前，面部出现红斑，经日晒后加重，偶伴发热、关节疼痛。两年前患者自觉日晒后症状较前加重，直至面部红斑呈现蝶状、红褐色。5 个月后全身关节疼痛明显加重，且乏力。曾按风湿性关节炎治疗无效。此后关节疼痛、发热、口干等症状反复发作，伴口腔糜烂。1 个月前因持续性高热，关节疼痛，入院治疗，经抗炎对症治疗无效。

查体：颜面蝶形红褐色、两颊明显、可见毛细血管扩张。

实验室检查：蛋白尿（++），抗核抗体（+），滴度 1∶160，C3 45mg/dl，抗 DNA 抗体（+）。

思考题：

1. 该患者应诊断为何病？

2. 诊断依据是什么？

3. 如何与类风湿关节炎鉴别诊断？

【病例八】

病史：患者，女，35 岁，反复皮肤瘀点、瘀斑一年，加重伴牙龈出血 5 天。一年前开始反复出现皮肤瘀点、瘀斑，不伴痛痒等不适，未诊治。五天前皮肤瘀点、瘀斑又有增多，伴牙龈出血。无发热，无骨痛、关节痛，无面色苍白。自发病以来，一般情况可，体重无下降，既往健康。1 周前有急性上呼吸道感染。

查体：T 36℃，P 80 次/分，R 20 次/分，BP 120/80mmHg，无贫血貌，全身皮肤散在瘀点、瘀斑，浅表淋巴结未触及，心肺无异常，肝脾未触及。

实验室检查：WBC $6.7×10^9$/L，Hb 120g/L，PLT $11×10^9$/L；骨髓象：巨核细胞 107 个，颗

粒型巨核细胞多见,产血小板巨核细胞型少见。

思考题:

1. 初步诊断及诊断根据?

2. 需要与哪些病相鉴别?

3. 为明确诊断需要做哪些实验室检查和辅助检查?

附病例解析参考

【病例一】

(一)初步诊断

1. 胆汁淤积性黄疸。

2. 胰头或壶腹周围癌。

(二)诊断依据

1. 无痛性进行性黄疸,无发热,伴体重下降。

2. TBIL 增高,尿胆红素阳性,DBIL 及 γ-GT 均增高(提示阻塞性黄疸)。

3. B 超示肝内胆道扩张。

4. 血糖升高可能与胰腺病变有关。

(三)鉴别诊断

1. 病毒性肝炎。

2. 胆道结石梗阻。

(四)进一步检查

1. 乙肝、丙肝、戊肝等肝炎病毒相关病原标志物检查。

2. 糖尿病相关检查 血糖、口服葡萄糖耐量试验(OGTT)等。

3. CT 检查或重复 B 超检查了解胆道及胰头部情况。

4. 内镜逆行胰胆管造影(ERCP)。

【病例二】

(一)初步诊断

1. 缺铁性贫血。

2. 消化道肿瘤。

(二)诊断依据

1. 缺铁性贫血 有贫血表现如心慌、乏力、面色较苍白,大便有时发黑,隐血(+);血检提示小细胞低色素性贫血,有关铁的实验室检查也支持诊断。

2. 消化道肿瘤 中年以上男性,有时上腹隐痛不适,疼痛无规律,大便有时发黑,多次大便隐血(+),发病后体重有减轻。应考虑消化道肿瘤可能。

(三)鉴别诊断

1. 消化性溃疡或其他胃病。

2. 慢性病性贫血。

3. 铁粒幼细胞性贫血。

(四)进一步检查

1. 纤维胃镜及组织病理检查,全消化道造影、钡灌肠或肠镜检查。

2. 血清癌胚抗原 CEA。

3. 骨髓检查和铁染色。

4. 腹部 B 超或 CT。

【病例三】

（一）初步诊断

1. 糖尿病 2 型。

2. 糖尿病周围神经病变。

3. 糖尿病肾病。

（二）诊断依据

1. 患者 54 岁发病，有典型糖尿病症状：多饮、多尿、多食、消瘦十余年。空腹血糖 ≥7.0mmol/L。考虑糖尿病 2 型可能性大。

2. 有糖尿病症状十年后，出现下肢麻木，时有针刺样疼痛，感觉减退，膝腱反射消失，支持糖尿病周围神经病变。

3. 有糖尿病症状十年后，出现下肢水肿，尿蛋白（+），支持糖尿病肾病诊断。

（三）鉴别诊断

1. 糖尿病 1 型。

2. 慢性肾小球肾炎。

（四）进一步检查

1. 胰岛素和血清 C 肽测定、糖化血红蛋白测定（分型及指导治疗）。

2. 尿清蛋白测定、24 小时尿蛋白测定、肾功能检查（了解肾脏损害程度）。

3. 肝功能检查、血脂检查、心电图、心脏超声心动检查（了解其他脏器损害程度）。

【病例四】

（一）初步诊断

1. 尿毒症。

2. 慢性肾小球肾炎。

3. 代谢性酸中毒。

（二）诊断依据

1. 尿毒症依据　夜尿增多转为少尿、水肿，面色苍白，RBC $2.80×10^{12}$/L，Hb 76g/L，WBC $4×10^9$/L，尿常规：蛋白（+++），红细胞（+），颗粒管型（++）；血尿素氮 18mmol/L，肌酐 450μmol/L，腹部 B 超：双肾缩小。

2. 代谢性酸中毒依据　少尿，肌酐 450μmol/L，恶心、乏力、食欲下降。CO_2CP 18mmol/L。

（三）鉴别诊断

1. 狼疮性肾炎。

2. 缺铁性贫血。

（四）进一步检查

1. 血抗核抗体、双链 DNA（ds-DNA）抗体测定。

2. 血清铁测定。

（五）贫血主要原因分析

贫血是尿毒症病人必有的症状，贫血程度与尿毒症（肾功能）程度相平行，主要原因为促红细胞生成素（EPO）减少。

【病例五】

（一）初步诊断

1. 急性白血病。

2. 肺部感染。

（二）诊断依据

1. 急性白血病　急性发病，有发热和出血表现；查体见贫血貌、皮肤出血点，胸骨压痛（+），肝脾肿大；实验室检查：Hb 和 PLT 减少，网织红细胞正常，外周血片见到 20% 的原幼粒细胞。

2. 肺部感染　咳嗽，发热38℃；查体发现右下肺湿啰音。

（三）鉴别诊断

1. 白血病类型鉴别。

2. 骨髓增生异常综合征。

（四）进一步检查

1. 骨髓穿刺检查及组化染色，必要时骨髓活检。

2. 进行 MIC 分型检查。

3. 胸片、痰细菌学检查。

【病例六】

（一）初步诊断

1. 上消化道出血（食管静脉曲张破裂出血可能性大）。

2. 肝硬化（失代偿期）。

（二）诊断依据

1. 有"乙肝"病史及肝硬化门脉高压、腹水体征（蜘蛛痣、脾大、腹部移动性浊音）。

2. 出血诱因明确（进食辣椒及坚硬的烤馒头），有呕血、柏油样便。

（三）鉴别诊断

1. 胃十二指肠溃疡。

2. 胃癌。

3. 肝癌。

4. 胆道出血。

（四）进一步检查

1. 肝功能检查，乙肝全套检查、AFP、血常规、腹水常规检查。

2. 消化道内镜检查。

3. 肝胆脾B超检查。

【病例七】

（一）初步诊断

1. 系统性红斑狼疮（SLE）。

2. 风湿性关节炎。

（二）诊断依据

1. 颜面部红斑。

2. 多器官损伤：关节损伤，肾脏损伤。

3. 自身免疫异常：抗核抗体（+），抗 DNA 抗体（+）。

4. 抗炎治疗无效。

（三）鉴别诊断

1. 痛风。

2. 干燥综合征。

（四）进一步检查

1. 血尿酸检查、肾功能指标。

2. 免疫学检查：免疫球蛋白电泳，尤其抗 SSA 和抗 SSB 检查。

3. 眼底检查。

【病例八】

（一）初步诊断

1. 原发性血小板减少性紫癜（ITP）。

2. 继发性血小板减少性紫癜（STP）。

（二）诊断依据

1. 皮肤瘀斑，牙龈出血，无骨干、关节病变。

2. 肝脾不大。

3. 血象　红细胞系、粒细胞系正常；骨髓象：成熟巨核细胞少。

（三）鉴别诊断

1. 脾功能亢进。

2. 骨髓异常增生综合征。

（四）进一步检查

1. 网织红细胞计数（Ret），ITP 一般 Ret 基本正常；血清 IgG、IgA、IgM 水平。

2. 感染性因素　艾滋病毒（HIV）、丙型肝炎病毒（HCV）艾滋病毒（HIV）和丙型肝炎病毒（HCV）检测。

3. 血细胞形态检查。

4. 用药史排查。

（严家来）

参 考 文 献

1. 杨拓. 临床检验. 北京：中国中医药出版社，2013.

2. 林筱玲. 医学检验专业综合实训. 北京：人民军医出版社，2013.

3. 龚道元. 临床检验基础实验指导. 第6版. 北京：人民卫生出版社，2014.

4. 吴晓曼. 临床检验基础实验指导. 第4版. 北京：人民卫生出版社，2011.

5. 安艳，赵平. 临床检验. 第2版. 北京：人民卫生出版社，2008.

6. 尚红，王毓三，申子瑜. 全国临床检验操作规程. 第4版. 北京：人民卫生出版社，2015.

7. 胡丽华. 临床输血学检验技术实验指导. 北京：人民卫生出版社，2015.

8. 曹元应，严家来. 医学检验综合实训. 南京：东南大学出版社，2014.

9. 许文荣，王建中. 临床血液学与检验. 第4版. 北京：人民卫生出版社，2009.

10. 洪秀华. 临床微生物学和微生物检验实验指导. 第2版. 北京：人民卫生出版社，2005.

11. 李剑平. 微生物检验技术. 北京：科学出版社，2016.

12. 沈岳奋. 生物化学检验技术. 第2版. 北京：人民卫生出版社，2008.

13. 钟楠楠. 生物化学检验技术. 北京：中国中医药出版社，2014.

14. 林逢春，石艳春. 免疫学检验. 第4版. 北京：人民卫生出版社，2015.

15. 刘观昌，马少宁. 生物化学检验. 第4版. 北京：人民卫生出版社，2015.

16. 尚红，王毓三，申子瑜. 全国临床检验操作规程. 第4版. 北京：人民卫生出版社，2015.

17. 甘晓玲. 微生物学检验. 第3版. 北京：人民卫生出版社，2011年.

18. 童明庆. 医疗机构医务人员三基训练指南——临床检验科. 南京：东南大学出版社，2005.

19. 马少宁. 医学检验职业技能实训与评价指南. 北京：人民卫生出版社，2011.

20. 徐志毅. 医学检验专业教学基本要求与学习指导. 北京：人民卫生出版社，2013.

21. 刘运德. 微生物学检验. 第2版. 北京：人民卫生出版社，2005.